Wiedmann · Pyanova · Soydaner

Plantbased von Anfang an: Baby & Kleinkind, Schwangerschaft & Stillzeit

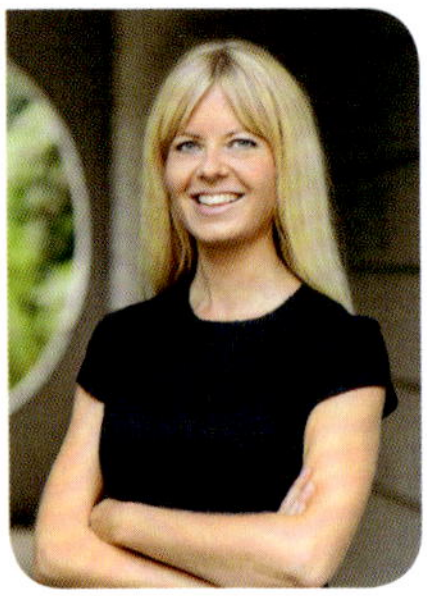

**Carolin Wiedmann** ist Fachärztin für Kinder- und Jugendmedizin mit Zusatzbezeichnung Ernährungsmedizin (DGKJ). Nach ihrer Facharztausbildung hat sie in der allergologischen Ambulanz der Universitäts-Kinderklinik der LMU München sowie in einer allgemeinärztlichen Kinderarztpraxis bei Starnberg gearbeitet. Sie ist Mitgründerin der Ärzteorganisation Physicians Association for Nutrition (PAN) und bietet seit 2020 privatärztliche Ernährungssprechstunden an, unter anderem zu pflanzenbasierter Ernährung in Schwangerschaft, Stillzeit und im Kindesalter. Auf ihrem Instagram-Account @plantpowerpediatrician informiert sie Familien über verschiedene Ernährungsthemen.

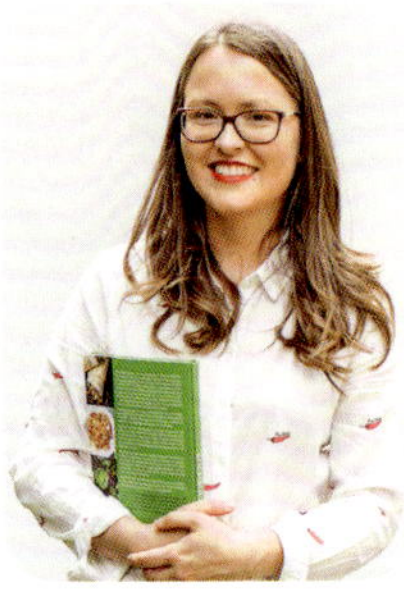

**Dr. Anastasia Pyanova** ist promovierte Biologin und Mutter zweier Kinder, arbeitet in der Grundlagenforschung und beschäftigt sich als Wissenschaftskommunikatorin viel mit Ernährungsthemen. Auf ihrem Instagram-Account @ein_bisschen_rational verfasst sie wissenschaftliche Beiträge rund um das Thema Ernährung, vor allem zur pflanzenbasierten Ernährung und zu Nahrungsergänzungsmitteln. Sie war jahrelang als selbstständige Ernährungsberaterin mit Schwerpunkt auf Schwangerschaft, Stillzeit und Beikost tätig und hat viele junge Familien bei ihrer Umstellung auf vegane und vegetarische Ernährung begleitet.

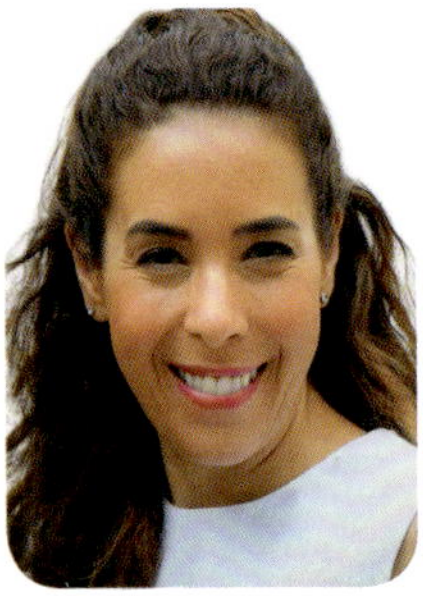

**Ozlem Erbas Soydaner** ist Biochemikerin, Mutter von zwei Kindern, Gründerin und CEO von Sprout (@sprout.ae) in den Vereinigten Arabischen Emiraten. Ihr Unternehmen unterstützt Eltern bei der Umsetzung einer gesunden Ernährung. Als leidenschaftliche Hobbyköchin entwickelt Oz Gerichte und Dienstleistungen mit dem Fokus auf gesunde Kinder.

Die drei Autorinnen teilen ihre Begeisterung für Ernährungswissenschaften und ihren gemeinsamen Anspruch, Familien mit evidenzbasierten Empfehlungen dabei zu unterstützen, eine pflanzenbasierte Ernährung optimal umzusetzen. Sie behalten dabei sowohl die Herausforderungen hinsichtlich der Nährstoffversorgung in sensiblen Lebensphasen im Blick als auch die Besonderheiten des Essverhaltens im Kindesalter. Ihr umfangreiches Fachwissen zu pflanzenbasierter Ernährung in Schwangerschaft, Stillzeit und im Kindesalter ist in diesem Buch kompakt zusammengefasst und ergänzt durch nährstoffoptimierte, pflanzenbasierte Rezepte.

Carolin Wiedmann · Dr. Anastasia Pyanova · Ozlem Erbas Soydaner

# Plantbased von Anfang an

## Baby & Kleinkind, Schwangerschaft & Stillzeit

Pflanzenbasiert, vegan, vegetarisch.
Wissenschaftlich fundiert & praktisch mit über 70 Rezepten

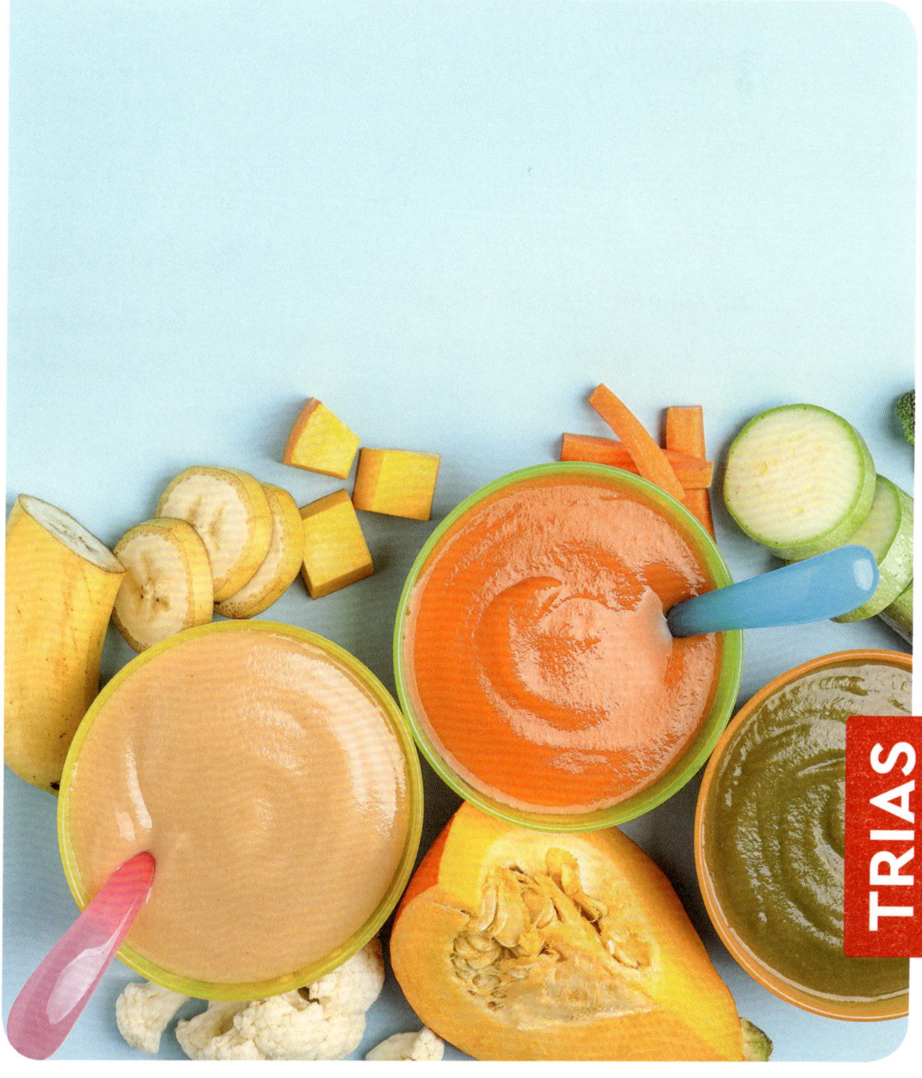

TRIAS

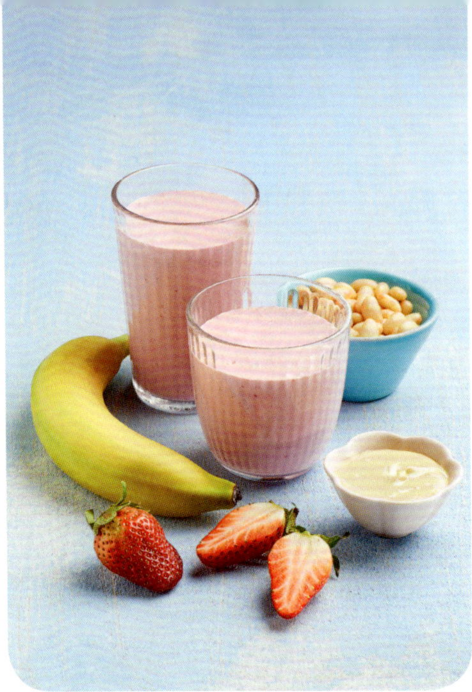

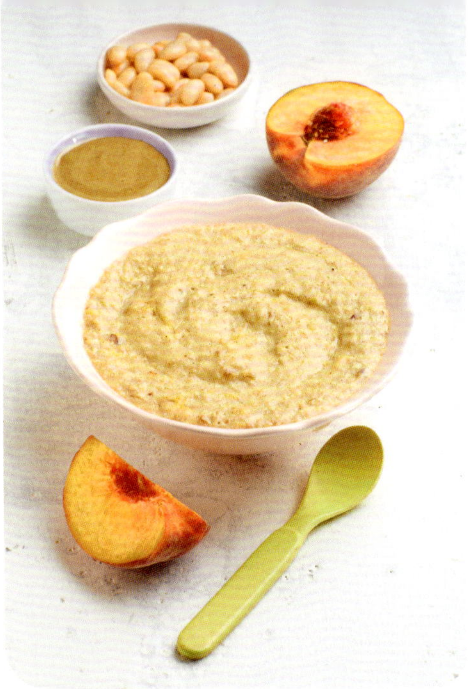

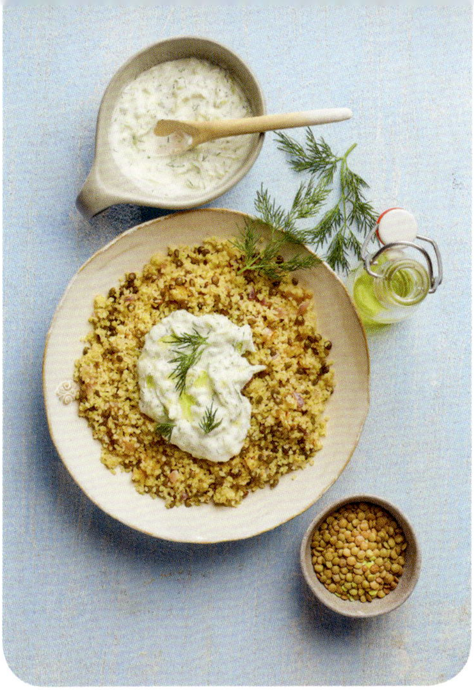

## Exkurse

# Geleitwort

Durch ständig wachsendes Bewusstsein für gesundheitliche und ökologische Vorteile einer vegetarisch-veganen Ernährung steigt die Anzahl der Familien, die sich pflanzenbasiert ernähren möchten. Allerdings werden Eltern, die sich für eine solche Ernährung während Schwangerschaft, Stillzeit und für ihr Kind entscheiden (»plantbased von Anfang an«), von ihrem persönlichen, *aber auch* medizinischen Umfeld oft skeptisch betrachtet: »Waaaaas? Das ist doch unverantwortlich. Eurem Kind fehlen dann wichtige Nährstoffe für seine Entwicklung!«

Während deutschsprachige Fachgesellschaften eine vegane Ernährung vor allem im jungen Wachstumsalter kritisch betrachten, sieht das international zum Teil anders aus. Zwar gelten besonders Schwangere, Säuglinge und Kleinkinder als generell gefährdet, durch Nährstoffmangel an z. B. Vitamin B12, Eisen, Zink, Kalzium, Jod und essenziellen Fettsäuren zu erkranken oder zumindest Entwicklungsnachteile zu haben. Aber mit Engagement, achtsam-bewusster Ernährung *und* fachkundig-professioneller Anleitung zu Ressourcen wie einer optimierten Gestaltung des Speiseplans inklusive Nahrungsergänzungsmitteln ist es gefahrlos möglich, sich auch in diesen Lebensabschnitten pflanzenbasiert zu ernähren.

Genau da setzt »Plantbased von Anfang an« an! Und dies nicht nur mit profundem, evidenzbasiert-ausgewogenem Wissen, sondern auch mit wertvollen praktischen Tipps und Rezepten rund um die Ernährung mit Fokus auf Schwangere, Stillende und Kinder bis zum 2. Lebensjahr. In ihrem Buch zeigen die drei Autorinnen als ausgewiesene Expertinnen gut begründet und alltagspraktisch aufgearbeitet, dass es durchaus möglich ist, sich und sein Kind sicher und ausgewogen vegetarisch-vegan zu ernähren.

Ich freue mich sehr, dass es nun dieses innovative, hervorragend recherchierte und praxisorientierte Buch gibt und wünsche mir ganz viele Leser und Leserinnen.

PD Dr. med. Michael Dördelmann
Chefarzt der Kinderklinik Flensburg

# Vorwort

Ernährung ist ein wichtiger Grundstein eines gesunden Lebensstils und spielt besonders in den ersten Lebensjahren, beginnend in der Schwangerschaft, eine große Rolle. Aber wie sieht eine gesunde Ernährung eigentlich aus? Dazu gibt es zwar viele, teilweise stark auseinandergehende Meinungen, doch die Fakten sind eindeutig: Eine pflanzenbetonte Ernährung ist gesund, nachhaltig und schmeckt, selbst den Kleinsten! Aber wie ist es mit der Nährstoffversorgung, wenn man auf (bestimmte) tierische Lebensmittel verzichtet? Kann man Kinder vegetarisch oder gar vegan ernähren? Was bedeutet »plantbased« überhaupt?

Mit unserem Buch möchten wir einen Leitfaden für eine gesunde, sichere und schmackhafte pflanzenbasierte Ernährung geben, beginnend in der Schwangerschaft bis zum Ende der Beikostzeit (bis ca. 2 Jahre). Wir berufen uns dabei auf die wissenschaftliche Studienlage zum Thema pflanzenbasierte (in erster Linie vegetarische und vegane) Ernährung in diesen sensiblen Lebensphasen sowie auf Empfehlungen der Fachgesellschaften.

Das Buch besteht aus einem umfangreichen, praxisorientieren Theorieteil und einem großen Rezeptteil. Im ersten Kapitel geben wir einen Überblick darüber, wie eine gesunde pflanzenbasierte Ernährung aussieht. Im zweiten Kapitel besprechen wir die »kritischen Nährstoffe« in einer plantbased Ernährung. Diese sind für alle Lebensphasen relevant, insbesondere in Schwangerschaft, Stillzeit und Kindesalter. Das zweite Kapitel bildet somit die Grundlage für die nachfolgenden Kapitel, in denen wir uns mit den Besonderheiten in den jeweiligen Lebensphasen befassen und auf die einzelnen Nährstoffe näher eingehen. Im Rezeptteil wird schließlich die Theorie optimal in die Praxis umgesetzt: mit nährstoffoptimierten Gerichten, die zeigen, wie lecker und alltagstauglich eine pflanzenbasierte Ernährung von Anfang an sein kann.

Wir wünschen viel Spaß beim Eintauchen in die Welt der plantbased Ernährung von Anfang an. Und natürlich: Guten Appetit!

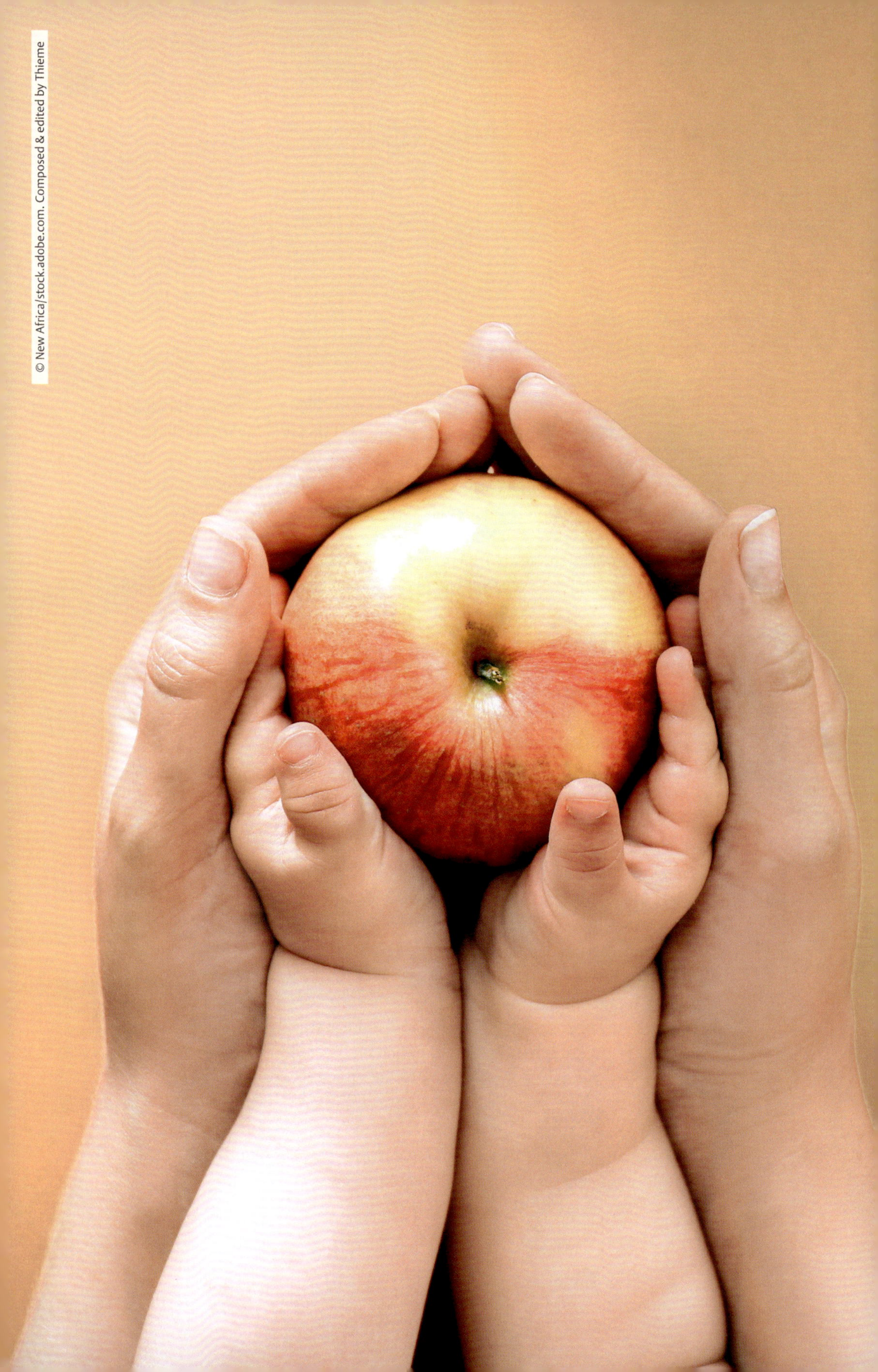

# Fundament für ein gesundes Leben

Ein gesunder Lebensstil bildet das Fundament für unsere Gesundheit und unser Wohlbefinden. Die Schwangerschaft und Kindheit sind optimale Zeiträume, eine ausgewogene und vollwertige Ernährung zu priorisieren.

# Die Zukunft is(s)t plantbased!

Expertinnen und Experten weltweit sind sich darin einig, dass eine gesunde und nachhaltige Ernährung pflanzenbasiert ist. Doch warum ist das so? Und was genau heißt das?

Pflanzliche Lebensmittel bilden die Basis der Ernährungsempfehlungen aller internationalen Fachgesellschaften, einschließlich der Deutschen Gesellschaft für Ernährung (DGE): Gemüse und Obst, Vollkorngetreide und Hülsenfrüchte, Nüsse und Samen sowie pflanzliche Öle sollten die Hauptrolle auf unseren Tellern spielen. Aus diesen Lebensmitteln können nicht nur sehr schmackhafte und abwechslungsreiche Gerichte gezaubert werden (wie wir im Rezeptteil zeigen werden), sondern sie liefern auch reichlich gesundheitsfördernde Inhaltsstoffe wie Vitamine und Mineralstoffe, Ballaststoffe, sekundäre Pflanzenstoffe und ungesättigte Fettsäuren.

## Plantbased Ernährung – was ist das eigentlich?

Der Begriff »plantbased« heißt wörtlich übersetzt »pflanzenbasiert« und damit ist grundsätzlich gemeint, dass die Ernährung überwiegend aus pflanzlichen Lebensmitteln besteht – tierische Lebensmittel können optional ergänzt werden. Zudem ist mit einer plantbased Ernährung in der Regel eine überwiegend vollwertige Ernährungsweise gemeint, also mit einem nur geringen Anteil an hochverarbeiteten Produkten wie Fast Food, Snacks und Süßigkeiten. Manchmal wird plantbased synonym zu vegan verwendet. Das ist jedoch nicht ganz korrekt. Eine vegane Ernährung ist rein pflanzlich und schließt tierische Lebensmittel (primär aus ethischen Gründen) vollständig aus. Sie muss aber nicht unbedingt vollwertig sein; man denke nur an das mittlerweile in Supermärkten verfügbare breite Sortiment an hochverarbeiteten veganen Produkten wie Tiefkühlpizza, Eiscreme, Schokolade usw.

Die meisten Studien, die wir in diesem Buch vorstellen, beziehen sich auf vegetarische, vegane und mitunter mischköstliche (inklusive flexitarischer) Ernährungsformen. In einigen Studien wurde explizit eine vegane Ernährung untersucht, in anderen Studien wurde nicht zwischen einer rein veganen und einer vegetarischen Ernährung unterschieden, wieder andere untersuchten eine »pflanzenbasierte Ernährungsweise« (ohne den Anteil an tierischen Produkten zu spezifizieren). Den »Grad der »Vollwertigkeit« der Ernährung von Studienprobanden kann man den Studienpublikationen oftmals nicht eindeutig entnehmen. Unabhängig davon können die Empfehlungen in diesem Buch auf eine rein vegane Ernährung, aber auch auf vegetarische und flexitarische bzw. mischköstlich-pflanzenbasierte Ernährungsformen bezogen und bei Bedarf angepasst werden.

### Die Planetary Health Diet

Eine Form der plantbased Ernährung ist die sogenannte Planetary Health Diet. Ein Wissenschaftlerteam, die EAT-Lancet Kommission, verdeutlichte in einem Report von 2019, dass eine pflanzenbasierte Ernährung nicht nur wichtig für die individuelle menschliche Gesundheit, sondern auch für unseren Planeten ist, und schlug das Konzept der Planetary Health Diet vor. Gemäß dieser sollte der weltweite Konsum an Gemüse und Obst bis 2050 fast verdoppelt, der Konsum an rotem Fleisch halbiert und der Verzehr von pflanzlichen Proteinquellen deutlich erhöht werden.[1] Die Kommission betont insbesondere, dass es notwendig ist, den Konsum tierischer Nahrungsmittel in den Industrieländern deutlich zu reduzieren (sowie die damit verbundene Intensivtierhaltung). Auf der Website des Bundeszentrums für Ernährung (BZfE) werden die Empfehlungen der Planetary Health Diet ausführlich auf Deutsch erläutert.[2] Diese Empfehlungen stimmen zu einem großen Teil mit denen der DGE für eine vollwertige Ernährung überein, wenngleich gemäß den DGE-Empfehlungen der Anteil an tierischen Nahrungsmitteln etwas größer sein kann. Doch auch die DGE macht darauf aufmerksam, dass die industrielle Produktion von tierischen Lebensmitteln in der Regel mit deutlich mehr negativen Auswirkungen auf die Umwelt wie Ressourcenverbrauch, $CO_2$-Emissionen und Verlust der Artenvielfalt verbunden ist als die von pflanzlichen Lebensmitteln.[3]

#### Proteinquellen

Gerade was unsere Proteinquellen angeht, ist ein Shift zu mehr pflanzlichen Quellen notwendig, und zwar sowohl zugunsten der individuellen Gesundheit als auch aus ökologischen Gründen. Derzeit konsumieren wir in den Industrieländern zu viel Protein aus tierischen Quellen und zu wenig aus Hülsenfrüchten, Nüssen und Samen.

In Deutschland liegt der durchschnittliche tägliche Verzehr an Hülsenfrüchten derzeit bei nur etwa 5 g pro Tag![4] Gemäß der Planetary Health Diet wären etwa 90 g pro Tag wünschenswert. Auch bei Nüssen und Samen liegt der durchschnittliche tägliche Verzehr mit derzeit nur 3 g pro Tag weit unter den 25 g, die von der DGE sowie im Konzept der Planetary Health Diet empfohlen werden. Gleichzeitig liegt der durchschnittliche Fleischkonsum in Deutschland mit knapp 1 kg wöchentlich weit über den Empfehlungen sowohl der DGE als auch der Planetary Health Diet.

## Die Kennzeichen einer gesunden Ernährung

Über die Frage, was denn nun eine gesunde Ernährung auszeichnet, entbrennen regelmäßig leidenschaftliche Kontroversen. Low Carb oder High Carb? Vegan, Keto, Paleo oder Carnivore? Und wenn dann noch weitere Aspekte einbezogen werden – was ist gesund in der Schwangerschaft, für Kleinkinder, für Leistungssportler, für alte Menschen? –, wird es noch unübersichtlicher. Zudem kann schnell der Eindruck entstehen – gerade in den sozialen Medien –, es gäbe bei dieser Frage keine Einigkeit unter Ernährungswissenschaftlerinnen und Ernährungswissenschaftlern. Doch dieser Eindruck täuscht. Zwar gibt es nicht DIE eine, »beste« Ernährungsform für den Menschen. Es ist aber vielmehr ein bestimmtes Ernährungsmuster, welches als optimal für die menschliche Gesundheit gilt, und hierzu besteht ein klarer wissenschaftlicher Konsens.

Natürlich gibt es immer einzelne Wissenschaftler und Wissenschaftlerinnen, deren Ansichten vom wissenschaftlichen Konsens abweichen; das gilt nicht nur für die Ernährung, sondern für viele andere Bereiche (Klimawandel, Impfungen etc.). Da diese meist ganz besonders »laut« ihre Ansichten vertreten und entsprechend viel Aufmerksamkeit bekommen, kann leicht der Eindruck entstehen, solche Ansichten hätten ein ähnlich starkes Gewicht wie der wissenschaftliche Konsens und es gäbe viele Unklarheiten, was die grundlegenden Aspekte einer gesunden Ernährungsweise angeht. Dies ist aber glücklicherweise nicht der Fall!

## Gesunde Ernährung laut WHO

Die WHO hat die Merkmale einer gesunden Ernährung entsprechend dem wissenschaftlichen Konsens zusammengefasst.

### Gesunde Ernährung für Erwachsene

Für Erwachsene sieht laut der WHO eine gesunde Ernährung folgendermaßen aus: Sie beinhaltet mindestens 400 g Gemüse und Obst täglich sowie Hülsenfrüchte, Vollkorngetreide, Nüsse und Samen. Freier Zucker sollte maximal 10% und Fett maximal 30% der Nahrungsenergie liefern. Mehrfach ungesättigte Fettsäuren sind hierbei den gesättigten Fettsäuren aus tierischen Fetten und tropischen Ölen (Kokos-, Palmöl) vorzuziehen. Transfettsäuren (Seite 45) aus tierischen Produkten und hochverarbeiteten Nahrungsmitteln (z. B. Chips) sollen weitestgehend gemieden werden. Zudem soll die Salzzufuhr unter 5 g pro Tag gehalten werden.

### Gesunde Ernährung für Kinder unter 2 Jahren

Eine gesunde Ernährung für Kindern unter 2 Jahren definiert die WHO folgendermaßen: Muttermilch sollte für die ersten 6 Lebensmonate die ausschließliche Nahrung darstellen und mindestens bis zum 2. Geburtstag weiterhin Teil der Ernährung sein. Ab dem 6. Lebensmonat soll Muttermilch mit einer Vielfalt an »adäquaten, sicheren und nährstoffdichten« Lebensmitteln ergänzt werden. Auf den Zusatz von Salz und freiem Zucker soll verzichtet werden.[5]

## Tierische Produkte sind kein Muss

Eine gesunde Ernährung ist also vor allem durch eine Vielzahl an pflanzlichen, überwiegend vollwertigen Lebensmitteln gekennzeichnet. Tierische Produkte sind nicht notwendig, es wird aber auch nicht pauschal davon abgeraten. Bemerkenswert ist hierbei, dass auch in der Definition für eine gesunde Ernährung von Kindern unter 2 Jahren tierische Produkte nicht als Muss auftauchen. Der Fokus soll auf »adäquaten« Lebensmitteln liegen, die den hohen Nährstoffbedarf von Kindern decken können. Welche Nahrungsmittel das sind und wie diese in den Speiseplan pflanzenbasiert ernährter Kinder integriert werden können, werden wir in diesem Buch ausführlich besprechen.

### Empfehlungen anderer Fachgesellschaften

Je nach nationaler Ernährungsorganisation oder -Fachgesellschaft unterscheiden sich die Empfehlungen etwas. Allen gemeinsam ist jedoch die Basis: Die Ernährung sollte zu einem großen Teil aus vollwertigen, pflanzlichen Lebensmitteln bestehen.

Die DGE empfiehlt beispielsweise als Ergänzung einen Anteil von ca. 25 % tierischen Produkten[6]; nach den »Dietary Guidelines for Americans« entspricht eine Ernährung, die zu 85 % aus pflanzlichen Lebensmitteln besteht (wenn Kuhmilch durch kalziumangereicherte Sojamilch ersetzt wird), den Empfehlungen für eine vollwertige Ernährung[7].

Übrigens ist auch laut der DGE eine Ernährung ohne tierische Produkte prinzipiell möglich, auch in der Schwangerschaft, Stillzeit und im Kindesalter. Es sollte jedoch beachtet werden, dass in diesen Phasen ein besonderer Anspruch an die Versorgung mit Nährstoffen besteht.[8]

Eine vollwertige Ernährung, die zu einem großen Teil aus pflanzlichen Lebensmitteln besteht, wird also weltweit von Ernährungsfachgesellschaften empfohlen. Sie kann oder sollte (je nach Empfehlung) durch einen moderaten Anteil an tierischen Nahrungsmitteln ergänzt werden. Bei einem adäquaten Ersatz der tierischen Nahrungsmittel ist das jedoch nicht zwingend notwendig. Wobei dies, wie bereits erwähnt, einige Fachgesellschaften als unproblematischer einstufen als andere.

- Kann eine vegane Ernährung also gesund sein? Ja, das kann sie.
- Kann eine vegane Ernährung ungesund sein? Oh ja! Chips, Schokolade und Softdrinks können allesamt vegan sein …
- Kann eine mischköstliche Ernährung gesund sein? Ja, das kann sie.
- Kann eine mischköstliche Ernährung ungesund sein? Ja, das kann sie. Und tatsächlich ist die in den westlichen Industrieländern typische Mischkost mit einem hohen Anteil an tierischem Protein und Fett, Salz und hochverarbeiteten Produkten und wenig Obst und Gemüse ein wichtiger Risikofaktor für die Entstehung ernährungsmitbedingter Krankheiten wie beispielsweise Adipositas, Herz-Kreislauf-Erkrankungen oder Diabetes Typ 2.[9]

## Die Blue Zones

Die sogenannten Blue Zones veranschaulichen eindrücklich die Rolle einer vollwertigen, pflanzenbasierten Ernährung für einen gesundheitsfördernden Lebensstil. Der Journalist Dan Buettner hat fünf Regionen der Erde identifiziert, in denen die dort lebenden Menschen eine besonders hohe Lebenserwartung haben und dabei besonders gesund sind: Okinawa (Japan), Sardinien (Italien), die Nicoya-Halbinsel (Costa Rica), Ikaria (Griechenland) und die Siebenten-Tags-Adventisten in Loma Linda (Kalifornien). Diese Regionen nannte er »Blue Zones«.[10]

Auf der Suche nach dem Erfolgsrezept dieser außergewöhnlich gesunden und langlebigen Menschen hat er mehrere Lebensstilfaktoren ausfindig machen können, die in all diesen Bevölkerungsgruppen eine wichtige Rolle spielen:

- Eine gute soziale Einbindung mit einem regen Familienleben und sozialem Engagement
- Regelmäßige körperliche Aktivität
- Nikotinverzicht
- Pflanzenbasierte Ernährung

### Ernährungsweise der Menschen in den Blue Zones

Schauen wir uns die Ernährungsweise der Menschen in den Blue Zones etwas genauer an. Dan Buettner beobachtete, dass sie sich überwiegend pflanzlich ernähren mit viel frischem Obst, Gemüse, Getreide und Hülsenfrüchten. Der »Pflanzlichkeits-Grad« ist allerdings von Region zu Region unterschiedlich.

So ernährt sich z.B. ein Teil der Siebenten-Tags-Adventisten ausschließlich pflanzlich bzw. vegan und die Menschen auf Okinawa ergänzen eine fast ausschließlich pflanzliche Ernährung mit sehr geringen Mengen tierischer Nahrungsmittel, vor allem Fisch. Hingegen essen die Menschen anderer Zonen, wie z.B. auf Sardinien, auch etwas größere Mengen an tierischen Nahrungsmitteln (vor allem fermentierte Milchprodukte).

### Was ist Epigenetik?

Die Epigenetik beschäftigt sich damit, wie Umweltfaktoren, z.B. Ernährung, Stress und Rauchen, unser genetisches Programm beeinflussen. Epigenetische Faktoren können die Aktivität unserer Gene verändern, indem sie Gene aktivieren bzw. dafür sorgen, dass Gene »angeschaltet« werden, oder inaktivieren bzw. dafür sorgen, dass Gene »abgeschaltet« werden. Bestimmte (Ernährungs-)Faktoren können also (mit-) bestimmen, welche unserer Gene aktiviert oder inaktiviert werden. Damit haben sie auch Einfluss z.B. auf die Entstehung von Krankheiten.

### Was lernen wir von den Menschen der Blue Zones?

Die Siebenten-Tags-Adventisten zeigen uns, dass man mit einer vegetarischen und auch einer rein pflanzlichen/veganen Ernährung gesund alt werden kann. Und die Menschen auf Sardinien zeigen uns, dass man mit einer pflanzlich basierten Ernährung, die in Maßen tierische Nahrungsmittel einschließt, ebenso gesund alt werden kann.

Was wir bei alldem nicht vergessen sollten: Eine gesunde Ernährung ist ein wichtiger Baustein eines gesunden Lebensstils, aber bei weitem nicht der einzige! Ein ausgeglichenes Sozialleben, ausreichend Schlaf und viel Bewegung sind von ebenso großer Bedeutung.

## Plantbased von Anfang an

Warum ist eine gesunde Ernährung gerade in der Schwangerschaft, Stillzeit und im Kindesalter so wichtig? Eine ausgewogene, bedarfsdeckende Ernährung bildet zusammen mit einer insgesamt gesunden Lebensweise mit ausreichend Bewegung und Entspannung das Fundament für die lebenslange Gesundheit. Außerdem spielen epigenetische Einflüsse bereits ab dem Zeitpunkt der Empfängnis eine entscheidende Rolle für die Gesundheit sowie die mögliche Entstehung von Krankheiten beim Kind. Das bedeutet, dass sich Faktoren wie mütterliche Unterernährung sowie Übergewicht, Mikronährstoffdefizite etc. auf die lebenslange Gesundheit des Kindes auswirken können. Darüber hinaus hat die Ernährung einen Einfluss auf die Empfängnisbereitschaft und den späteren Schwangerschaftsverlauf.[11]

# Wichtige Proteinquellen in der plantbased Ernährung: Hülsenfrüchte

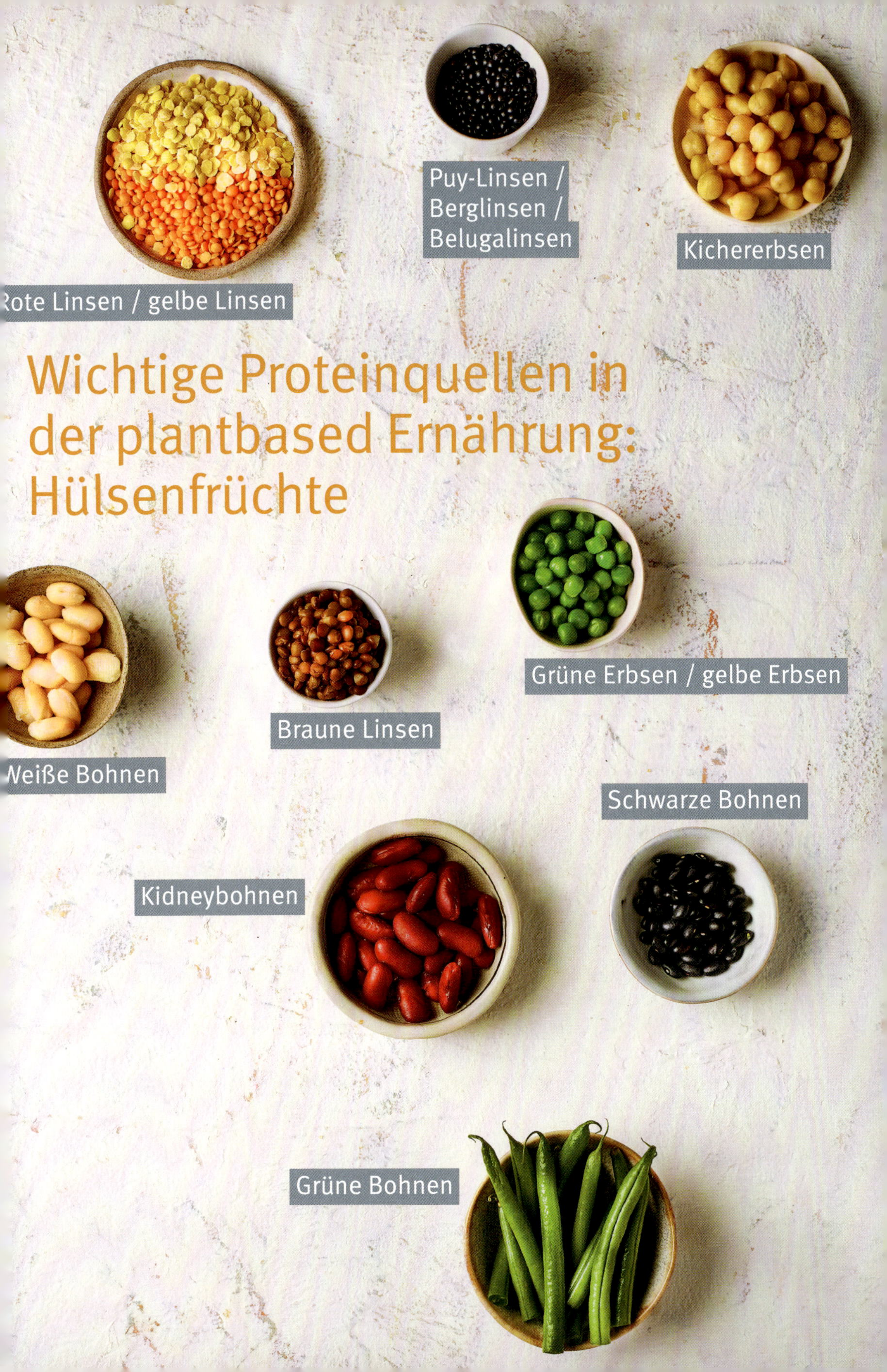

## Die ersten 1000 Tage des Lebens

Es ist mittlerweile gut belegt, dass die ersten 1000 Tage des Lebens – die Schwangerschaft ab dem Zeitpunkt der Empfängnis und die ersten zwei Lebensjahre – den Grundstein für unsere Gesundheit im Erwachsenenalter legen. Dies ist bekannt als das Konzept »The first 1000 days«.[12] Eine gesunde Ernährung in dieser Zeit, aber auch eine liebevolle Eltern-Kind-Beziehung und viele weitere Faktoren können sich günstig auf die lebenslange Gesundheit des Kindes auswirken. Auf der anderen Seite können aber auch abträgliche Faktoren wie eine ungesunde Ernährung (Überernährung, Unterernährung, Mikronährstoffmangel etc.) in dieser Lebensphase den späteren Gesundheitszustand langfristig ungünstig beeinflussen und den Grundstein für die Entstehung von Krankheiten im Erwachsenenalter legen.

Dies unterstreicht die wichtige Rolle der Ernährung sowohl in der Schwangerschaft als auch in der Stillzeit und der frühen Kindheit.

## Volkskrankheiten – eine Folge des Lebensstils

Eine vollwertige Ernährung mit einem hohen Anteil an pflanzlichen Lebensmitteln kann zur Gesunderhaltung maßgeblich beitragen und das Risiko für diverse Erkrankungen im späteren Leben senken. Leider ist das übliche Ernährungsmuster in westlichen Industrieländern wie Deutschland oft weit von einer vollwertigen, pflanzenbetonten Ernährungsweise entfernt, was sich nicht zuletzt in einem stetigen Anstieg ernährungsmitbedingter sogenannter Volkskrankheiten wie Adipositas, Bluthochdruck, Herz-Kreislauf-Erkrankungen und Diabetes Typ 2 widerspiegelt. Problematisch ist, dass auch vermehrt bereits Kinder und Jugendliche an diesen Volkskrankheiten leiden.

Die breite Verfügbarkeit von zuckerreichen Nahrungsmitteln und Getränken, hochverarbeiteten Produkten, Fast Food und tierischen Fetten, gepaart mit Bewegungsarmut, erhöht das Risiko, bereits im Kindesalter Übergewicht zu entwickeln oder gar an Adipositas zu erkranken. Damit sind wiederum Folgeerkrankungen wie Bluthochdruck, Arteriosklerose, Herz-Kreislauf-Erkrankungen und Diabetes Typ 2 verbunden.

Werfen wir einen genaueren Blick auf die Arteriosklerose, eine degenerative Erkrankung der Gefäßwände von Arterien. Sie ist ein Ausgangspunkt für eine Vielzahl von kardiovaskulären Erkrankungen, zu denen unter anderem Herzinfarkte und Schlaganfälle zählen.

Eine zentrale Rolle bei der Entstehung der Arteriosklerose scheinen die sogenannten LDL-Cholesterin-Partikel zu spielen, die durch eine vorgeschädigte Gefäßinnenwand in tieferliegende Gefäßwandschichten eindringen und dort an der Bildung sogenannter Plaques beteiligt sind. Frühe Stadien der Arteriosklerose können bereits im Kindesalter gefunden werden, vor allem bei hohen LDL-Konzentrationen im Blut, Adipositas und Bluthochdruck. Im weiteren Verlauf der Erkrankung verklumpen die Plaques, wodurch das Gefäßvolumen immer mehr eingeengt wird, bis die Organe irgendwann nicht mehr ausreichend mit Sauerstoff versorgt werden und es zum Infarkt kommt (z. B. durch Verlegung der Herzkranzgefäße oder der gehirnversorgenden Arterien). Die Plaques können sich auch lösen, zu Thromben führen und z. B. eine Lungenembolie verursachen.

Warum erzählen wir das hier im Detail? Ganz einfach: Herz-Kreislauf-Erkrankungen sind die Todesursache Nummer 1 in Industrieländern, einschließlich Deutschland. Sie verursachen nicht nur hohe Kosten für das Gesundheitssystem, sondern bedeuteten auch für viele Menschen den Verlust an gesunden Lebensjahren und Lebensqualität. Dabei sind sie in den meisten Fällen kein reiner Schicksalsschlag, sondern maßgeblich durch Lebensstilfaktoren wie ungesunde Ernährung, Bewegungsmangel oder Rauchen mitverursacht.

Hinsichtlich Herz-Kreislauf-Erkrankungen gibt es Hinweise, dass vegan oder pflanzenbasiert lebende Kinder ein erniedrigtes Risiko haben, da sie seltener adipös sind und zu niedrigeren LDL-Konzentrationen im Blut neigen. Die Grundlage für einen gesunden Lebensstil wird also bereits in der frühen Kindheit gelegt.

## Die Ernährung in der frühen Kindheit ist prägend

Die meisten Menschen wissen zwar durchaus, wie eine gesunde Ernährung aussehen sollte, haben aber oft Probleme damit, dieses Wissen im Alltag in die Praxis umzusetzen. Das liegt nicht zuletzt an ungesunden Ernährungsmustern, die oft bereits in der frühen Kindheit erlernt wurden: Menschen, die mit viel Fertigprodukten, salzigen Snacks, Süßigkeiten, Fleisch und Wurstwaren und wenig frischem Obst und Gemüse aufgewachsen sind, fällt es im Erwachsenenalter oft schwer, die Ernährung grundlegend zu ändern. Und umgekehrt ist die Wahrscheinlichkeit, dass ein Kind, das von Anfang eine abwechslungsreiche, vollwertige Ernährung mit viel Gemüse und Obst kennengelernt hat, im späteren Erwachsenleben ein solches Ernährungsmuster beibehalten wird, hoch.

Unsere Geschmacksvorlieben werden ganz überwiegend im frühen Kindesalter geprägt und ins Erwachsenenalter »mitgenommen«.[13] Genau genommen fängt die Geschmacksprägung sogar noch früher an, nämlich bereits im Mutterleib! Der Fetus schluckt nämlich das Fruchtwasser, welches den Geschmack der von der Mutter verzehrten Lebensmittel annehmen kann. Und auch Muttermilch ändert ihren Geschmack je nachdem, was die Mutter isst. So konnte z. B. gezeigt werden, dass gestillte Säuglinge, deren Mütter in der Schwangerschaft und Stillzeit Karottensaft verzehrt haben, positiver auf Karotten in der Beikost reagierten als Kinder von Müttern, die keinen Karottensaft verzehrten.[14]

Auch wenn natürlich jedes Kind anders is(s)t: Eltern können schon ab dem Zeitpunkt der Empfängnis über die Stillzeit bis in die Beikostzeit und Kleinkindernährung einen entscheidenden Einfluss auf das Essverhalten und die Essensvorlieben sowie auf die lebenslange Gesundheit ihres Kindes nehmen: Wir zeigen in diesem Buch, wie eine gesunde, vollwertige, pflanzenbasierte Ernährung von Anfang an gelingen kann!

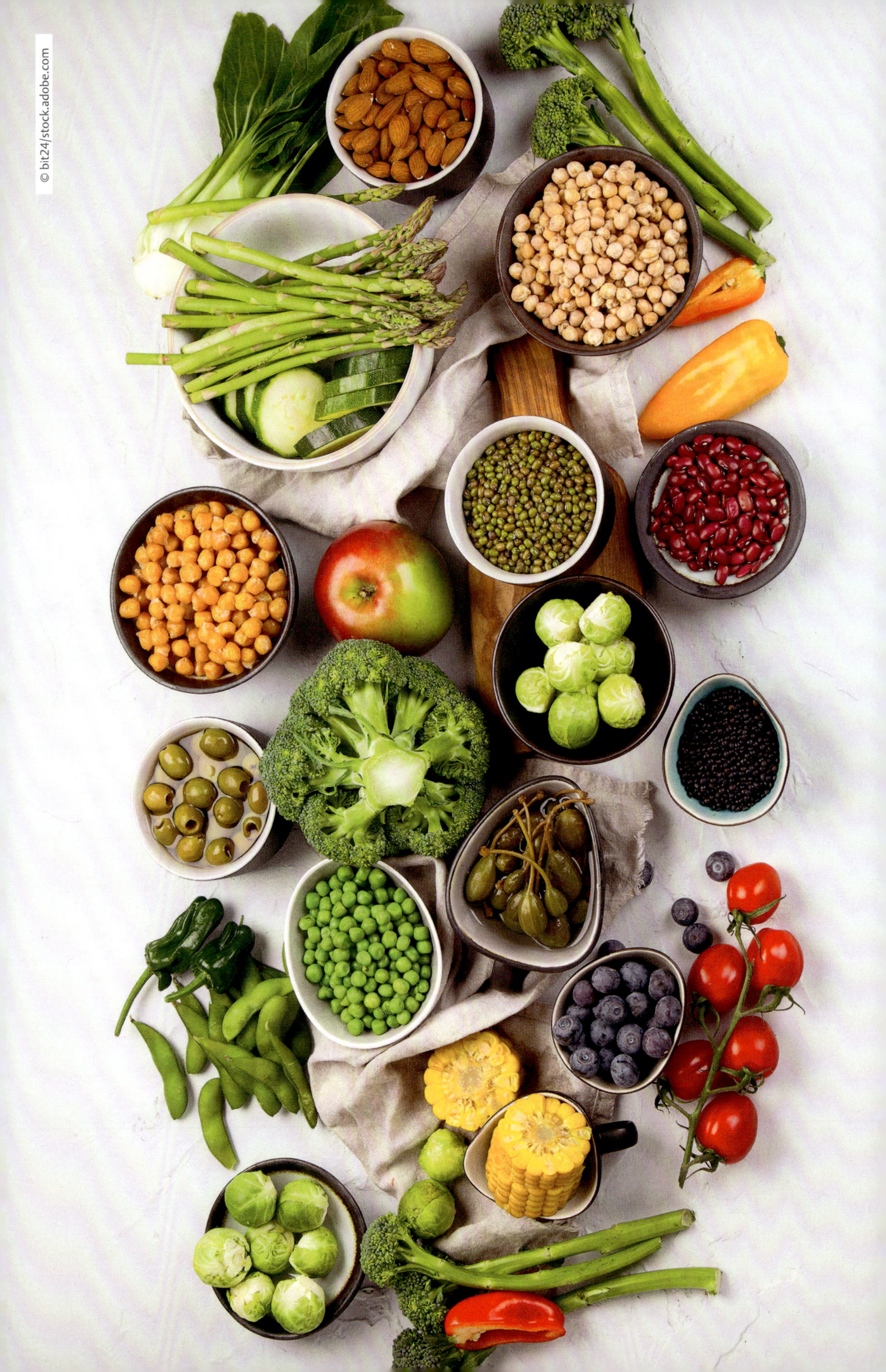

# Plantbased – die Grundlagen

In diesem Kapitel sprechen wir über die praxisrelevanten Grundlagen für eine pflanzenbasierte Ernährung und schauen uns an, welche Nährstoffe dabei eine wichtige Rolle spielen.

# Plantbased in sensiblen Lebensphasen

Im Einführungskapitel haben wir bereits erläutert, wie internationale Fachgesellschaften eine gesunde Ernährung definieren. Hier befassen wir uns etwas genauer mit den Empfehlungen.

Generell wird von allen Fachgesellschaften eine vollwertige Ernährung (also mit möglichst unverarbeiteten und wenig verarbeiteten Lebensmitteln) empfohlen, in deren Mittelpunkt pflanzliche Produkte stehen. Diese werden ergänzt durch einen gewissen Anteil an tierischen Nahrungsmitteln. Hinsichtlich der Größe dieses Anteils unterscheiden sich, wie bereits erwähnt, die Empfehlungen von Land zu Land leicht. So sollte laut der Deutschen Gesellschaft für Ernährung (DGE) der Anteil an tierischen Produkten etwa 25 % betragen[15]; nach den »Dietary Guidelines for Americans« etwas weniger[16].

## Herausforderungen einer pflanzenbasierten Ernährung

Bei der Frage, wie gesund eine Ernährung ganz ohne tierische Produkte (vegan) in Schwangerschaft, Stillzeit und Kindesalter ist, kommen die verschiedenen Fachgesellschaften zu ähnlichen Einschätzungen: Sie wird nicht empfohlen, aber als prinzipiell machbar eingestuft, sofern die Versorgung mit kritischen Nährstoffen sichergestellt ist. In diesem Sinn äußern sich die DGE[17] und auch die Ernährungskommission der Deutschen Gesellschaft für Kinder- und Jugendmedizin (DGKJ)[18].

Die entsprechenden österreichischen und schweizerischen Fachgesellschaften positionieren sich ähnlich wie die DGE.[19]

Dass Ernährungsfachgesellschaften keine generelle Empfehlung für eine rein pflanzliche/vegane Ernährung in sensiblen Lebensphasen aussprechen, ist übrigens durchaus nachvollziehbar. Eine solche Ernährungsweise erfordert mehr Planung als eine mischköstliche Ernährung sowie die Verwendung von Nahrungsergänzungsmitteln. Damit kann sie nicht der »breiten Masse« (sprich der Gesamtbevölkerung) als Ernährungsweise empfohlen werden. Dies ist aber nicht gleichbedeutend mit »Eine vegane Ernährung für Schwangere und Kinder ist nicht möglich bzw. verboten«, wie diese

Nicht-Empfehlung manchmal fälschlicherweise interpretiert wird.

Verschiedene internationale Fachgesellschaften, etwa in den USA, Kanada, Australien, Großbritannien, Portugal und den skandinavischen Ländern, sehen eine rein pflanzliche Ernährung weniger kritisch und halten eine gut geplante pflanzenbasierte und auch eine vegane Ernährung in allen Lebensphasen für adäquat.[20] Hinweis: Auch diese Fachgesellschaften geben keine Empfehlung für eine rein pflanzliche/vegane Ernährung in sensiblen Lebensphasen, wie manchmal behauptet wird. Sie sehen diese aber weniger kritisch als die Fachgesellschaften im deutschsprachigen Raum.

### Risiko: Nährstoffmangel

Dies zeigt, dass die derzeit verfügbare Studienlage von den Fachgesellschaften unterschiedlich bewertet wird. Insbesondere das Risiko eines Nährstoffmangels, gerade in Wachstumsphasen, wird z. B. von der DGE als hoch eingeschätzt. Dennoch kann laut DGE auch in diesen Lebensphasen bei einer gut geplanten ausgewogenen Lebensmittelauswahl sowie einer Supplementierung mit Vitamin B12 und ggf. anderen kritischen Nährstoffen eine ausreichende Nährstoffversorgung und damit eine gesunde Ernährung erreicht werden. Sie empfiehlt aber bei rein pflanzlicher Ernährung in den sensiblen Lebensphasen ausdrücklich eine Ernährungsberatung sowie ggf. eine ärztliche Überprüfung der Nährstoffversorgung.

Doch warum besteht ein erhöhtes Risiko eines Nährstoffmangels bei einer veganen Ernährung in den sensiblen Lebensphasen, also Schwangerschaft, Stillzeit und Säuglings-/Kindesalter? Welche Unterschiede bestehen zwischen pflanzlichen und tierischen Nahrungsmitteln im Hinblick darauf, wie gut diese geeignet sind, den erhöhten Nährstoffbedarf von Menschen in diesen Lebensphasen zu decken? Hier spielen drei Aspekte eine wichtige Rolle. Wir werden sie auf den folgenden Seiten näher beleuchten:

- Vollwertige pflanzliche Lebensmittel haben eine niedrigere Energiedichte.
- Nährstoffe aus pflanzlichen Lebensmitteln haben eine niedrigere Bioverfügbarkeit.
- Einige essenzielle und »bedingt essenzielle Nährstoffe« fehlen in pflanzlichen Lebensmitteln oder sind nur in geringen Mengen darin vorhanden.

## Niedrigere Energiedichte

Was oft als Vorteil einer pflanzlichen Ernährung wahrgenommen wird, nämlich die im Vergleich zu den meisten tierischen Nahrungsmitteln geringere Energiedichte von vollwertigen, pflanzlichen Lebensmitteln (was z. B. bei der Gewichtsregulation hilfreich ist), ist in der pflanzenbasierten Kinderernährung nicht nur vorteilhaft.

Kinder befinden sich im Wachstum und haben im Verhältnis zu ihrem Körpergewicht einen hohen Bedarf an Nährstoffen und Energie. Tierische Nahrungsmittel haben den Vorteil, neben Nährstoffen, die der Körper gut verarbeiten kann (Protein, Eisen, Zink etc.), auch vergleichsweise viel Energie (Kalorien) zu liefern. In der pflanzenbasierten Säuglings- und Kinderernährung ist es daher essenziell, gezielt und ausreichend energiedichte Lebensmittel einzubauen[21]. Hierzu zählen:

- Nussmuse, Samenmuse
- pflanzliche Öle und Fette
- Avocados

- (ungesalzene) Oliven
- vollfette Sojaprodukte wie Tofu, Sojadrinks

## Hoher Ballaststoffgehalt

Die niedrigere Energiedichte pflanzlicher Lebensmittel hängt eng mit deren Ballaststoffgehalt zusammen. Ballaststoffe sind nur in pflanzlichen, nicht aber in tierischen Nahrungsmitteln zu finden und sie haben viele positive Eigenschaften. Sie regulieren z. B. den Stuhl und fördern ein gesundes Darmmikrobiom.

Insbesondere bei Säuglingen und Kleinkindern, die über eine geringe Magenkapazität verfügen, sind Nahrungsmittel mit einem hohen Ballaststoffgehalt jedoch nicht nur vorteilhaft. Die Größe des Magens eines Kindes entspricht in etwa der Größe seiner Faust – er ist also recht klein. Nimmt es sehr viele Ballaststoffe zu sich, wird es schneller satt, was möglicherweise dazu führt, dass zu geringe Essensmengen und damit zu wenig Nährstoffe aufgenommen werden.[22]

Kleines Kind, kleiner Magen: Die Größe des kindlichen Magens entspricht etwa seiner Faustgröße. Lebensmittel mit hohem Ballaststoffgehalt, die schnell den Magen füllen, sind für kleine Kinder weniger geeignet.

Eine vorschnelle Sättigung, die zu einer unzureichenden Energie- und Nährstoffzufuhr führt, gilt es gerade im Säuglings- und Kleinkindesalter zu vermeiden, da dies ggf. eine Gedeihstörung nach sich ziehen kann. Zudem kann eine zu hohe Ballaststoffzufuhr bei Kindern Verstopfung begünstigen, vor allem wenn das Kind gleichzeitig zu wenig Flüssigkeit zu sich nimmt.

Daher sollte bei Säuglingen und Kleinkindern, die pflanzenbasiert ernährt werden, darauf geachtet werden, den Ballaststoffanteil der Nahrung moderat zu halten.[23]

Auch für Frauen, die zu Beginn der Schwangerschaft unter Appetitlosigkeit leiden, kann der hohe Ballaststoffgehalt vollwertiger pflanzlicher Lebensmittel eine Herausforderung sein. Ihnen kann es helfen, den Ballaststoffanteil aktiv zu reduzieren.

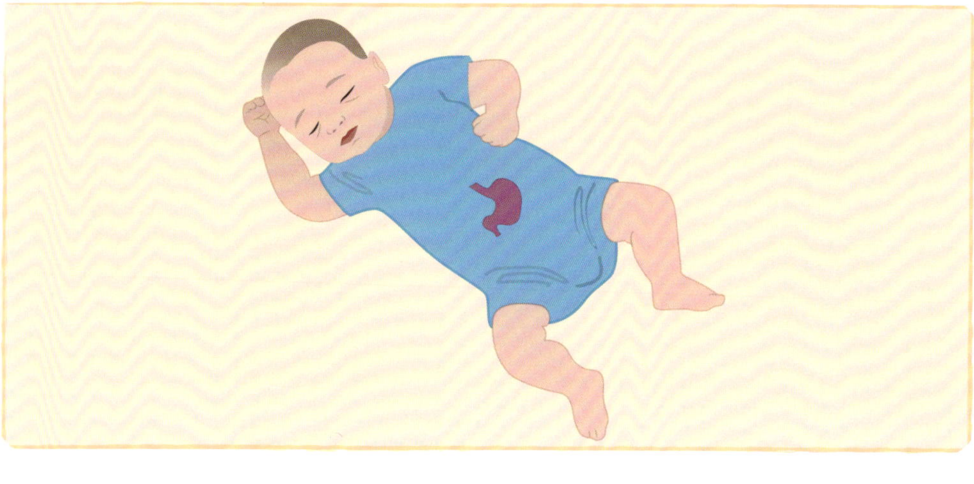

# Energiedichte Lebensmittel

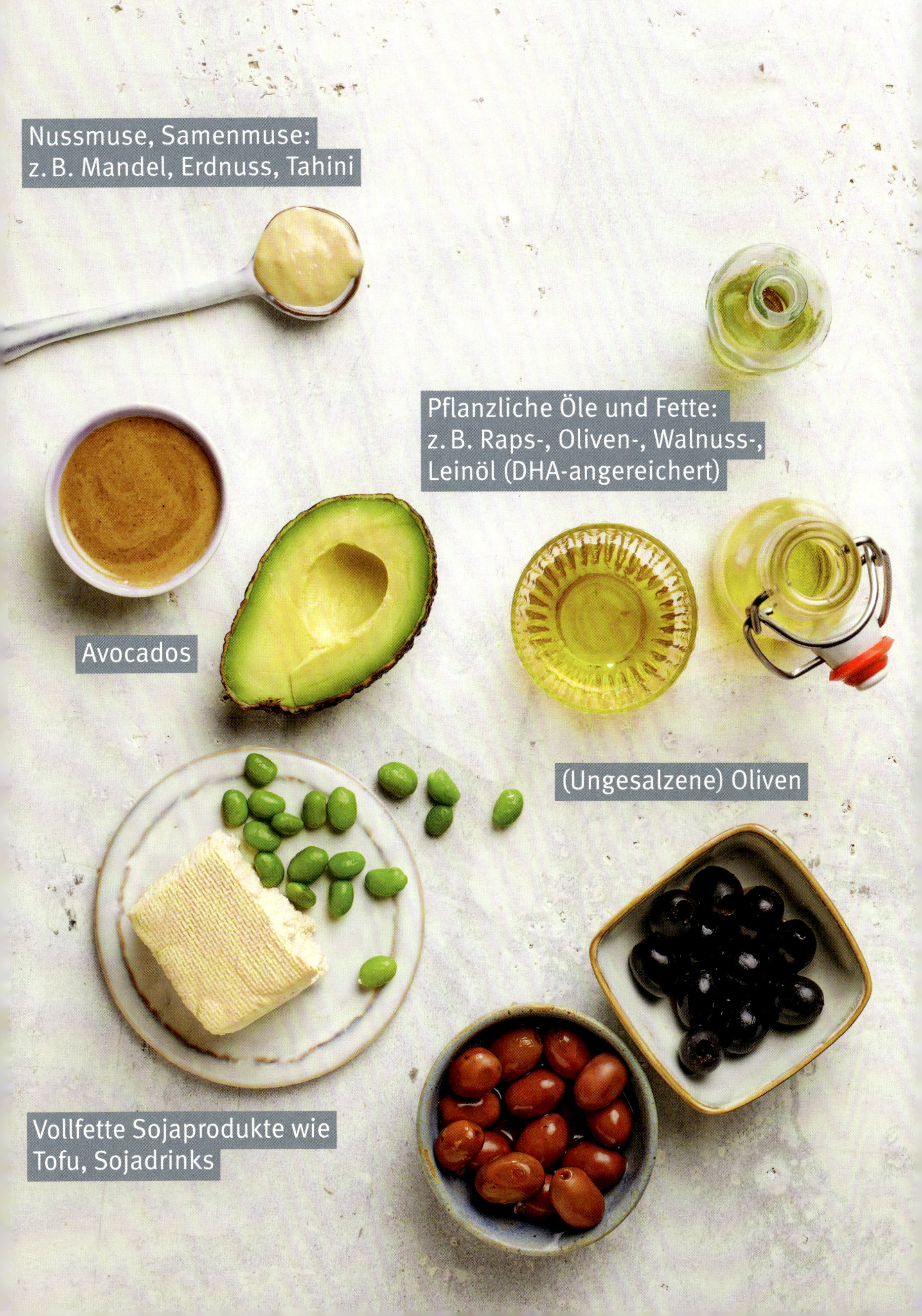

## Niedrigere Bioverfügbarkeit von Nährstoffen

Pflanzliche Lebensmittel enthalten eine Vielzahl an sekundären Pflanzenstoffen. Man geht davon aus, dass dies einer der Gründe dafür ist, dass eine pflanzenbasierte Ernährung mit einem reduzierten Risiko für ernährungsmitbedingte Erkrankungen wie Herz-Kreislauf-Erkrankungen, Diabetes und manchen Krebsarten assoziiert ist.[24] So sollen beispielsweise die sekundären Pflanzenstoffe Phytinsäure (vor allem in Getreide, Hülsenfrüchten und Nüssen/Samen) und Polyphenole (z. B. in grünem Tee, Kakao, Trauben, Kaffee) eine antikanzerogene und antioxidative Wirkung haben.

### Sekundäre Pflanzenstoffe binden Mineralstoffe

Neben ihren positiven Wirkungen können manche sekundären Pflanzenstoffe aber auch die Versorgung mit Nährstoffen aus pflanzlichen Lebensmitteln erschweren. Das gilt vor allem für Mineralstoffe wie Eisen, Zink und Kalzium und ist insbesondere für Personen mit hohem Eisen- und Zinkbedarf relevant, unter anderem also für Schwangere und Kleinkinder. Zwar sind pflanzliche Lebensmittel oft reich an diesen Mineralstoffen (z. B. enthält Hirse viel Eisen und Spinat viel Kalzium), aber sekundäre Pflanzenstoffe wie Phytinsäure (in Hirse) und Oxalsäure (in Spinat) bilden mit Mineralstoffen unlösliche Komplexe. Dies kann dafür sorgen, dass die Nährstoffe im Darm nur eingeschränkt aufgenommen werden.[25]

### Die Bioverfügbarkeit von Nährstoffen verbessern

Es gibt jedoch verschiedene Möglichkeiten, die gebundenen Mineralstoffe zu »befreien« und somit für den Körper besser verfügbar zu machen.

#### Phytinsäure

Der sekundäre Pflanzenstoff Phytinsäure hemmt insbesondere die Aufnahme von Kal-

### Ballaststoffanteil der Nahrung reduzieren

Mit folgenden Maßnahmen kann der Ballaststoffanteil in der Nahrung reduziert werden:

- Obst und Gemüse schälen
- Bei großen Hülsenfrüchten (z. B. Kichererbsen) die Schale entfernen und Hülsenfrüchte durch ein Sieb passieren
- Mehr ballaststoffarme, proteinreiche Lebensmittel wie Tofu, Sojajoghurt, Seitan etc. verzehren
- Vollkornprodukte mit raffinierten Getreideprodukten mischen, z. B. Vollkornnudeln und helle Nudeln im Verhältnis 1:1
- Lebensmittel pürieren – was zwar den Ballaststoffgehalt nicht reduziert, aber die Ballaststoffe werden durch diesen Vorgang zerkleinert und haben damit eine geringere Wirkung auf die Stuhlfestigkeit; zudem machen pürierte Mahlzeiten nicht so schnell satt
- Sind auch tierische Produkte Teil der Ernährung, den Speiseplan mit proteinreichen tierischen Nahrungsmitteln, wie z. B. Eiern, ergänzen, was die Ballaststoffzufuhr verringert

zium, Zink, Eisen und Magnesium. Er kann jedoch durch das Enzym Phytase (dieses befindet sich in Getreide, Hülsenfrüchten, Nüssen/Samen) abgebaut werden, somit werden die Mineralstoffe aus diesen Lebensmitteln besser aufgenommen. Dafür muss die Phytase aber erst mal aktiviert werden. Das gelingt durch folgende Methoden:[26]

- Einweichen
- Keimen (diese Behandlung inkludiert das Einweichen)
- Fermentieren
- Erhitzen

Je mehr dieser Methoden zum Einsatz kommen, desto mehr Phytinsäure wird abgebaut und umso besser kann der Körper die Mineralstoffe aufnehmen. Gerichte aus optimal »präparierten« Lebensmitteln wären also beispielsweise:

- Linsenbolognese aus gekeimten, gekochten Linsen (Seite 200)
- Tempeh (eingeweichte, fermentierte Sojabohnen)
- Porridge aus gekeimtem, gekochtem Buchweizen
- Hummus aus gekeimten, gekochten Kichererbsen (Seite 182)

### Oxalsäure

Ein weiterer sekundärer Pflanzenstoff ist die Oxalsäure, sie hemmt vor allem die Resorption von Kalzium. Daher sind kalziumreiche Gemüsesorten, die gleichzeitig auch viel Oxalsäure enthalten (wichtigste Vertreter sind Spinat und Mangold) trotz ihres hohen Kalziumgehaltes keine sehr guten Kalziumquellen. Sie sind natürlich trotzdem sehr gesund und liefern viele andere wichtige Nährstoffe wie z. B. Vitamin K, Folsäure und Betakarotin. Hohe Mengen an Oxalsäure finden sich außerdem in Rhabarber, Kakao und Amaranth.

Der Oxalsäure-Gehalt in Lebensmitteln kann durch Kochen deutlich reduziert werden, allerdings muss das Kochwasser weggeschüttet werden, da die Oxalsäure ins Kochwasser übergeht.[27]

### Lektine

Lektine sind sekundäre Pflanzenstoffe, die sich vor allem in Hülsenfrüchten befinden und die Absorption von Mineralstoffen hemmen können. Sie werden aber durch Erhitzen zerstört und ausreichend lang gekochte Hülsenfrüchte enthalten keine relevanten Lektinkonzentrationen mehr. Auch Hülsenfrüchte aus der Dose oder aus dem Glas sind quasi lektinfrei.[28]

### Saponine und Gerbstoffe

Saponine und Gerbstoffe, die sich vor allem in Pseudogetreide wie Quinoa und Amaranth finden und die Mineralienaufnahme beeinträchtigen können, werden durch Einweichen (Einweichwasser wegschütten) und Spülen reduziert.[29] Mehr Infos zu Pseudogetreide gibt es im Abschnitt »Pseudogetreide für Babys« (Seite 136).

### Polyphenole

Polyphenole, die sich vor allem in grünem und schwarzem Tee und Kaffee (auch koffeinfreiem Kaffee!) finden, hemmen die Eisenresorption.[30] Daher sollten diese Getränke nicht zusammen mit eisenreichen Mahlzeiten getrunken werden, sondern in einem Abstand von mindestens ein bis zwei Stunden.

Geeignete Getränke zu eisenreichen Mahlzeiten sind z. B. ungesüßte Tees wie Ingwertee, Zitronentee, Brennnesseltee, Hibiskustee, Getreidekaffee, mit Wasser verdünnte Fruchtsäfte und natürlich Wasser.

### Resorption von Mineralstoffen verbessern

Die genannten Methoden reduzieren den Gehalt an resorptionshemmenden Stoffen in Nahrungsmitteln. Daneben gibt es auch die Möglichkeit, durch bewusstes Kombinieren von Lebensmitteln die Aufnahme von Mineralstoffen zu verbessern.

### Vitamin-C-Gehalt von Lebensmitteln

| | Vitamin-C-Gehalt (mg/100 g) |
|---|---|
| Rote Paprika | 140 |
| Brokkoli | 115 |
| Grünkohl | 105 |
| Kiwi | 71 |
| Erdbeeren | 65 |
| Blumenkohl | 64 |
| Spinat | 52 |
| Orange | 50 |
| Mango | 39 |
| Johannisbeeren, rot | 36 |
| Süßkartoffel | 30 |
| Heidelbeeren | 30 |
| Himbeeren | 25 |
| Tomate | 19 |
| Pastinake | 18 |
| Apfel | 17 |
| Zucchini | 16 |
| Banane | 12 |
| Aprikose | 9 |
| Birne | 5 |
| Pflaume | 5 |
| Karotte | 3 |

**Eisen und Vitamin C**

Vitamin C verbessert die Eisenresorption signifikant. Es sollten also immer eisenreiche Lebensmittel mit solchen, die reich an Vitamin C sind (vor allem Kohlgemüse, rote Paprika, Kiwi, Zitrusfrüchte, Beeren), kombiniert werden.[31] Beispielsweise:

- Hummus (eisenreiche Kichererbsen) mit roter Paprika (reich an Vitamin C)
- Rote-Linsen-Suppe (eisenreiche Linsen) mit Petersilie (reich an Vitamin C)
- Bohnensalat (eisenreiche Bohnen) mit Zitronendressing (reich an Vitamin C)
- Haferflocken-Porridge (eisenreich) mit Orange (reich an Vitamin C)

Vitamin C ist ein hitzeempfindliches Vitamin. Durch schonende Garmethoden wie Dampfgaren kann aber der Vitamin-C-Verlust durch Erhitzen verringert werden. In der Tabelle ist der Vitamin-C-Gehalt einiger Obst- und Gemüsesorten aufgeführt.

**Zink und Zwiebelgemüse**

Schwefelhaltige Zwiebelgemüse (Zwiebel, Knoblauch, Lauch, Frühlingszwiebeln) verbessern die Resorption von Zink.[32] Ebenso sorgen organische Säuren aus Obst und Gemüse sowie Eiweiß dafür, dass Zink vom Körper besser aufgenommen wird. Zinkreiche Lebensmittel sind praktischerweise ohnehin eiweißhaltig (Hülsenfrüchte, Vollkorngetreide, Nüsse/Samen) und sie sollten optimalerweise mit Obst oder Gemüse (vor allem Zwiebelgemüse) kombiniert werden.

## Niedriger Gehalt an wichtigen Nährstoffen

Man unterscheidet zwischen essenziellen und nichtessenziellen Nährstoffen. Essenzielle Nährstoffe müssen mit der Nahrung aufgenommen werden. Zu ihnen gehören: Vitamine, Mineralien sowie die essenziellen Aminosäuren und Fettsäuren. Nichtessenzielle Nährstoffe können hingegen vom Körper prinzipiell selbst hergestellt werden (Eigensynthese), sofern die Versorgung mit den dafür notwendigen Ausgangssubstraten sichergestellt ist. In bestimmten Lebensphasen, vor allem im Säuglingsalter, ist die Fähigkeit zur Eigensynthese einiger nichtessenzieller Nährstoffe aber noch eingeschränkt.

Einige für den Menschen wichtige Nährstoffe sind in pflanzlichen Lebensmitteln nicht oder nur in sehr geringen Mengen enthalten und spielen gleichzeitig eine wichtige Rolle für die kindliche Entwicklung. Unter den essenziellen Nährstoffen zählt vor allem das Vitamin B12 dazu, welches nur in tierischen (und in angereicherten) Lebensmitteln zu finden ist und bei einer rein pflanzlichen/veganen Ernährung supplementiert werden muss. Einige weitere essenzielle Nährstoffe finden sich in üblichen pflanzlichen Nahrungsmitteln nur in geringen Mengen, hierzu zählen Jod, Selen, Docosahexaensäure (DHA) und andere. Wie die Versorgung mit diesen Nährstoffen gelingen kann, werden wir in diesem Buch ausführlich erläutern.

Zu den nichtessenziellen Nährstoffen zählen z. B. die Aminosäureverbindungen Taurin und Carnitin sowie die langkettige Omega-6-Fettsäure Arachidonsäure, die sich (fast) ausschließlich in tierischen Nahrungsmitteln finden. Der Körper kann Taurin aus der essenziellen Aminosäure Methionin bzw. aus Cystein synthetisieren. Carnitin kann er aus den essenziellen Aminosäuren Lysin und Methionin herstellen und Arachidonsäure aus der essenziellen kurzkettigen Omega-6-Fettsäure Linolsäure (LA). Lysin, Methionin und Cystein können mit pflanzlichen proteinreichen Lebensmitteln (wie z. B. Hülsenfrüchten) zugeführt werden; Linolsäure findet sich vor allem in Nüssen, Samen und pflanzlichen Ölen wie z. B. Rapsöl.

Die Eigensynthese ist jedoch in manchen Lebensphasen eingeschränkt. So kann z. B. die Taurin-Synthese bei (frühgeborenen) Neugeborenen[33], die Arachidonsäure-Synthese im Säuglingsalter[34] und die Carnitin-Synthese bei Säuglingen und in der Schwangerschaft[35] unzureichend sein. Auch Faktoren wie Stress, Krankheiten und genetische Unterschiede können dazu führen, dass diese nichtessenziellen Nährstoffe bedingt essenziell werden.

Wie können Säuglinge, bei denen die Eigensynthese dieser Nährstoffe noch eingeschränkt ist, nun mit diesen (fast) nur in tierischen Nahrungsmitteln vorkommenden Nährstoffen versorgt werden? Dies geschieht über die Muttermilch, welche biologisch gesehen ein tierisches Nahrungsmittel ist und all diese Stoffe enthält. Mehr dazu in den Kapiteln zur plantbased Ernährung in der Stillzeit und ab Beikoststart.

## Für Kinder ungeeignete Ernährungsformen

Es gibt verschiedene Formen einer pflanzenbasierten Ernährung. Einige davon sind für Säuglinge und Kleinkinder nicht geeignet.

### High Carb Low Fat

Auch wenn in der »Plantbased Community« oftmals eine »High Carb Low Fat«-Ernährung propagiert wird: Eine fettarme pflanzliche

Ernährung ist für Säuglinge und Kinder nicht geeignet! Insbesondere Säuglinge haben einen hohen Bedarf an Fett und gerade auch der Einsatz von Pflanzenölen ist durchaus sinnvoll, da diese keine Ballaststoffe, dafür aber viel Energie liefern. Darüber hinaus sind Pflanzenöle auch Lieferanten für essenzielle Fettsäuren, für wichtige Vitamine wie Vitamin E und verbessern die Resorption fettlöslicher Vitamine aus pflanzlichen Lebensmitteln (wie z. B. Provitamin A/Betakarotin).

## Rohkost

Ebenso ist eine rein rohköstliche Ernährung gerade im Säuglings- und Kindesalter ungeeignet. Zum einen führt ein sehr hoher Anteil an rohem Gemüse und Obst zu einer schnellen Sättigung bei gleichzeitiger relativ niedriger Energiezufuhr – eine Kombination, die in Wachstumsphasen problematisch ist. Weitere Gründe sind:

Manche Nährstoffe, wie z. B. Betakarotin, werden besser vom Körper aufgenommen, wenn sie über erhitzte Lebensmittel zugeführt werden (das Betakarotin wird aus gekochten Karotten besser aufgenommen als aus rohen Karotten).

Hülsenfrüchte sind ein wichtiger Bestandteil der pflanzenbasierten Ernährung. In einer rohköstlichen Ernährung kommen – wenn überhaupt – nur gekeimte Linsen in roher Form infrage. Allerdings sind auch in gekeimten Linsen noch Stoffe wie Lektine vorhanden, die die Nährstoffaufnahme behindern. Darüber hinaus sind rohe Sprossen für Kleinkinder ohnehin nicht geeignet, da diese bakteriell verunreinigt sein können.

Aus den genannten Gründen haben in der pflanzenbasierten Kinderernährung prinzipiell erhitzte, verarbeitete und teilweise auch raffinierte Produkte einen wichtigen Stellenwert.

Nicht zuletzt sind besondere Ernährungsformen wie eine vegetarische und vegane Ernährung bereits mit Einschränkungen bei der Lebensmittelauswahl verbunden. Eine weitere – völlig unnötige – Einschränkung birgt neben einem hohen Risiko für Nährstoffdefizite aufgrund ihres restriktiven Charakters auch die Problematik einer sozial ausgrenzenden Ernährungsweise.

# Versorgung mit Nährstoffen

In diesem Kapitel befassen wir uns mit einigen Ernährungsgrundlagen. Wie steht es um den Bedarf an Energie, Flüssigkeit und Nährstoffen? Der Fokus liegt auf den sogenannten kritischen Nährstoffen in der pflanzenbasierten Ernährung von Kindern, Schwangeren und Stillenden.

In diesem Kapitel und in den folgenden Kapiteln sprechen wir immer wieder von Referenzwerten für die Nährstoffzufuhr. Dazu wollen wir vorab ein paar Hinweise geben.

## Referenzwerte und ihre Bedeutung

Die Referenzwerte für die Nährstoffzufuhr benennen Mengen für die tägliche Zufuhr von Energie, Nährstoffen und auch Wasser. Sie sind eine gute Basis, um eine vollwertige und ausgewogene Ernährung umzusetzen. Wir geben jeweils die Referenzwerte entsprechend den Empfehlungen der DGE an. Dabei wird unterschieden zwischen einer **empfohlenen täglichen Zufuhr,** einem **Schätzwert für eine angemessene Zufuhr** und einem **Richtwert für die Zufuhr.** Aus praktischer Sicht hat das keine Relevanz. Wir erläutern kurz die Unterschiede, um Unklarheiten zu vermeiden.

- Welche Art des Referenzwertes angegeben wird, ist abhängig von der wissenschaftlichen Datenlage zu dem jeweiligen Nährstoff: Ein **Schätzwert** wird angegeben, wenn der Bedarf nicht mit ausreichender Genauigkeit angegeben werden kann, wie z. B. bei Vitamin B12. Eine **Zufuhrempfehlung** wird ausgesprochen, wenn der durchschnittliche Bedarf eines Nährstoffs bekannt ist, wie z. B. bei Eisen.
- Auch die physiologische Rolle des Nährstoffs ist relevant für die Art des Referenzwertes: **Richtwerte** werden zum einen für nicht lebensnotwendige Nährstoffe angegeben, z. B. für Ballaststoffe, zum anderen für Nährstoffe, deren Zufuhr stark von Faktoren wie dem Lebensstil abhängt, beispielsweise für die Energie- und Flüssigkeitszufuhr.

### Für wen gelten die Referenzwerte?

Wichtig ist außerdem: Die Referenzwerte gelten für gesunde Personen und nicht für erkrankte Personen oder für Personen, die an einem Nährstoffmangel leiden. Der Nährstoffbedarf dieser Personengruppen weicht

## Gut zu wissen

Wenn wir in diesem Buch Referenzwerte zur Nährstoffzufuhr angeben, beschränken wir uns auf die DGE-Referenzwerte für Säuglinge, Kinder, Jugendliche und Erwachsene bis 19 Jahre sowie Schwangere und Stillende. Die Werte für Erwachsene ab 19 Jahre können auf der Internetseite der DGE eingesehen werden.[40]

unter Umständen von dem Bedarf gesunder Personen ab.[36] Ebenso muss bedacht werden, dass aufgrund der geringeren Bioverfügbarkeit einiger Nährstoffe aus pflanzlichen Quellen die Referenzwerte für Menschen, die sich (überwiegend) pflanzlich ernähren, ggf. angepasst werden müssen. Für Zink ist dies von Seiten der DGE bereits geschehen: Bei den Empfehlungen wird – neben weiteren Faktoren wie Alter und Geschlecht – die Phytatzufuhr berücksichtigt: Bei einer hohen Phytatzufuhr wird eine höhere Zinkzufuhr empfohlen.[37] Für andere Nährstoffe, insbesondere für Eisen, existieren von Seiten der DGE bisher keine angepassten Zufuhrempfehlungen für pflanzenbasierte Ernährungsformen. Hingegen empfiehlt das National Institute of Health, die Eisenzufuhr bei vegetarischer Ernährung um das 1,8-Fache zu erhöhen, um die geringere Bioverfügbarkeit von pflanzlichem Non-Häm-Eisen zu kompensieren. Mehr dazu im Kapitel »Eisenaufnahme verbessern« (Seite 78).[38]

### Ist es schlimm, wenn man die Referenzwerte nicht immer erreicht?

Die kurze Antwort ist: Nein. Für eine ausführlichere Antwort schauen wir uns an, wie ein Wert für die »empfohlene Zufuhr« abgeleitet wird. Hierfür wird zunächst der durchschnittliche Bedarf für einen Nährstoff bestimmt: Das ist die Höhe der täglichen Nährstoffzufuhr, welche den Bedarf von 50% einer definierten Bevölkerungsgruppe deckt. Zu diesem Bedarf wird ein Zuschlag addiert. Damit entspricht die Empfehlung der durchschnittlichen Nährstoffzufuhr, die den Bedarf fast aller gesunder Personen einer definierten Bevölkerungsgruppe deckt.

Dieser Wert ist für die Einzelperson nur ein Zielwert, er muss nicht täglich und von jeder Person erreicht werden. Der individuelle Nährstoffbedarf variiert von Mensch zu Mensch, von Tag zu Tag und ist abhängig von vielen Faktoren (körperliche Aktivität, genetische Unterschiede etc.) Auch wenn sich die Referenzwerte auf einen Tag beziehen, können sie eher als Orientierung für eine adäquate Zufuhr eines Nährstoffes über den Zeitraum von etwa einer Woche dienen.[39]

## Energie – wichtig für alle Körperfunktionen

Eine der (überlebens-)wichtigsten Aufgaben unserer Nahrung ist die Zufuhr von Energie, um unsere Körperstrukturen (Organe, Bindegewebe, Muskeln etc.) und Körperfunktionen (Herzschlag, Darmbewegungen, Synthese von Hormonen und Immunzellen etc.) aufrechterhalten zu können. Energie kann unser Körper aus den sogenannten Makronährstoffen ziehen, also aus Proteinen (Eiweiß), Kohlenhydraten (Zucker) und Fetten. Der Energiegehalt von Nahrungsmitteln wird in Kilojoule oder auch Kilokalorien (Abkürzung kcal, oft einfach nur als »Kalorien« bezeichnet) angegeben.

Die Makronährstoffe liefern pro Gramm unterschiedlich viel Energie, an der Spitze steht Fett:
1 g Fett liefert ca. 9 kcal
1 g Kohlenhydrate liefert ca. 4 kcal
1 g Protein liefert ca. 4 kcal

Hauptenergielieferanten in unserer Ernährung sind Kohlenhydrate, weil wir diese in der Regel von allen drei Makronährstoffen prozentual am meisten aufnehmen, und Fette, weil sie von den drei Makronährstoffen die höchste Energiedichte aufweisen.

## Energie als kritischer Nährstoff?

Energie (Kalorien) wird teilweise als kritischer Nährstoff bei einer pflanzenbasierten Ernährung eingestuft. Vollwertige pflanzliche Lebensmittel (mit Ausnahme von Nüssen/Samen) sind eher kalorienarm und pflanzenbasiert lebende Menschen hatten, zumindest in älteren Studien, im Vergleich zu mischköstlich ernährten Menschen tendenziell einen niedrigeren Body-Mass-Index (BMI), waren also schlanker. Allerdings lagen die Energiezufuhr sowie der BMI in neueren Studien[41] im Referenz- bzw. Normalbereich. Auch gab es kaum Unterschiede zwischen den Werten von Personen, die sich pflanzenbasiert ernähren, und solchen, die sich mischköstlich ernähren. In einer Studie aus dem Jahr 2015 hatten vegan lebende Menschen zwar einen signifikant niedrigeren BMI (aber im Normbereich), in einer Studie aus 2020 gab es dagegen keine signifikanten Unterschiede.

## Berechnung des Energiebedarfs

Der Energiebedarf ist von Mensch zu Mensch sehr unterschiedlich und wird von vielen Faktoren beeinflusst, z. B. Alter, körperliche Aktivität oder Gesundheitszustand. Bei weiblichen Personen ist er niedriger als bei männlichen. Im Kindesalter ist dieser Unterschied zwischen den Geschlechtern gering und vergrößert sich bei Erwachsenen. Die Gründe dafür liegen in der unterschiedlichen Körperzusammensetzung, so haben Männer mehr Muskelmasse als Frauen.[42]

Der Energiebedarf ergibt sich aus dem Grundumsatz und dem Arbeitsumsatz. Der

### Richtwerte für die Energiezufuhr[43]

| Alter | Kilokalorien/Tag | | | | | |
|---|---|---|---|---|---|---|
| | PAL-Wert 1,4 | PAL-Wert 1,4 | PAL-Wert 1,6 | PAL-Wert 1,6 | PAL-Wert 1,8 | PAL-Wert 1,8 |
| | m | w | m | w | m | w |
| 1–4 Jahre | 1200 | 1100 | 1300 | 1200 | – | – |
| 4–7 Jahre | 1400 | 1300 | 1600 | 1500 | 1800 | 1700 |
| 7–10 Jahre | 1700 | 1500 | 1900 | 1800 | 2100 | 2000 |
| 10–13 Jahre | 1900 | 1700 | 2200 | 2000 | 2400 | 2200 |
| 13–15 Jahre | 2300 | 1900 | 2600 | 2200 | 2900 | 2500 |
| 15–19 Jahre | 2600 | 2000 | 3000 | 2300 | 3400 | 2600 |

Grundumsatz ist der Energiebedarf in Ruhe, er ist abhängig von Geschlecht, Gewicht, Größe und Alter. Der Arbeitsumsatz basiert auf der körperlichen Aktivität und wird anhand des sogenannten PAL-Wertes bestimmt: Je höher die körperliche Aktivität, desto höher wird der PAL-Wert angesetzt.

**Unterschiede im Energiebedarf**
Frauen haben ab dem zweiten Drittel der Schwangerschaft sowie in der Stillzeit einen erhöhten Energiebedarf, vor allem, da in diesen Zeiten ja noch ein zweiter Mensch mitversorgt werden muss. Auch Kinder, vor allem Säuglinge im ersten Lebensjahr, haben, bezogen auf ihr Körpergewicht, einen hohen Energiebedarf, da in dieser Zeit ein sehr rasches Wachstum stattfindet. In diesen Lebensphasen sollten daher energiedichte Lebensmittel wie Nüsse/Nussmuse, hochwertige Pflanzenöle, Trockenfrüchte, vollfette Sojaprodukte wie Tofu und Sojadrinks etc. gezielt in den Speiseplan eingebaut werden. Bei einer mischköstlichen Ernährung zählen hierzu auch energiereiche tierische Nahrungsmittel wie Eier, vollfette Milchprodukte (z. B. Vollmilchprodukte, Käse), Fleisch und fetter Fisch.

### Richtwerte für die Flüssigkeitszufuhr durch Getränke (DGE)[44]

| Alter | Milliliter/Tag |
|---|---|
| 1 bis ‹ 4 Jahre | 820 |
| 4 bis ‹ 7 Jahre | 940 |
| 7 bis ‹ 10 Jahre | 970 |
| 10 bis ‹ 13 Jahre | 1170 |
| 13 bis ‹ 15 Jahre | 1330 |
| 15 bis ‹ 19 Jahre | 1530 |
| Schwangere | 1470 |
| Stillende | 1710 |

Übrigens: Die Tabelle macht deutlich, wie unterschiedlich der Kalorienbedarf und somit auch die Essensmenge schon bei Kindern sein kann: Während Mädchen im Alter von 4 bis 7 Jahren mit eher geringer körperlicher Aktivität nur ca. 1300 kcal/Tag benötigen, sind es bei gleichaltrigen, sehr aktiven Jungen 1800 kcal/Tag. Der Unterschied von 500 kcal entspricht etwa einer Haupt- und einer Zwischenmahlzeit (Kinderportionen).

## Flüssigkeitsbedarf

Etwa ein Drittel unseres täglichen Flüssigkeitsbedarfs nehmen wir über die Nahrung auf. Den größten Teil des Bedarfs decken wir aber über Getränke.

Als Getränke sollten Wasser und ungesüßte Tees bevorzugt werden. Wenn in der Familie gerne Mineralwasser getrunken wird, bietet es sich an, ein kalziumreiches Mineralwasser mit möglichst > 400 mg Kalzium/Liter zu wählen, um die Kalziumzufuhr zu erhöhen. Fruchtsäfte sollten – wenn überhaupt – nur mit Wasser verdünnt getrunken werden: etwa 1 Teil Saft auf 2–3 Teile Wasser.

Pflanzendrinks zählen – genau wie Kuhmilch – nicht zu den Getränken, sondern zu den Lebensmitteln.

### Flüssigkeitsbedarf von Säuglingen
Säuglinge sollten bis zum sechsten Lebensmonat ausschließlich gestillt werden bzw. Säuglingsnahrung (Formulanahrung) zum Trinken erhalten. Sie sollten kein zusätzliches Wasser bekommen, auch nicht bei hohen Außentemperaturen oder wenn sie krank sind oder Fieber haben. In diesen Fällen wird das Baby ein verstärktes Durstge-

## Makro- und Mikronährstoffe

**Makronährstoffe** sind Nährstoffe, die wir in relativ großen Mengen zu uns nehmen müssen. Dazu zählen Fett, Eiweiß Kohlenhydrate.

**Mikronährstoffe** müssen wir in kleinen oder sogar kleinsten Mengen zu uns nehmen. Dazu gehören Vitamine und Mineralstoffe.

- **Vitamine** werden wiederum in zwei Gruppen unterteilt: in **wasserlösliche Vitamine** (die Vitamine B1, B2, B3, B5, B6, B7, B9, B12 und Vitamin C) und **fettlösliche Vitamine** (Vitamin A, D, E, K).
- **Mineralstoffe** sind unterteilt in **Mengenelemente**, die wir in höheren Mengen aufnehmen müssen, zu ihnen zählen Kalzium, Magnesium, Natrium, Kalium, Phosphor, Schwefel und Chlorid. Hingegen werden die **Spurenelemente** nur in geringen Mengen benötigt, dazu gehören Jod, Selen, Zink, Eisen, Kupfer, Molybdän, Cobalt, Mangan und Chrom.

fühl haben und öfter an der Brust trinken wollen bzw. die Flasche verlangen. Damit werden der erhöhte Flüssigkeitsbedarf sowie der erhöhte Energie- und Mineralstoffbedarf optimal gestillt. Wasser liefert weder Energie noch Nährstoffe, füllt aber den Magen des Säuglings, was ggf. dazu führt, dass er zu wenig Milch zu sich nimmt.

Auch mit Beginn der Beikost sollte der Flüssigkeitsbedarf des Säuglings weiterhin primär über Muttermilch bzw. Formulanahrung gedeckt werden. Zusätzlich kann zu den Mahlzeiten eine kleine Menge Wasser angeboten werden. Spätestens ab zwei Beikost-Mahlzeiten sollten ca. 150–200 ml/Tag Wasser zu und zwischen den Mahlzeiten angeboten werden.[45] Dies sollte der Säugling bevorzugt aus einem Becher trinken.

## Essenzielle Nährstoffe

Neben Energie, Flüssigkeit, Ballaststoffen und sekundären Pflanzenstoffen liefert Nahrung uns die essenziellen Nährstoffe. Das sind jene Nährstoffe, die der Körper zum Überleben benötigt, welche er aber nicht selbst herstellen kann. Daher müssen wir sie über die Nahrung aufnehmen.

Essenzielle Nährstoffe aus der Gruppe der Makronährstoffe sind die essenziellen Fettsäuren: die kurzkettige Omega-3-Fettsäure Alpha-Linolensäure (ALA) und die kurzkettige Omega-6-Fettsäure Linolsäure (LA) sowie die 9 essenziellen Aminosäuren (Eiweißbausteine): Phenylalanin, Threonin, Tryptophan, Valin, Leucin, Isoleucin, Lysin, Methionin, Histidin.

Essenzielle Nährstoffe aus der Gruppe der Mikronährstoffe sind die Vitamine sowie die Mineralien.

In der Tabelle sind die Referenzwerte für ausgewählte essenzielle Nährstoffe für Kinder und Jugendliche, Schwangere und Stillende aufgeführt. Die Referenzwerte für Erwachsene (nicht schwanger, nicht stillend) sind zum Vergleich auf der Website der DGE zu finden.[46]

## Referenzwerte für ausgewählte essenzielle Nährstoffe für Kinder und Jugendliche*, Schwangere und Stillende

| | 0 bis < 4 Monate | 4 bis < 12 Monate | 1 bis < 4 Jahre | 4 bis < 7 Jahre | 7 bis <[illegible] Jahre |
|---|---|---|---|---|---|
| Protein** (g) | 8 | 11 | 14 | 18 | 26 |
| Fett (% Gesamtenergie) | 45–50 | 35–45 | 30–40 | 30–35 | 30–35 |
| Kalzium (mg) | 220 | 330 | 600 | 750 | 900 |
| Eisen (mg) | 0,4 | 8 | 8 | 8 | 10 |
| Zink*** (mg) | 1,5 | 2,5 | 3 | 4 | 6 |
| Jod (µg) | 40 | 80 | 100 | 120 | 140 |
| Selen (µg) | 10 | 15 | 15 | 20 | 30 |
| Vit. B12 (µg) | 0,5 | 1,4 | 1,5 | 2,0 | 2,5 |
| Vit. B2 (mg) | 0,3 | 0,4 | 0,7 | 0,8 | M 1,0<br>W 0,9 |
| Vit. A (µg Retinol-Äquival.) | 500 | 400 | 300 | 350 | 450 |

*Altersabhängige Referenzwerte für die Zufuhr sogenannter kritischer Nährstoffe in einer veganen Ernährung na Ernährungskommission der Deutschen Gesellschaft für Kinder- und Jugendmedizin (DGKJ); M = Männlich, W = W
**Die Angaben für Protein beziehen sich auf das Normalgewicht (Referenzgewicht), nachzusehen auf der Webs DGE.[47]
***Die empfohlene Zinkzufuhr wird von der DGE ab dem Erwachsenenalter abhängig von der Phytatzufuhr ang (umso mehr Vollkorngetreide, Hülsenfrüchte, Nüsse und Samen verzehrt werden, desto höher ist die Phytatzuf

| is < 13 Jahre | 13 bis < 15 Jahre | 15 bis < 19 Jahre | Schwangere 19 bis < 51 Jahre | Stillende 19 bis < 51 Jahre |
|---|---|---|---|---|
| | M 50<br>W 49 | M 62<br>W 48 | 1. Trim. 48 g<br>2. Trim. 55 g<br>3. Trim. 69 g | 71g |
| 5 | 30–35 | 30 | 30<br>ab 4. Monat 30–35 | 30–35 |
| | 1200 | 1200 | 1000 | 1000 |
| | M 12<br>W 15 | M 12<br>W 15 | 30 | 20 |
| | M 12<br>W 10 | M 14<br>W 11 | 1. Trim.<br>7 (niedrige Phytatzufuhr)<br>9 (mittlere PZ)<br>11 (hohe PZ)<br>2. und 3. Trim.<br>9 (niedrige PZ)<br>11 (mittlere PZ)<br>13 (hohe PZ) | 11 (niedrige Phytatzufuhr)<br>13 (mittlere PZ)<br>14 (hohe PZ) |
| | 200 | 200 | 230 | 260 |
| | 60 | M 70<br>W 60 | 60 | 75 |
| | 4,0 | 4,0 | 4,5 | 5,5 |
| | M 1,4<br>W 1,1 | M 1,6<br>W 1,2 | 1. Trim. 1,1<br>2. Trim. 1,3<br>3. Trim. 1,4 | 1,4 |
| | M 800<br>W 700 | M 950<br>W 800 | 800 | 1300 |

# Was sind kritische Nährstoffe?

Oft wird bei einer pflanzenbasierten Ernährung von »kritischen« oder »potenziell kritischen« Nährstoffen gesprochen. Was ist damit gemeint und was bedeutet das für die Praxis?

Einige der essenziellen Nährstoffe sind sowohl in tierischen als auch in pflanzlichen Lebensmitteln weit verbreitet und die Versorgung ist in der Regel problemlos möglich. Dazu gehören z. B. Vitamin B3, Natrium, Phosphor und Chlorid.

Andere Nährstoffe wiederum sind weniger stark verbreitet, z. B. aufgrund geographischer Umstände. Beispielsweise ist Deutschland ein typisches Jodmangelgebiet[48], da die Böden arm an Jod sind, weshalb auch Pflanzen, die auf diesen Böden wachsen, wenig Jod enthalten. Auch sind manche essenziellen Nährstoffe (fast) ausschließlich in pflanzlichen Lebensmitteln zu finden (z. B. Vitamin C), andere (fast) ausschließlich in tierischen Lebensmitteln (Vitamin B12, Vitamin A). Wieder andere essenzielle Nährstoffe werden, je nach Nahrungsquelle, nur in geringem Maße vom Körper aufgenommen (geringe Bioverfügbarkeit: z. B. Non-Häm-Eisen aus pflanzlichen Lebensmitteln und Eiern). Der Nährstoff Kalzium ist in relevanten Mengen in relativ wenigen Lebensmitteln zu finden, muss aber gleichzeitig in relativ hohen Mengen aufgenommen werden. Und wieder andere Nährstoffe sind gegenüber Einflüssen wie Hitze (z. B. Vitamin B1, Folsäure, Vitamin C) oder Luft und Licht (z. B. Vitamin B2, Vitamin C, Vitamin E) empfindlich. Die Eigensynthese von Vitamin D wiederum hängt von einer ausreichenden Sonnenexposition der Haut ab.

## Ernährungsweise, Lebensstil und Wohnort

Daraus lässt sich daraus ableiten, dass es, je nach gewählter Ernährungsweise, aber auch je nach Lebensstil (z. B. überwiegender Aufenthalt in Innenräumen) und Wohnort (Nordhalbkugel vs. Südhalbkugel, in Küstennähe oder im Landesinneren), Nährstoffe gibt, die man im Auge behalten sollte. Es ist nicht selbstverständlich und ggf. nicht gewährleistet, dass der Bedarf an diesen Nährstoffen gedeckt ist, wenn nicht darauf geachtet wird, sie in ausreichender Menge zuzuführen.

Bei einer sogenannten Standard Western Diet bzw. einer nicht gut geplanten mischköstlichen Ernährung mit relativ vielen hochverarbeiteten Produkten und wenig frischem Obst und Gemüse kann es z. B. zu einer mangelhaften Versorgung unter anderem mit Folsäure und Vitamin E kommen.[49] Menschen, die auf der Nordhalbkugel leben und in den Wintermonaten nicht ausreichend Sonnenlicht ausgesetzt sind, haben ein hohes Risiko für eine Vitamin-D-Unterversorgung, da die Vitamin-D-Synthese in der Haut mithilfe der UVB-Strahlung in diesen Monaten nicht ausreichend möglich ist und Vitamin D kaum in Lebensmitteln vorkommt. Menschen, die sich überwiegend oder ausschließlich von pflanzlichen Lebensmitteln ernähren, haben ein hohes Risiko für einen Vitamin-B12-Mangel, wenn sie dieses Vitamin nicht supplementieren.

## Kritische Nährstoffe in einer pflanzenbasierten Ernährung

In diesem Buch fokussieren wir uns auf die Nährstoffe, die in einer pflanzenbasierten Ernährung als potenziell kritisch gelten.

Die DGE stuft folgende Nährstoffe in der rein pflanzlichen/veganen Ernährung als kritisch ein: Proteine, die langkettige Omega-3-Fettsäure DHA, Kalzium, Eisen, Zink, Jod, Vitamin B2, Vitamin B12 und Vitamin D.[50] Die Ernährungskommission der Deutschen Gesellschaft für Kinder- und Jugendmedizin ergänzt diese Liste noch um Vitamin A.[51]

Übrigens werden eine Reihe dieser Nährstoffe auch für Menschen, die sich mischköstlich ernähren, als potenziell kritisch eingeordnet: Die Nationale Verzehrstudie II zeigte beispielsweise, dass ein relevanter Teil der deutschen Erwachsenen unzureichend mit Jod (wenn kein jodiertes Speisesalz verwendet wird), Eisen, Kalzium und Folsäure versorgt ist.[52]

Wichtig zu wissen: Nur weil ein Nährstoff als »potenziell kritisch« eingestuft wird, bedeutet das nicht, dass alle Menschen, die sich pflanzenbasiert ernähren, ihren Bedarf nicht decken oder gar einen Mangel entwickeln! Die Bezeichnung soll lediglich die eigene Aufmerksamkeit auf die Versorgung mit bestimmten Nährstoffen lenken. Auch müssen nicht alle dieser Nährstoffe supplementiert werden – viele davon sind in pflanzlichen Lebensmitteln zu finden. Was beim Thema kritische Nährstoffe zu beachten ist, besprechen wir in diesem Buch.

# Makronährstoffe

Die Makronährstoffe sind der Hauptbestandteil unserer Ernährung. Sie liefern dem Körper Energie und sind für einen gesunden, gut funktionierenden Organismus unverzichtbar.

Zu den Makronährstoffen gehören Proteine (Eiweiß), Fett und Kohlenhydrate (Zucker). Wir müssen sie in relativ großen Mengen (griech. makros = groß) zu uns nehmen.

## Proteine und essenzielle Aminosäuren

Eiweiße (Proteine) sind an allen Prozessen im Körper beteiligt. Sie sind als Strukturproteine Bestandteil von Geweben (Muskeln, Knochen, Haut etc.), sie sind Bestandteile von Hormonen, Neurotransmittern und Immunzellen und als Enzyme sind sie an allen Stoffwechselvorgängen im Körper beteiligt.

Proteine bestehen aus Proteinbausteinen, den Aminosäuren. Neun dieser Aminosäuren kann der Körper nicht selbst herstellen, sie müssen daher über die Nahrung aufgenommen werden. Diese neun essenziellen Aminosäuren sind Lysin, Leucin, Valin, Isoleucin, Threonin, Phenylalanin, Histidin, Methionin und Tryptophan. Eiweißhaltige Lebensmittel dienen dem Körper nicht nur als Energiequelle, sondern vor allem auch als Quelle für die essenziellen Aminosäuren.

### Proteinbedarf

Bei starker körperlicher Belastung sowie im Wachstum – also z. B. bei sportlich sehr aktiven Personen, aber auch in der Schwangerschaft, Stillzeit und im Kindesalter – ist der Proteinbedarf erhöht. Bei Erwachsenen liegt er bei 0,8 g/kg Körpergewicht.[53] Für Kinder im Alter von 1 bis 4 Jahren empfiehlt die DGE eine Zufuhr von 1 g Protein/kg Körpergewicht, für Kinder ab 4 Jahre (bis 19 Jahre) beträgt die empfohlene Zufuhr 0,9 g/kg Körpergewicht.

In der Regel nimmt man bei einer Ernährung, die den Energiebedarf deckt, auch ausreichend Proteine zu sich, selbst bei erhöhtem Bedarf. In diversen Studien konnte gezeigt werden, dass die Proteinzufuhr vegan lebender Menschen (inklusive Kinder) den Bedarf nicht nur deckt, sondern meist –

wie auch bei einer Mischkost-Ernährung – überschreitet.[54]

## Protein – ein kritischer Nährstoff

Warum wird Eiweiß trotzdem als kritischer Nährstoff in der pflanzlichen Ernährung eingestuft? Dies ist auf die Zusammensetzung der Proteine in pflanzlichen Lebensmitteln zurückzuführen, die sich von der in tierischen Lebensmitteln unterscheidet. Das Eiweiß in Fleisch, Eiern und Milch hat einen hohen prozentualen Anteil an essenziellen Aminosäuren. Das bedeutet, dass schon mit relativ geringen Mengen an diesen Nahrungsmitteln der Bedarf an den essenziellen Aminosäuren gedeckt werden kann.

Hingegen ist der Anteil an essenziellen Aminosäuren in pflanzlichen Produkten, je nach Lebensmittelgruppe, niedriger als in tierischen Nahrungsmitteln, teilweise allerdings ähnlich hoch (Hülsenfrüchte, Samen, Pseudogetreide) und teilweise deutlich niedriger (Obst).

Hülsenfrüchte haben von allen pflanzlichen Lebensmittelgruppen das Aminosäurespektrum, welches am ehesten mit dem der tierischen Nahrungsmittel vergleichbar ist. Insbesondere das Aminosäurespektrum der Sojabohne und der Süßlupine ist mit dem von tierischem Protein fast identisch.

### Lysin

Hülsenfrüchte haben einen hohen Lysingehalt, ähnlich den tierischen Nahrungsmitteln.[55] Lysin ist eine essenzielle Aminosäure, die vor allem für Wachstumsprozesse wichtig ist und somit insbesondere in der Schwangerschaft und im (Klein-)Kindesalter eine bedeutende Rolle spielt. Getreide dagegen enthält vergleichsweise wenig Lysin, sodass bei einer pflanzenbasierten Ernährung, die sehr getreidelastig ist und wenig/keine Hülsenfrüchte enthält, ein Lysinmangel theoretisch möglich ist. Der Lysinbedarf für Kinder von 1 bis 4 Jahren liegt bei ca. 45 mg/kg Körpergewicht, für Kinder ab 4 Jahren bis 18 Jahren bei ca. 35 mg/kg Körpergewicht und für Erwachsene bei ca. 30 mg/kg Körpergewicht.[56]

### Methionin

Getreide enthält prozentual mehr der essenziellen Aminosäure Methionin als Hülsenfrüchte, weshalb oft die Kombination von Hülsenfrüchten mit Getreide empfohlen wird, um das jeweilige Aminosäurespektrum zu ergänzen, was im Alltag ohnehin meist automatisch geschieht, z. B. Spaghetti mit Linsenbolognese (Seite 200), Hummus mit Brot (Seite 182), Risotto mit Bohnen (Seite 194) etc.

## Bioverfügbarkeit des Proteins

Bei der Beurteilung der »Wertigkeit« eines Proteins ist neben der Zusammensetzung der Aminosäuren ein wichtiger Faktor die Verdaulichkeit, also wie gut das verzehrte Protein vom Körper aufgenommen und verwertet wird. Eine Proteinquelle, die ein günstiges Aminosäurespektrum mit einem hohen Prozentsatz und einem optimalen Verhältnis an essenziellen Aminosäuren aufweist sowie gut verdaulich ist, hat eine hohe Bioverfügbarkeit und gilt als »hochwertige« Proteinquelle. Als Ideal gilt die Aminosäurezusammensetzung des Hühnereis. Hingegen wird eine Proteinquelle, die prozentual wenige essenzielle Aminosäuren bzw. diese in einem ungünstigen Verhältnis liefert und schlecht verdaulich ist, als »minderwertige« Proteinquelle angesehen. Sie hat eine niedrige Bioverfügbarkeit.[57]

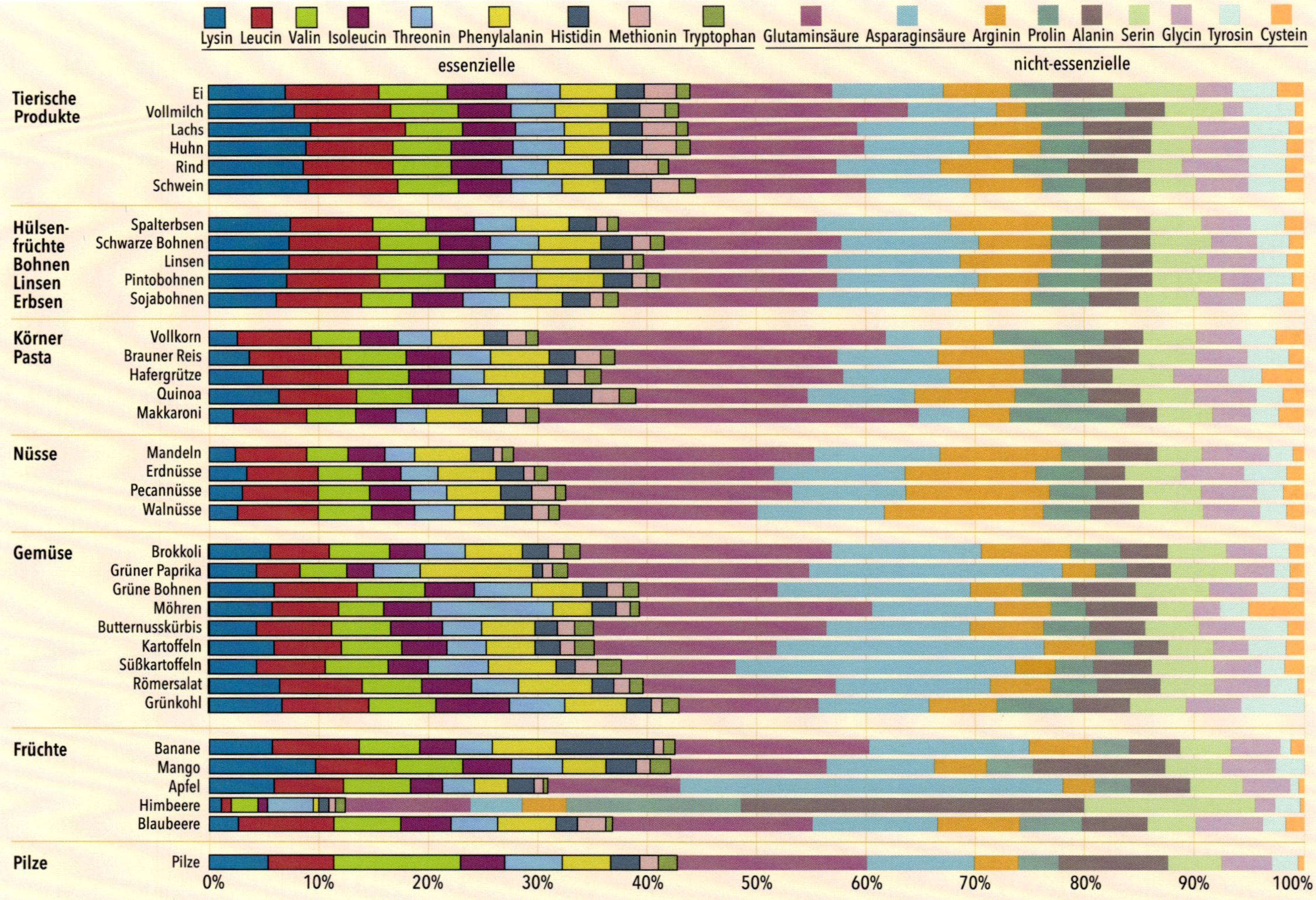


Daten basieren auf Gardner et al. Maximizing the intersection of human health and the health of the environment with regard to the amount and type of protein produced and consumed in the United States, Nutrition Reviews, Volume 77, Issue 4, April 2019, 197–215

Die Verdaulichkeit eines Proteins wird unter anderem durch Ballaststoffe reduziert. Daher ist die Bioverfügbarkeit von vollwertigen pflanzlichen Proteinen niedriger als die von tierischen Proteinen. Allerdings kann die Verdaulichkeit von pflanzlichen Proteinen um 10–50% gesteigert werden durch Methoden wie Einweichen, Keimen und Erhitzen. Die Proteinverdaulichkeit von ballaststoffarmen pflanzlichen Produkten wie Tofu oder Seitan ist ähnlich gut wie die von tierischem Protein.[58]

## Eiweißquellen bewusst kombinieren

Dass sich das Aminosäurespektrum vieler pflanzlicher Lebensmittel von dem der tierischen Lebensmittel unterscheidet, ist in der Praxis nur bedingt relevant. Vorausgesetzt, man nimmt die Kalorien zu sich, die der Körper benötigt, ernährt sich vielseitig und inkludiert über den Tag hinweg verschiedene pflanzliche Lebensmittel in den Speiseplan, dann kann der Bedarf an essenziellen Aminosäuren gut gedeckt werden. Entgegen der früheren Meinung ist es nicht unbedingt notwendig, bestimmte Lebensmittel/Proteinquellen in einer Mahlzeit gezielt zu kombinieren. Es reicht aus, über den Tag hinweg verschiedene Proteinquellen aus den pflanzlichen Lebensmittelgruppen zu verzehren, insbesondere Produkte aus den proteinreichen Gruppen Hülsenfrüchte, (Pseudo-)Getreide und Nüsse/Samen.[59]

Für Säuglinge und Kleinkinder kann es dennoch durchaus sinnvoll sein, Proteine aus verschiedenen Lebensmittelgruppen in einer Mahlzeit zu kombinieren (Hülsenfrüchte + Getreide, Getreide + Nüsse/Samen), was in der Praxis aber ohnehin meist automatisch der Fall ist.[60] Familien, die auch tierische Nahrungsmittel essen, können mit proteinreichen tierischen Nahrungsmitteln wie Eiern, Quark und Fisch die pflanzlichen Proteinquellen ergänzen. Darüber hinaus ist natürlich auch Muttermilch (bzw. Formulanahrung, wenn nicht gestillt wird) eine wichtige und sehr hochwertige Proteinquelle für Säuglinge und Kleinkinder.

## Mehr pflanzliche Proteine

Aufgrund der etwas niedrigeren Wertigkeit pflanzlicher Proteine wird empfohlen, bei einer rein pflanzlichen Ernährung eine etwas höhere Proteinzufuhr als bei der Mischkost anzustreben. Auch dies ist in der Praxis in der Regel problemlos möglich, da die Proteinzufuhr von Veganern (wie auch bei Mischkost) meist ohnehin über dem Bedarf liegt.

- Für vegan lebende Kinder wird im Alter unter 2 Jahren ein Zuschlag an Protein von 30–35% empfohlen, im Alter von 2 bis 6 Jahren 20–30% mehr und ab 6 Jahren 15–20% mehr.[61]
- Für vegane/vegetarische Erwachsene wird ein Proteinzuschlag von 5–10% empfohlen.[62]
- In der Schwangerschaft sowie Stillzeit ist der Proteinbedarf etwas erhöht. Er beträgt in der Schwangerschaft 1 g/kg Körpergewicht und in der Stillzeit 1,2 g/kg Körpergewicht 1,2 g/kg Körpergewicht (bei nichtschwangeren Frauen: 0,8 g/kg Kör-

« Alle vollwertigen, pflanzlichen Lebensmittel enthalten alle neun essenziellen Aminosäuren. Das Aminosäurespektrum der Hülsenfrüchte ist dem Aminosäurespektrum der tierischen Nahrungsmittel sehr ähnlich, während das Aminosäurespektrum der Früchte sich deutlich von dem der tierischen Nahrungsmittel unterscheidet.

# Bewusst kombinieren: Eiweißquellen

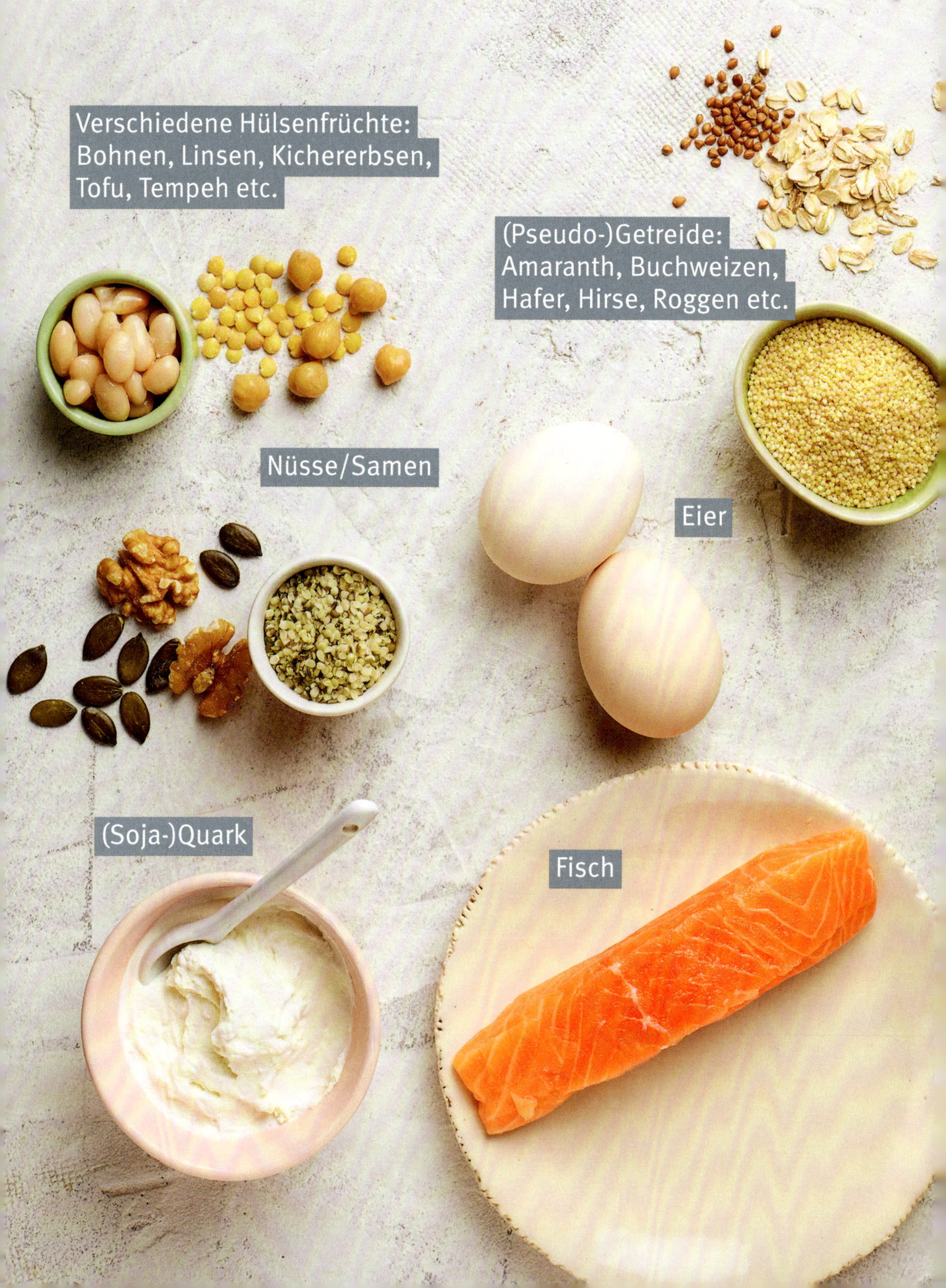

pergewicht). Berücksichtigt man die empfohlene Erhöhung um etwa 10 % bei veganer/vegetarischer Ernährung, beträgt der Proteinbedarf in der Schwangerschaft 1,1 g Protein/kg Körpergewicht und in der Stillzeit 1,3 g/kg Körpergewicht.

### Gesamtproteingehalt und Lysingehalt (+ Energie- und Ballaststoffgehalt zur Einordnung) ausgewählter pflanzlicher Lebensmittel

| | **Gesamtprotein (g/100 g)** | **Lysin (mg/100 g)** | **Energie (kcal/100 g)** | **Ballaststoffe (g/100 g)** |
|---|---|---|---|---|
| Tofu | 16 | 789 | 144 | 1 |
| Tempeh | 19 | 1137 | 152 | 7 |
| Seitan | 22 | 320 | 137 | 1 |
| Buchweizen, gekocht | 3 | 177 | 109 | 1 |
| Quinoa, gekocht | 4 | 290 | 118 | 4 |
| Vollkornnudeln, gekocht | 6 | 156 | 139 | 5 |
| Linsen, gekocht | 9 | 614 | 115 | 4 |
| Weiße Bohnen, gekocht | 9 | 670 | 112 | 7 |
| Grüne Erbsen, gekocht | 7 | 428 | 86 | 5 |
| Erdnussmus | 26 | 1030 | 578 | 8 |
| Geschälte Hanfsamen | 33 | 1333 | 621 | 5 |
| Grünkohl, roh | 4 | 215 | 37 | 4 |
| *Hühnerei (zum Vergleich)* | *13* | *735* | *154* | *0* |

## Fette und essenzielle Fettsäuren

Sprechen wir von Fett in unseren Lebensmitteln, meinen wir in der Regel die Nahrungsfette, die ein Teil der chemisch sehr unterschiedlichen Lipide (Fettstoffe) sind. Der größte Teil der Nahrungsfette sind die **Triglyzeride** (zusammengesetzt aus den diversen Fettsäuren plus Glycerin), der Rest setzt sich aus **Sterolen** (Cholesterin und Pflanzensterole) und **Phospholipiden** (wie Lecithin) zusammen.

Nahrungsfette liefern zum einen Energie und zum anderen die essenziellen Fettsäuren, die der Körper selbst nicht herstellen kann. Diese sind Bestandteile von Membranen und Hormonen und für viele Körperfunktionen unerlässlich, darunter für Wachstumsprozesse und für Funktionen des Nerven- und Immunsystems. Zudem schützen Fette unsere Organe, isolieren gegen Kälte, liefern sekundäre Pflanzenstoffe und helfen bei der Absorption der fettlöslichen Vitamine A, D, E und K.

### Beispiel: Zufuhr an gesättigten Fettsäuren

Der Kalorienbedarf einer moderat körperlich aktiven Frau liegt bei etwa 2100 kcal/Tag.
1 TL Kokosöl enthält 5 g Fett, davon 4,4 g gesättigte Fettsäuren. 1 g Fett liefert 9 kcal, das heißt, 1 TL Kokosöl liefert 39,6 kcal (9 × 4,4) in Form von gesättigten Fettsäuren.
Unsere Beispielfrau sollte nach Empfehlung der DGE maximal 210 kcal (10 % von 2100 kcal) in Form von gesättigten Fettsäuren zu sich nehmen. 1 TL Kokosöl liefert also fast ein Fünftel der maximal empfohlenen Menge an gesättigten Fettsäuren.

Besonders Säuglinge und Kleinkinder haben einen hohen Bedarf an Nahrungsfetten. Der Richtwert der DGE für die Fettzufuhr beträgt für Säuglinge im zweiten Lebenshalbjahr 35–45 % der gesamten Energiezufuhr, für Kinder im Alter von 1 bis 4 Jahren 30–40 % und ab 4 Jahren ca. 30–35 %.[63]

### Cholesterin und Phytosterole

**Cholesterin** befindet sich in tierischen Lebensmitteln, die **Phytosterole** nehmen wir mit pflanzlichen Lebensmitteln zu uns. Phytosterole sind strukturell dem tierischen Cholesterin ähnlich, können aber im Gegensatz zu Cholesterin die Gesamt- und LDL-Cholesterinkonzentration im Blut senken. Besonders reich an Phytosterolen sind Pflanzenöle, Nüsse, Samen und Hülsenfrüchte (vor allem Soja).

### Triglyzeride – Fettsäuren und Glycerin

**Triglyzeride** sind die hauptsächlich vorkommende Form von Nahrungsfett. Diese setzen sich zusammen aus den verschiedenen Fettsäuren und Glycerin. Fettsäuren werden wiederum eingeteilt in **einfach ungesättigte, mehrfach ungesättigte, gesättigte** und **Transfettsäuren**. Alle vollwertigen Lebensmittel enthalten eine Mischung aus den verschiedenen Fettsäuren in unterschiedlichen Verhältnissen.

#### Gesättigte und ungesättigte Fettsäuren

Ein hoher Konsum an gesättigten Fettsäuren, die vor allem in tierischen Fetten, aber auch in tropischen Ölen und Fetten wie

Palm- und Kokosöl zu finden sind, ist mit einer erhöhten Konzentration an Gesamt- und LDL-Cholesterol im Blut assoziiert – ein unabhängiger Risikofaktor für Arteriosklerose.[64] Werden gesättigte durch mehrfach ungesättigte Fettsäuren ausgetauscht, verringert sich das Risiko für Fettstoffwechselstörungen und Herz-Kreislauf-Erkrankungen.[65] Die DGE empfiehlt, den Konsum an gesättigten Fettsäuren auf 7–10% der Gesamtenergiezufuhr zu beschränken.[66]

### Transfettsäuren

Transfettsäuren finden sich in tierischen Nahrungsmitteln sowie in industriell hergestellten Backwaren, wie Croissants oder Donuts, in Knabbergebäck wie Kartoffelchips, in Fertiggerichten und in Fast Food. Finden sich bei den Packungshinweisen Formulierungen wie »enthält (teilweise) gehärtete Fette«, ist dies ein Hinweis auf Transfettsäuren im Produkt.

Transfettsäuren erhöhen die Konzentration von Gesamt- und LDL-Cholesterin im Blut. Es gibt Hinweise für einen positiven Zusammenhang zwischen dem Konsum von Transfettsäuren und einem erhöhten Risiko für Herz-Kreislauf-Erkrankungen.[67] Sie sollten also einen möglichst geringen Anteil in der Ernährung ausmachen. So lautet auch die Empfehlung der DGE, täglich nicht mehr als 1% der Gesamtenergiemenge über Transfettsäuren aufzunehmen.[68]

### Alles ist erlaubt, aber in Maßen

Natürlich dürfen Nahrungsmitteln, die gesättigte Fette enthalten, wie Kokosöl, Kokosmilch, Kokosjoghurt und tierische Produkte etc., auf dem Teller landen, aber sie sollten maßvoll konsumiert werden. Und prinzipiell sollten Fette, die reich an einfach und mehrfach ungesättigten Fettsäuren sind (Nüsse, Samen, Avocado, Oliven), bevorzugt werden. Aber selbstverständlich ist nichts dagegen einzuwenden, ein Curry mit Kokosmilch zuzubereiten oder einen Obstsalat, getoppt mit Kokosjoghurt, zu genießen. Auch Kokosöl kann in Maßen verwendet werden, da es sich vor allem zum Braten bei hohen Temperaturen gut eignet.

Der Konsum von Transfettsäuren sollte weitestgehend vermieden werden, aber in ei-

## Omega-3- und Omega-6-Fettsäuren

- Omega-3- und Omega-6-Fettsäuren sind mehrfach ungesättigte Fettsäuren.
- Linolsäure (LA) ist eine essenzielle, kurzkettige Omega-6-Fettsäure. Sie wird im Körper in die langkettige Omega-6-Fettsäure Arachidonsäure (ARA) umgewandelt. Linolsäure befindet sich in allen Nüssen, Samen und pflanzlichen Ölen.
- Alpha-Linolensäure (ALA) ist eine essenzielle, kurzkettige Omega-3-Fettsäure. Sie wird im Körper in die langkettigen Omega-3-Fettsäuren Eicosapentaensäure (EPA) und Docosahexaensäure (DHA) umgewandelt. Alpha-Linolensäure ist vor allem in Leinsamen, Chiasamen, Hanfsamen und Walnüssen enthalten.
- Präformierte (vorgeformte) EPA und DHA finden sich vor allem in fettem Seefisch wie Lachs und Thunfisch.
- Präformierte (vorgeformte) Arachidonsäure ist in tierischen Lebensmitteln (Fleisch, Fisch, Eier, Milchprodukte) enthalten.

## ALA-reiche Lebensmittel

| | Gehalt Alpha-Linolensäure (ALA) |
|---|---|
| Leinöl, 1 EL | 5365 mg |
| Chiasamen, gemahlen, 2 EL | 4180 mg |
| Leinsamen, gemahlen, 2 EL | 4036 mg |
| Walnüsse, 30 g | 3052 mg |
| Geschälte Hanfsamen, 2 EL | 1760 mg |
| Rapsöl, 1 EL | 946 mg |

ner insgesamt ausgewogenen, vollwertigen Ernährung haben auch Nahrungsmittel wie Doughnuts und Chips ab und zu einen Platz.

## Einfach und mehrfach ungesättigte Fettsäuren

Einfach ungesättigte Fettsäuren sind hinsichtlich ihrer gesundheitlichen Wirkung als neutral oder auch leicht vorteilhaft einzustufen. Reich an einfach ungesättigten Fettsäuren sind z. B. Oliven, Avocados, Mandeln, Macadamias und die daraus hergestellten Öle. Diese Öle eignen sich zum schonenden Braten.

Unter den mehrfach ungesättigten Fettsäuren gibt es zwei Fettsäure-Familien: die Omega-3- und die Omega-6-Fettsäuren. Zu diesen gehören die beiden Fettsäuren, die unser Körper nicht selbst herstellen kann und die daher über die Nahrung aufgenommen werden müssen: die essenziellen Fettsäuren Linolsäure (LA) aus der Omega-6-Familie und die Alpha-Linolensäure (ALA) aus der Omega-3-Familie.

**Linolsäure (LA) und Alpha-Linolensäure (ALA)**

LA und ALA sind kurzkettige Fettsäuren, die vom Körper in langkettige Fettsäuren umgewandelt werden können, welche die biologisch aktiven Formen der Omega-3- und Omega-6-Fettsäuren darstellen: Das sind insbesondere die Omega-3-Fettsäuren Eicosapentaensäure (EPA) und Docosahexaensäure (DHA) sowie die Omega-6-Fettsäure Arachidonsäure (ARA). Diese haben viele wichtige Funktionen im Körper, unter anderem für das Immunsystem, das Nervensystem, die Blutgerinnung und Entzündungsreaktionen.

Zufuhrempfehlungen gibt die DGE nur für die kurzkettigen Fettsäuren ALA und LA, da der Körper prinzipiell daraus die langkettigen Fettsäuren EPA, DHA sowie ARA synthetisieren kann. Eine Ausnahme ist die explizite Empfehlung für Schwangere und Stillende, täglich mindestens 200 mg DHA zuzuführen.[69]

Allerdings ist der Umwandlungsprozess von Alpha-Linolensäure zu EPA und DHA nicht sehr effektiv und individuell verschieden. Die Umwandlungsrate hängt von einer Reihe von Faktoren ab, wie z. B. Alter, Geschlecht, Gesundheitszustand, Gewicht und Ernährungsweise. Schwangere Frauen sowie Kinder haben eine vergleichsweise hohe Umwandlungsrate von kurz- zu langkettigen Omega-3-Fettsäuren, darin spiegelt sich auch der erhöhte Bedarf an den langkettigen Omega-3-Fettsäuren in diesen Lebensphasen wider.[70]

**Zufuhrempfehlungen für ALA und LA**

Alpha-Linolensäure findet sich in pflanzlichen Lebensmitteln wie Lein-, Chia- und Hanfsamen sowie in Walnüssen. Linolsäure ist weit verbreitet und in Nüssen, Samen und vor allem in pflanzlichen Ölen (Sonnenblumenöl, Distelöl, Maiskeimöl, Weizenkeimöl, Kürbiskernöl) zu finden. Die Zufuhrempfehlung für ALA liegt im Kindes- und Erwachsenenalter bei 0,5 % der Gesamtenergiezufuhr; für LA liegt sie bei 3 % für Kinder im Alter von 1 bis 4 Jahre und bei 2,5 % für Kinder ab 4 Jahre und Erwachsene.[71] Präformierte EPA und DHA finden sich vor allem in fettem Seefisch (z. B. Lachs) und Meeresfrüchten, präformierte ARA vor allem in Fleisch und Eiern.

Zu bedenken ist allerdings, dass diese ALA-Zufuhrempfehlungen der DGE für Personen gelten, die auch Nahrungsmittel wie Eier und vor allem Fisch konsumieren, welche eine Quelle für präformiertes DHA darstellen. Es wird von manchen Autoren vorgeschlagen, dass Menschen, die sich rein pflanzlich ernähren und keine Quelle an präformiertem DHA (aus Mikroalgenöl) inkludieren, mindestens doppelt so viel ALA wie allgemein für die Mischkost empfohlen zu sich nehmen.[72] Wird in der Schwangerschaft und Stillzeit kein Fisch gegessen, ist darüber hinaus eine Supplementierung mit DHA ausdrücklich angeraten. Auch bei fischfreier Ernährung im Säuglings- und Kindesalter ist diese ratsam.

Mehr zur Versorgung mit essenziellen Fettsäuren in den einzelnen Kapiteln zur plantbased Ernährung in der Schwangerschaft (Seite 66), in der Stillzeit (Seite 94) und ab Beikoststart (Seite 112).

## Kohlenhydrate

Kohlenhydrate dienen dem Körper in erster Linie als Energiequelle. Sie zählen nicht zu den kritischen Nährstoffen; wir listen sie aber hier der Vollständigkeit halber auf. Es gibt keine essenziellen Kohlenhydrate, denn das zur Energieversorgung der Zellen benötigte Kohlenhydrat Glukose kann bei Bedarf auch aus Nahrungsfetten bzw. gespeicherten Fettreserven und in sehr geringem Maße auch aus Proteinen hergestellt werden. Doch Kohlenhydrate sind ein Hauptbestandteil wichtiger Lebensmittelgruppen wie Obst, Getreide und Hülsenfrüchte.

Es gibt einfache und komplexe Kohlenhydrate. Zu den einfachen Kohlenhydraten zählen Monosaccharide (= Einfachzucker) wie Glukose und Fruktose sowie Disaccharide (= Zweifachzucker) wie Saccharose (= Haushaltszucker) und Laktose (= Milchzucker). Die komplexen Kohlenhydrate (Polysaccharide) sind lange Ketten aus Zuckermolekülen, ihr wichtigster Vertreter ist die Stärke, die vor allem in Getreide, Kartoffeln und Hülsenfrüchten enthalten ist. Da komplexe Kohlenhydrate langsamer abgebaut werden – der Körper muss die einzelnen Moleküle erst einmal voneinander tren-

### ALA für ein Kleinkind

Der Energiebedarf eines moderat aktiven, 3 Jahre alten Mädchens liegt bei 1200 kcal. Dieses Mädchen soll laut Empfehlungen der DGE 0,5 % der Energie in Form von ALA aufnehmen. 0,5 % der Gesamtenergiezufuhr für dieses Mädchen sind 6 kcal.
Ein Gramm Fett liefert 9 kcal, das heißt, das Mädchen sollte täglich etwa 0,67 g (ca. 670 mg) ALA zu sich nehmen. Das wären z. B. ein Schuss Leinöl oder ein paar Walnüsse.

## Hinter diesen Begriffen versteckt sich Zucker

Saccharose (= Haushaltszucker), Rohrzucker, Glukosesirup, Reissirup, Ahornsirup, Invertzucker, Farinzucker, Maissirup, Maltodextrin, Malzzucker, Melasse, Rübenzucker, Traubenzucker (= Glukose), Fruchtdicksaft, Agavendicksaft, Zuckerrübensirup, Glukose-Fruktose-Sirup, Gerstenmalzextrakt, Dextrose.

nen –, liefern sie über längere Zeit Energie, machen also länger satt. Sie lassen den Blutzuckerspiegel nicht so schnell ansteigen und verursachen weniger Blutzuckerschwankungen im Vergleich zu den einfachen Kohlenhydraten.

### Empfehlung: möglichst wenig einfache Kohlenhydrate

Die DGE sowie die WHO empfehlen, maximal 10% der täglichen Gesamtenergiezufuhr aus freiem Zucker aufzunehmen. Diese Empfehlung gilt für Erwachsene wie Kinder gleichermaßen.[73] Zu freiem Zucker zählen nach Definition der WHO »alle Einfach- und Zweifachzucker, die den Lebensmitteln vom Hersteller, Koch oder Verbraucher zugesetzt werden, sowie Zucker, die von Natur aus in Honig, Sirup und Fruchtsäften enthalten sind«. Das heißt: Nicht nur der klassische Haushaltszucker, auch alternative Süßungsmittel wie Kokosblütenzucker, Ahornsirup, Agavendicksaft, Reissirup etc. bestehen aus freiem Zucker. Sie sind nicht »besser« als Haushaltszucker; die eventuell in Spuren enthaltenen Vitamine, Mineralstoffe etc. sind aufgrund der minimalen Mengen irrelevant.

Freier Zucker aus den oben aufgeführten Süßungsmitteln liefert dem Körper keine Vitamine und Mineralstoffe, nur sogenannte leere Kalorien. In Maßen ist das unproblematisch, aber genau aus diesem Grund sollte der Konsum an freiem Zucker insbesondere von Kindern unter 2 Jahren weitestgehend gemieden werden. Zudem spielt Zucker eine bedeutende Rolle bei der Entstehung von Karies. Nicht zuletzt können vor allem zuckerreiche Getränke (Softdrinks) zur Entstehung von Übergewicht, besonders bei Kindern, beitragen.[74] Der größte Teil des Zuckers wird nicht als »reiner« Haushaltszucker konsumiert, sondern als »versteckter« Zucker in Backwaren, Getränken etc.

### Sind die »natürlichen« Zuckerarten besser als »Industriezucker«?

Es ist ziemlich egal, ob man weißen Haushaltszucker, Rohrohrzucker, Ahornsirup etc. zum Süßen verwendet: Sie alle wirken ernährungsphysiologisch ähnlich. Auch der hochgelobte Kokosblütenzucker ist keine gesündere (und definitiv keine nachhaltige) Alternative. Nur manche Zuckerarten, wie z. B. unser heimischer Zuckerrübensirup, enthalten gewisse Mengen an Nährstoffen (Eisen, Magnesium).

Lediglich Dattelzucker kann man hier hervorheben: Hier handelt es sich um getrocknete, vermahlene Datteln, damit enthält Dattelzucker einige Nährstoffe sowie Ballaststoffe. Trotzdem sollte auch Dattelzucker nur in kleinen Mengen verwenden werden und ganze Datteln sind zu bevorzugen.

Süßstoffe sind in moderaten Mengen vertretbar, ebenso Zuckeraustauschstoffe, wie Zuckeralkohole (Erythrit, Xylit). In größeren Mengen können sie Verdauungsbeschwerden verursachen.

# Mikronährstoffe

Vitamine und Mineralstoffe sind lebensnotwendig für den Organismus. Er kann sie nicht selbst herstellen, sie müssen über die Nahrung zugeführt werden.

Mikronährstoffe liefern im Gegensatz zu den Makronährstoffen keine Energie, sind aber unentbehrlich für zahlreiche physiologische Prozesse. Eine Unterversorgung mit Vitaminen und Mineralstoffen kann negative Auswirkungen etwa auf das Immunsystem und den Stoffwechsel haben.

## Wasserlösliche Vitamine

Zu den wasserlöslichen Vitaminen gehören die Vitamine der B-Gruppe und Vitamin C. Sie sind häufig Vorstufen oder Teile von Enzymen und werden im Dünndarm absorbiert. Mit Ausnahme von Vitamin B12 werden die wasserlöslichen Vitamine im Körper nicht gespeichert.

## Vitamin B12

Unter dem Begriff »Vitamin B12« verbirgt sich eine Reihe von Cobalamin-Verbindungen, die, wie der Name bereits verrät, das Spurenelement Cobalt enthalten und durch Mikroorganismen synthetisiert werden.[75] Cobalt ist normalerweise in Böden enthalten und Tiere wie Wiederkäuer nehmen es über das Gras auf Weideflächen zu sich – daraus werden Cobalamine in deren Körper durch Bakterien synthetisiert.[76] Tiere, die auf cobaltarmen Weideflächen grasen, oder Tiere, die gar nicht auf der Weide stehen, erhalten in der Regel ein mit Cobalt angereichertes Futter.

Auch im menschlichen Darm gibt es Bakterien, die Vitamin B12 herstellen können, was aber für die Vitamin-B12-Versorgung des Menschen nicht relevant ist: Das im Magen vorkommende Transportmolekül Intrinsic Factor sorgt dafür, dass Vitamin B12 im Dünndarm aufgenommen wird und in die Schleimhautzellen gelangt. Hingegen findet die Synthese von Vitamin B12 durch Bakterien erst weiter unten im Verdauungstrakt, nämlich im Dickdarm statt.[77] Dort wird Vitamin B12 aber nicht ins Blut aufgenommen, sondern mit dem Stuhl ausgeschieden.

Vitamin B12 dient zwar lediglich als Cofaktor (Coenzym) von zwei Enzymen im Körper, der Methioninsynthase und der Methylmalonyl-CoA-Mutase[78], ist aber auf diesem Weg an zahlreichen lebenswichtigen Prozessen beteiligt. Dazu gehören die Zellteilung, die DNA-Synthese und die Blutbildung, auch ist es wichtig für die Funktionen des Nervensystems. Mangelerscheinungen bei einer ausbleibenden Vitamin-B12-Zufuhr treten bei Erwachsenen meistens nicht unmittelbar auf, weil ein gut gefüllter Vitamin-B12-Speicher in der Leber teilweise mehrere Monate bis Jahre ausreichen kann.[79]

## Vitamin-B12-Quellen: nur tierische Lebensmittel

Da Vitamin B12 in relevanten Mengen und in bioverfügbarer Form fast ausschließlich in tierischen Lebensmitteln wie Fleisch, Eiern, Leber und Milchprodukten vorkommt[80], wird es oft als der kritischste Nährstoff in einer rein pflanzlichen Ernährung bezeichnet. Aber auch bei Ernährungsformen, die nur wenig bzw. unregelmäßig tierische Produkte einschließen, kann die Versorgung mit Vitamin B12 unzureichend sein.

## Was passiert bei einem Vitamin-B12-Mangel?

Welche Laborveränderungen und Symptome treten bei Vitamin-B12-Mangel auf? Schauen wir uns zwei Szenarien etwas genauer an.

**Szenario A: Der Körper verfügt über gewisse Vitamin-B12-Speicher**

Ältere Kinder und Erwachsene verfügen meist über einen je nach Gesundheitszustand und Ernährungsweise mehr oder weniger gut gefüllten Vitamin-B12-Speicher in der Leber. Bei manchen Menschen kann der Körper auf diese Speicher mehrere Jahre lang zurückgreifen, in anderen Fällen reicht er nur einige Wochen oder wenige Monate aus, wenn kein Vitamin B12 mehr zugeführt wird.

- Erstes Zeichen (Frühwarnsignal) eines Vitamin-B12-Mangels ist eine negative Vitamin-B12-Bilanz mit Erniedrigung des »aktiven« Vitamin B12, also des Holotranscobalamins (Holo TC) im Blut.
- Entleerte Vitamin-B12-Speicher werden (zusätzlich zum erniedrigten Holo TC) durch eine erhöhte Methylmalonsäure (MMA) angezeigt.
- Im noch weiter fortgeschrittenen Stadium kann auch eine Erhöhung des Homocysteins im Blut nachgewiesen werden.

Die typischen körperlichen Symptome eines Vitamin-B12-Mangels treten oft erst relativ spät auf.[81]

**Dazu gehören:**

- Eine makrozytäre, hyperchrome Anämie, das ist eine Blutarmut mit vergrößerten und intensiv gefärbten roten Blutkörperchen.
- Atrophie (Rückbildung) der Schleimhaut von Zunge, Mund und Darm, die sich durch eine glatte, rote, brennende Zunge äußert.
- Funikuläre Myelose, eine durch Vitamin-B12-Mangel hervorgerufene Rückenmarkerkrankung, die sich typischerweise in Sensibilitätsstörungen vor allem der Beine zeigt, welche zu Gangunsicherheiten und im weiteren Verlauf zu Lähmungen führen können.

Häufiger als diese klassischen Symptome eines Vitamin-B12-Mangels sind allerdings diffuse Beschwerden im Anfangsstadium, wie Müdigkeit, Konzentrationsschwäche, Kopfschmerzen, Schwindel oder Lustlosigkeit.

**Szenario B: Säuglinge ohne relevante Vitamin-B12-Speicher**
Säuglinge von Müttern, welche während der Schwangerschaft und/oder in der Stillzeit nicht ausreichend mit Vitamin B12 versorgt werden, sind besonders gefährdet. In diesem Fall kann der Säugling auf keine Vitamin-B12-Speicher zurückgreifen und ein klinisch manifester Vitamin-B12-Mangel mit den entsprechenden Symptomen kann schon bei der Geburt bzw. kurz danach auftreten.

Ein Vitamin-B12-Mangel bei Säuglingen kann sich durch exzessives Schreien und Irritabilität (Reizbarkeit, Erregbarkeit) zeigen sowie durch Entwicklungsstörungen, die schwer und teilweise irreversibel sein können. Dies betont, wie außerordentlich wichtig eine gute Vitamin-B12-Versorgung der Mutter in der Schwangerschaft und Stillzeit für das Kind ist.[82]

### Vitamin B12 supplementieren

In der Schwangerschaft, in der Stillzeit und im Säuglings- bzw. Kindesalter muss eine gute Versorgung mit Vitamin B12 also unbedingt sichergestellt sein. Bei einer rein pflanzlichen Ernährung ist dies nur mit der Verwendung von Vitamin-B12-Supplementen möglich. Zusätzlich können mit Vitamin B12 angereicherte Lebensmittel zur Versorgung beitragen.

Auch bei einer vegetarischen Ernährung oder einer Ernährungsweise, die nur wenig bzw. unregelmäßig tierische Produkte einschließt, sollte eine B12-Supplementierung in Erwägung gezogen werden. Mehr Informationen zur Vitamin-B12-Versorgung in der Schwangerschaft, in der Stillzeit und ab Beikoststart gibt es in den jeweiligen Kapiteln.

## Vitamin B2 (Riboflavin)

Vitamin B2 ist, genauso wie Vitamin B12, ein Coenzym und an der Energieproduktion in der Zelle beteiligt. Riboflavin unterstützt dabei die Umwandlung von Proteinen, Fetten und Kohlenhydraten in Energie. Auch wenn die Bioverfügbarkeit von Vitamin B2 aus pflanzlichen Quellen etwas schlechter ist als aus tierischen Quellen[83], ist die Bedarfsdeckung bei gezielter Lebensmittelauswahl auch bei rein pflanzlicher Kost gut möglich. In der Allgemeinbevölkerung stellen Milchprodukte die Hauptquelle für Riboflavin dar, weshalb es oft zu den kritischen Nährstoffen bei pflanzlicher Ernährung gezählt wird.

Gute pflanzliche Quellen sind Nüsse und Samen (z.B. Cashew, Mandeln, Haselnüsse, Kürbiskerne), Austernpilze, Champignons, Hülsenfrüchte (vor allem Soja), einige Gemüsesorten (Grünkohl, Brokkoli), Vollkornprodukte, Hefeflocken sowie mit Vitamin B2 angereicherte Pflanzendrinks. Keime von Hülsenfrüchten und Getreide steigert deren Vitamin-B2-Gehalt.

Vitamin B2 ist im Gegensatz zu anderen B-Vitaminen relativ hitzestabil, dafür aber lichtempfindlich. Vitamin-B2-haltige Lebensmittel sollten daher dunkel gelagert werden.

## Vitamin B6 (Pyridoxin)

Vitamin B6 ist wichtig für den Aminosäuren-Stoffwechsel, die Immunfunktion, das Nervensystem und die Bildung von Hämoglobin. Pyridoxin gilt grundsätzlich nicht als kritischer Nährstoff in der pflanzlichen Ernährung, aber in der Schwangerschaft ist der Bedarf erhöht. Wie hoch er genau ist, hängt vom Proteinumsatz ab: Je mehr Protein zugeführt wird, desto höher ist der Bedarf an Pyridoxin.

Vitamin B6 ist unter anderem in Hülsenfrüchten (vor allem Kichererbsen, Linsen), Vollkornprodukten, Kohl (Grünkohl, Rosenkohl), Nüssen (vor allem Walnuss, Cashew, Erdnuss), Avocados, Karotten, Mango und Bananen enthalten.

## Vitamin B9 (Folat)

Folat ist unter anderem wichtig für die gesunde Entwicklung des Nervensystems, die Zellteilung und die Blutbildung, was es zu einem außerordentlich wichtigen Nährstoff in der Kindheit, aber vor allem in der Frühschwangerschaft bzw. bereits in der Kinderwunschphase macht. Folat ist vor allem in pflanzlichen Lebensmitteln wie grünem Gemüse, Tomaten, Hülsenfrüchten, Soja und Vollkornprodukten enthalten, weshalb pflanzenbasiert lebende Menschen meist eine höhere Folatzufuhr aufweisen als Menschen, die sich mischköstlich ernähren.[84]

Besonders folatreich ist grünes Blattgemüse wie z. B. Feldsalat, Spinat und Grünkohl. Folat ist hitzeempfindlich, weshalb etwa die Hälfte des Gemüses in roher Form verzehrt werden sollte. Das Gemüse sollte möglichst frisch eingekauft und dunkel gelagert werden: Bei der Zubereitung sind schonende Methoden wie Dampfgaren zu bevorzugen, beim Kochen sollte die Garflüssigkeit mitverwendet werden.

Da Folat bzw. Folsäure in der Kinderwunschphase und in der Frühschwangerschaft eine besonders wichtige Rolle spielt, ist in diesen Phasen eine Supplementierung für alle Frauen unabhängig von der Ernährungsweise empfohlen. Sie wird auch für pflanzenbasiert lebende Frauen empfohlen, obwohl diese über die Nahrung im Schnitt mehr Folat zu sich nehmen als mischköstlich ernährte Frauen. Hier gibt es detaillierte Informationen zu Folat-/Folsäure-Supplementen. (Seite 73)

## Weitere B-Vitamine

Die folgenden B-Vitamine sind keine kritischen Nährstoffe bei pflanzlicher Ernährung, wir führen sie jedoch der Vollständigkeit halber kurz auf.

**Vitamin B1 (Thiamin)** ist ein Coenzym im Kohlenhydrat- und Proteinstoffwechsel und hilft dabei, Kohlenhydrate und Fette in Energie umzuwandeln. Es ist unter anderem wichtig für die Herz- und Nervenfunktion. Zu den besten pflanzlichen Thiaminquellen gehören Vollkornprodukte und Hülsenfrüchte.

**Vitamin B3 (Niacin)** ist an der Energiebildung in den Zellen beteiligt und wichtig für die Hauptgesundheit und Verdauung. Es ist vor allem in Vollkorngetreide und Nüssen enthalten.

**Vitamin B5 (Pantothensäure)** ist ebenso wichtig für den Energiestoffwechsel und findet sich vor allem in Bäckerhefe, Erdnüssen, Hülsenfrüchten und Vollkornreis.

**Vitamin B7 (Biotin)** ist daran beteiligt, Nahrung in Energie umzuwandeln, sowie wichtig für den Cholesterin- und Fettstoffwechsel. Biotin ist in Vollkornprodukten, Hülsenfrüchten Hefe, Erdnüssen und Haferflocken enthalten.

## Cholin

Cholin ist kein klassisches Vitamin, sondern eine »vitaminähnliche Substanz« und gilt als sogenannter semiessenzieller (semi = halb) Nährstoff. Denn unser Körper ist nicht ausschließlich auf die Zufuhr von Cholin mit der Nahrung angewiesen, sondern kann dieses auch aus der essenziellen Aminosäure Methionin synthetisieren – vorausgesetzt, man ist gut mit dieser versorgt (Überschuss).[85] Somit kann also ein Teil des Cholinbedarfs über die Eigensynthese gedeckt werden.

Cholin hat ähnliche Funktionen wie die B-Vitamine und wurde früher als Vitamin B4 bezeichnet. Es ist wichtig unter anderem für die Zellteilung und Gehirnentwicklung. Als Phosphatidylcholin wird es in unsere Zellmembranen eingebaut und als Acetylcholin spielt es eine entscheidende Rolle bei der Signalübertragung im Gehirn.

Von der DGE werden keine Referenzwerte für Cholin angegeben; das US-amerikanische National Institute of Health (NIH) hat einen »adequate intake« (AI, auf Deutsch: »angemessene Zufuhr«) in Höhe von 425 mg für Frauen und von 550 mg für Männer festgelegt. Für schwangere Frauen liegt der AI gemäß des NIH bei 450 mg und für stillende Frauen bei 550 mg pro Tag.[86] Laut der Europäischen Behörde für Lebensmittelsicherheit (EFSA) liegt der AI für weibliche und männliche Erwachsene bei 400 mg täglich, für Schwangere bei 480 mg und für stillende Frauen bei 520 mg. Für Kinder im Alter von 0 bis 6 Monaten liegt der AI bei 120 mg pro Tag, von 7 bis 11 Monaten bei 160 mg, von 1 bis 3 Jahren bei 140 mg, von 4 bis 6 Jahren bei 170 mg, von 7 bis 10 Jahren bei 250 mg, von 11 bis 14 Jahren bei 340 mg und ab 15 Jahren bei 400 mg pro Tag.

### Cholingehalt ausgewählter pflanzlicher Lebensmittel

| | **Cholingehalt (mg/100 g)** |
|---|---|
| Entfettetes Sojamehl | 190 |
| Linsen, Trockengewicht | 96 |
| Weiße Bohnen, Trockengewicht | 87 |
| Leinsamen | 79 |
| Pistazien | 71 |
| Erdnussmus | 70 |
| Amaranth, roh | 70 |
| Quinoa, roh | 70 |
| Wachtelbohnen, Trockengewicht | 66 |
| Kürbiskerne | 63 |
| Cashews | 61 |
| Edamame, gefroren | 56 |
| Sonnenblumenkerne | 55 |
| Buchweizen, roh | 54 |
| Mandeln | 52 |
| Haselnüsse | 46 |
| Rosenkohl, gekocht | 41 |
| Pekannüsse | 41 |
| Brokkoli, gekocht | 40 |
| Haferflocken | 40 |
| Blumenkohl, gekocht | 39 |
| Tomatenmark | 39 |
| Walnüsse | 39 |
| Vollkornweizenmehl | 31 |
| Roggenmehl | 30 |
| Tofu | 28 |
| Sojadrink | 24 |

Zu den pflanzlichen Cholinquellen gehören unter anderem Weizenkeime, Sojabohnen und daraus hergestellte Produkte (z. B. Tofu, Sojadrink), Kichererbsen, Haferflocken, Quinoa, Shiitake-Pilze, Brokkoli, Blumenkohl, Rosenkohl, Erdnüsse, Nüsse und Samen, Spinat, Spargel und manche Obstsorten (z. B. Bananen und Orangen). Bei einer vegetarischen Ernährung können Eier aufgrund ihres hohen Cholingehalts (ca. 200 mg pro 100 g) einen erheblichen Beitrag zur Cholinversorgung leisten. Leber ist ein sehr cholinreiches Lebensmittel und liefert über 400 mg Cholin pro 100 g. Muttermilch enthält durchschnittlich etwa 150 mg Cholin pro Liter.[87]

In der Schwangerschaft und Stillzeit kann es für vegan lebende Frauen sinnvoll sein, einen Teil der Cholinzufuhr mithilfe eines Supplements sicherzustellen.[88] Mehr dazu in den Kapiteln zur Schwangerschaft (Seite 66) und der Stillzeit (Seite 94).

## Vitamin C

Vitamin C ist reichlich in Gemüse und Obst enthalten. Gute Vitamin-C-Quellen sind frisches Obst (vor allem Kiwi, Erdbeeren, Zitrusfrüchte) oder Gemüse (vor allem Grünkohl, Spinat, rote Paprika). Es ist unter anderem wichtig für die Funktion des Immunsystems sowie für den Aufbau von Knochen und Bindegewebe. Vitamin C ist zwar kein kritischer Nährstoff in der pflanzlichen Ernährung, spielt aber eine besonders wichtige Rolle, da es die Bioverfügbarkeit von Non-Häm-Eisen aus pflanzlichen Quellen deutlich verbessert. Vitamin C ist hitzeempfindlich, daher sollten Vitamin-C-reiche Obst- und Gemüsesorten möglichst roh oder schonend gegart verzehrt werden.

## Fettlösliche Vitamine

Die fettlöslichen Vitaminen A, D, E und K brauchen etwas Fett, damit sie vom Körper aufgenommen werden können. Sie werden vor allem in der Leber gespeichert.

## Vitamin D

Vitamin D ist in erster Linie wichtig für die Knochenmineralisierung und die Aufrechterhaltung eines normalen Kalziumspiegels im Blut, aber auch z. B. für die Funktion des Immunsystems. Da die körpereigene Produktion von Vitamin D durch Sonnenexposition der Haut aktiviert wird, kann der Körper theoretisch bei ausreichender Sonneneinstrahlung Vitamin D bilden. Dies ist in unseren Breitengraden aufgrund des niedrigen Sonnenstandes in den Monaten Oktober bis März allerdings nicht in ausreichendem Maße möglich. Vitamin D ist auch in manchen Lebensmitteln enthalten, wie Fischleber, Hering, Sardinen, Innereien, Eigelb, Milch, Käse und Pilzen, allerdings in relativ geringen Mengen, sodass es in der Regel nicht möglich ist, den Bedarf nur über Nahrungsmittel zu decken.

Säuglinge bekommen ab der 2. Lebenswoche bis zum 2. erlebten Frühjahr zur Prophylaxe von Rachitis (Störung der Knochenmineralisierung) Vitamin D 400–500 I. E. in Tabletten- oder Tropfenform, oftmals in Kombination mit Fluorid zur Kariesprophylaxe.[89]

Die Vitamin-D-Zufuhrempfehlung der DGE liegt ab dem 2. Lebensjahr bei 800 I. E. (20 µg) pro Tag bei fehlender Eigensynthese.[90]

## Vitamin K

Unter dem Begriff »Vitamin K« werden viele unterschiedliche Verbindungen zusammengefasst. Je nach Struktur und Quelle sowie physiologischer Rolle wird zwischen zwei Gruppen von Vitamin-K-Verbindungen unterschieden: Vitamin K1 (Phyllochinone) und Vitamin K2 (Menachinone, MK).

Vitamin K1 ist vor allem in pflanzlichen Quellen (besonders in grünem Blattgemüse) vertreten.

Vitamin K2 wird durch Bakterien gebildet und kommt in Fleisch, Eigelb, fermentierten Milchprodukten sowie in Natto (fermentierte Sojabohnen) und auch im Curry-Pulver vor.[91] Die bekanntesten Formen sind MK-4 und MK-7, die Zahlen beschreiben die Länge der Seitenketten der Moleküle. Die langkettigen Menachinone, wie MK-7, werden auch durch unsere Darmbakterien synthetisiert. Allerdings ist die Bedeutung der körpereigenen Synthese für die Versorgung nicht klar – wahrscheinlich spielt sie keine Rolle, da die Vitamine im Dünndarm aufgenommen werden und Vitamin K2 aber im Dickdarm produziert wird.[92] Von allen unterschiedlichen Vitamin-K2-Formen scheint MK-7 die höchste Bioverfügbarkeit und auch die wichtigere biologische Rolle zu haben.[93]

### Vitamin K und Vitamin D

Viele Supplemente kombinieren Vitamin D3 mit Vitamin K2. Ist diese Kombination nötig bzw. empfehlenswert?
Hingegen der weit verbreiteten Meinung ist Vitamin K2 nicht essenziell für die Aufnahme von Vitamin D. Allerdings wirken beide Vitamine hinsichtlich der Knochengesundheit synergetisch. In einer Metaanalyse[96] wurde eine bessere Mineralisierung der Knochen und als Folge weniger Frakturen bei der Supplementierung von Vitamin K2 (MK-7) zusammen mit Vitamin D festgestellt: Die Gabe von MK-7 zusammen mit Vitamin D verbesserte die Knochendichte bei postmenopausalen Frauen mit Osteoporose. Inwiefern diese Ergebnisse für die Allgemeinbevölkerung außerhalb der Postmenopause relevant sind, ist nicht klar.
Wichtig ist, dass Vitamin K2 (MK-7) die Wirkung von Antikoagulanzien (Blutgerinnungshemmer) wie Marcumar® herabsetzen kann – und das bereits in sehr geringen Dosierungen (10–40 µg). Deswegen sollten Personen, die solche Medikamente einnehmen müssen, nicht ohne Rücksprache mit dem behandelnden Arzt Vitamin K2 supplementieren.[97] Ansonsten scheint eine zusätzliche Einnahme von Vitamin K2 aber mit keinen weiteren Risiken verbunden zu sein und kann gegebenenfalls erwogen werden.
In einer Stellungnahme der Österreichischen Gesellschaft für Kinder- und Jugendheilkunde von 2020 wird jedoch eine kombinierte Supplementierung von Vitamin D und K2 bei Kindern aufgrund der nicht ausreichenden Evidenz nicht empfohlen, solange keine weiteren Studiendaten vorliegen.[98]

### Bedeutung von Vitamin K

Vitamin K spielt vor allem bei der Blutgerinnung eine Rolle und kann das Risiko von Kalziumablagerungen in den Arterien (»Gefäßverkalkung«) reduzieren. Ein Vitamin-K-Mangel kann bei der Entstehung einer Arteriosklerose beteiligt sein und als Folge Herzkrankheiten, Osteoporose oder Nierenprobleme mitverursachen. Ein Mangel an Vitamin K kann bei gestillten Neugeborenen zu sogenannten Vitamin-K-Mangelblutungen führen, da während der Schwangerschaft kaum Vitamin K über die Plazenta zum Kind gelangt und Muttermilch nur sehr geringe Mengen an Vitamin K enthält. Daher erhalten alle Säuglinge direkt nach der Geburt bei der Vorsorgeuntersuchung U1 sowie nach ca. 7 und nach 28 Tagen bei der U2 und U3 prophylaktisch ein Vitamin-K1-Supplement.[94]

Ein Mangel an Vitamin K2 ist in der Mischkost unwahrscheinlich; hinsichtlich der Versorgung bei einer rein pflanzlichen Ernährung besteht noch Forschungsbedarf.[95] Für gesunde Menschen liegt der Bedarf an Vitamin K (K1+K2) bei etwa 60–90 µg/Tag.

## Vitamin A

Vitamin A (Retinol) ist wichtig für die Lungenreifung des Kindes im Mutterleib sowie für Wachstum, Zellteilung, Immunsystem, Sehkraft und Haut.[99] Vitamin A ist nur in tierischen Lebensmitteln enthalten, unter anderem in Fisch, Milchprodukten, Leber und Eigelb. Der Bedarf kann aber bei einer rein pflanzlichen Ernährung über Betakarotin (Provitamin A – die inaktive Vorstufe von Vitamin A) gedeckt werden: Betakarotin kommt vor allem in rotem, orangefarbenem und dunkelgrünem Gemüse und Obst vor (besonders konzentriert in Karotten und Süßkartoffeln, aber auch in roter Paprika, Spinat, Grünkohl, Mango, Aprikosen).

Vitamin A wird von der Ernährungskommission der Deutschen Gesellschaft für Kinder- und Jugendmedizin (DGKJ) als kritischer Nährstoff einer veganen Ernährung eingestuft, von der Deutschen Gesellschaft für Ernährung (DGE) jedoch nicht. In einer Studie wurden niedrigere RBP-Werte (retinol binding protein; Marker für die biologisch aktive Form von Vitamin A) bei vegan lebenden Kindern im Vergleich zu mischköstlich ernährten Kindern gefunden – das ist ein Hinweis darauf, dass Vitamin A bei rein pflanzlicher Ernährung besondere Aufmerksamkeit verdient.[100]

### Betakarotin – Provitamin A

Eine mangelhafte Versorgung mit Vitamin A bei einer Ernährung ohne tierische Nahrungsmittel könnte theoretisch aufgrund der Besonderheiten bei der Umwandlung von Betakarotin entstehen. Wie viel des aufgenommenen Betakarotins man in Vitamin A umwandeln kann, hängt von der genetischen Prädisposition ab.[101] Bei großen Teilen der Bevölkerung (nach Schätzungen etwa 24–42 %) sorgt eine genetische Variation dafür, dass die Umwandlung von Betakarotin in Vitamin A herabgesetzt sein kann. Die Umwandlungsrate ist auch abhängig vom Body-Mass-Index (BMI): Bei Menschen mit einem höheren BMI ist sie niedriger.[102]

Dazu kommt die Tatsache, dass teilweise nur ein geringer Teil der aufgenommenen Karotinoide absorbiert. Die Umwandlungsrate von Betakarotin zu aktivem Vitamin A wurde für einige Lebensmittel ermittelt und beträgt beispielsweise für Süßkartoffeln etwa 13:1, für Karotten 15:1, für grünes Gemüse wie z. B. Grünkohl nur 27:1.[103] Das heißt, dass insbesondere Karotten und Süßkartoffeln eine bedeutende Rolle bei der Vitamin-A-Versorgung im Rahmen einer pflanzlichen Ernährung spielen.

Betakarotin leistet einen wichtigen Beitrag zur Vitamin-A-Versorgung[104], aber es kann theoretisch zu Engpässen kommen bei Menschen, die kein Vitamin A aus tierischen Produkten aufnehmen und deren Umwandlung von Betakarotin zu Vitamin A genetisch bedingt weniger effektiv ist. Da natürlich die wenigsten Menschen ihre Gen-Ausstattung kennen, ist es bei rein pflanzlicher Ernährung besonders ratsam, sozusagen einen Sicherheitspuffer einzubauen und regelmäßig und bewusst betakarotinhaltige Lebensmittel zu verzehren und auf Methoden zur Resorptionsverbesserung von Betakarotin zurückzugreifen.

**Bedarf an Betakarotin decken**

Es werden mindestens 12 mg Betakarotin pro Tag benötigt, um den Bedarf von etwa 1 mg Retinol (Vitamin A) zu decken; in der Schwangerschaft und Stillzeit ist der Bedarf erhöht. Der Bedarf an Vitamin A (Retinol-Äquivalent) in den verschiedenen Lebensphasen kann der Tabelle »Referenzwerte für ausgewählte essenzielle Nährstoffe« (Seite 34) entnommen werden. Bei einer pflanzenbasierten Ernährung sollten gezielt täglich betakarotinreiche Lebensmittel in den Speiseplan integriert werden.

Betakarotin wird am besten aufgenommen, wenn die Lebensmittel gekocht und mit etwas Fett verzehrt werden. 100 g gegarte Süßkartoffeln enthalten beispielsweise 7,5 mg Betakarotin. Bei einer Umwandlungsrate von 13:1 könnten daraus theoretisch etwa 0,6 mg

### Vitamin-A-Gehalt ausgewählter Lebensmittel

| | **Vitamin A (Retinol-Aktivitäts-Äquivalent; µg/100 g)** |
|---|---|
| Getrocknete Aprikosen | 5767 |
| Karotten | 1637 |
| Süßkartoffeln | 1314 |
| Grünkohl | 862 |
| Blattspinat | 781 |
| Mangos | 462 |
| Rote Paprika | 354 |
| Kürbis | 233 |

Vitamin A gebildet werden. Würde man zusätzlich 100 g Karotten mit etwas Öl (z. B. als Ofengemüse) essen, kämen nochmal 9,8 mg Betakarotin hinzu – daraus kann der Körper theoretisch 0,65 mg Vitamin A bilden. Bei einer optimalen Umwandlungsrate von Betakarotin zu Vitamin A wäre damit bereits der Tagesbedarf an Vitamin A gedeckt.

## Vitamin E

Vitamin E (Tocopherol) umfasst eine Gruppe an Verbindungen, die als Antioxidantien wirken und die Zellen vor oxidativem Stress schützen können.[105] Es ist nur in pflanzlichen Lebensmitteln enthalten, weshalb die Versorgung bei einer vollwertigen pflanzlichen Ernährung grundsätzlich gut ist, wir erwähnen es hier der Vollständigkeit halber. Besonders reich an Vitamin E sind Pflanzenöle (Weizenkeim-, Sonnenblumenöl) sowie Nüsse, Vollkorngetreide und Gemüse (z. B. Grünkohl, Paprika).

## Mengenelemente

Zu den Mengenelementen zählen die Mineralstoffe, die wir in höheren Mengen aufnehmen müssen, weil der Körper vergleichsweise viel davon benötigt. In unserem Zusammenhang sind Kalzium und Magnesium wichtig.

## Kalzium

Kalzium ist ein sehr wichtiges Mineral für unseren Körper: Es ist am Aufbau von Knochen und Zähnen beteiligt (unser Körper enthält ca. 1 kg Kalzium, mehr als 99 % davon finden sich in den Knochen und Zähnen) und ist als sekundärer Botenstoff an Muskel- und Nervenfunktionen beteiligt, außerdem spielt es eine Rolle in der Blutgerinnung.[106]

Die Kalziumzufuhr ist bei veganer Ernährung häufig unzureichend, allerdings wird auch bei mischköstlicher Ernährung der Bedarf oft nicht gedeckt. Daher verdient dieser Mineralstoff besonders viel Aufmerksamkeit.

Auch wenn Kuhmilchprodukte als eine Art Goldstandard in Sachen Kalziumzufuhr gelten, kann man auch ohne sie den Bedarf über die Ernährung decken, wenn gezielt kalziumreiche pflanzliche Lebensmittel konsumiert werden. Unter den pflanzlichen Lebensmitteln gibt es verschiedene Kalziumquellen mit unterschiedlicher Bioverfügbarkeit des Mineralstoffs.

- Kalzium aus kalziumreichen, oxalatarmen dunkelgrünen Gemüsesorten (z. B. Brokkoli, Grünkohl, Schwarzkohl/Palmkohl, Pak Choi, Rucola) wird vom Körper sehr gut aufgenommen. Oxalat ist ein sekundärer Pflanzenstoff, der die Kalziumresorption hemmt.
- Manche Nüsse und Samen (wie z. B. Mandeln, Sesam) sind sehr kalziumreich; die Bioverfügbarkeit des in ihnen enthaltenen Kalziums ist jedoch vergleichsweise gering.
- Kalziumreiches Mineralwasser (empfehlenswert sind Sorten mit mindestens 400 mg Kalzium/Liter) und angereicherte Pflanzendrinks und -joghurts sowie mit Kalzium hergestellter Tofu sind gute Kalziumquellen mit recht hoher Bioverfügbarkeit, die der von Kuhmilch(-produkten) ähnelt.[107]

### Praxistipps

So stellt man eine gute Kalziumversorgung bei kuhmilchfreier bzw. -armer Ernährung sicher:

- Pflanzendrinks und -joghurts bevorzugen, die mit Kalzium angereichert sind; sie sollten möglichst täglich auf dem Speiseplan stehen.
- Regelmäßig grünes Blattgemüse verzehren; neben gekochtem und rohem Gemüse kann es auch in Form von Smoothies, Pestos, Suppen, Grünkohl-Chips etc. auf den Tisch kommen.
- Nüsse und Samen (bzw. Nuss- und Samenmuse) und andere kalziumhaltige Lebensmittel wie Orangen und getrocknete Feigen dienen als ergänzende Kalziumquelle.
- Ein einfacher Weg ist die Verwendung von kalziumreichem Mineralwasser. Eine weitere Option ist es, Kalziumcarbonat-Pulver in Lebensmittelqualität, Kalziumbisglycinat oder Lithothamnium-Pulver zu kaufen und Mahlzeiten oder Getränke mit Kalzium anzureichern (ca. 1,2 g Kalzium pro 1000 g Lebensmittel).

## Pflanzliche Kalziumquellen

| | Kalziumgehalt (mg/100 g) |
|---|---|
| **Hohe Bioverfügbarkeit** | |
| *Grünes Blattgemüse mit hohem Kalzium- und niedrigem Oxalat-Gehalt:* | |
| Grünkohl/Schwarzkohl | 212 |
| Brunnenkresse | 180 |
| Rucola | 152 |
| Brokkoli | 105 |
| Pak Choi | 40 |
| **Mittlere Bioverfügbarkeit** | |
| Sesam | 783 |
| Chiasamen | 630 |
| Mandelmus | 270 |
| Getrocknete Feigen | 244 |
| Mit Kalzium hergestellter Tofu | 159 |
| Tempeh | 142 |
| Kalziumreiches Mineralwasser | 120–650, je nach Sorte |
| Kalziumangereicherte Pflanzendrinks und -joghurt | 120 |
| Edamame, verzehrfertig | 63 |
| Orange | 42 |
| Himbeeren | 40 |
| Weiße Bohnen, gekocht | 31 |
| **Geringe Bioverfügbarkeit** | |
| *Gemüse/Getreide mit hohem Oxalat-Gehalt:* | |
| Spinat | 126 |
| Mangold | 103 |
| Amaranth, gekocht | 68 |

## Magnesium

Magnesium ist an sehr vielen Reaktionen in unserem Körper beteiligt: Es spielt eine wichtige Rolle bei der Signalübertragung im Zentralnervensystem, bei der Muskelarbeit und auch als sogenannter sekundärer Botenstoff, welcher für die Weiterleitung bestimmter Signale innerhalb der Zelle benötigt wird.[108] Magnesium gilt nicht als kritischer Nährstoff in einer pflanzenbasierten Ernährung. Bei einer pflanzlichen Kost kann der Bedarf relativ leicht gedeckt werden, da Magnesium hauptsächlich in pflanzlichen Lebensmitteln enthalten ist. Gute Quellen sind z. B. Vollkornprodukte, Hülsenfrüchte, grünes Gemüse (Mangold, Spinat), Bananen, Avocados, Nüsse (Cashew) und Samen (Chiasamen, Leinsamen). Mehr Infos zu Magnesium gibt es im Kapitel »Plantbased in der Schwangerschaft« (Seite 66).

## Spurenelemente

Zu den Spurenelementen zählen die Mineralstoffe, die unser Körper nur in geringen Mengen benötigt, dazu gehören Eisen, Zink, Jod und Selen.

## Eisen

Eisen spielt vor allem für den Sauerstofftransport als Bestandteil von roten Blutkörperchen eine wichtige Rolle.[109] Es ist sehr wichtig für das Wachstum und die Entwicklung von Kindern und der Eisenbedarf ist – bezogen auf das Körpergewicht – im Säuglings- und Kleinkindesalter sehr hoch. Auch in der Schwangerschaft besteht ein deutlich erhöhter Eisenbedarf. Daher wird dieser Nährstoff in den Kapiteln zur Schwangerschaft (Seite 66) und zum Beikoststart (Seite 112) ausführlich thematisiert.

Der Eisenhaushalt wird hauptsächlich über die Aufnahme reguliert, weshalb es wichtig ist, auf Stoffe zu achten, die die Aufnahme verbessern (z. B. Vitamin C) oder vermindern (z. B. Phytinsäure) können (siehe Kapitel »Eisenaufnahme verbessern«, Seite 78).

Die Bioverfügbarkeit des Eisens in der pflanzlichen Kost ist tendenziell etwas niedriger als in der Mischkost (etwa 5–12 % vs. 14–18 %).[110] Zwar haben pflanzliche Lebensmittel teilweise einen hohen Eisengehalt, doch es liegt hier in einer chemischen Form (Non-Häm-Eisen) vor, die schlechter bioverfügbar ist als das in tierischen Lebensmitteln enthaltene Eisen (Häm-Eisen). Allerdings gibt es Hinweise darauf, dass ein Teil des Eisens in Hülsenfrüchten (Linsen, Kidneybohnen, Sojabohne) bereits als gut verfügbares Ferritin-Eisen vorliegt und so vom Körper direkt aufgenommen werden kann und von Hemmstoffen wie der Phytinsäure nicht beeinträchtigt wird.[111] Dies ist einer von vielen Gründen, warum Hülsenfrüchte so eine wichtige Rolle in der pflanzenbasierten Ernährung spielen. Neben den bereits beschriebenen Maßnahmen zur verbesserten Resorption von Eisen kann übrigens auch das in Muttermilch enthaltene Lactoferrin vermutlich die Eisenaufnahme erhöhen.[112]

## Gute Eisenquellen

Neben Hülsenfrüchten, die eine außerordentlich wichtige Eisenquelle in der pflanzlichen Ernährung sind, stellen Vollkorngetreide (Hafer, Hirse), Pseudogetreide (vor allem Amaranth und Buchweizen), Nüsse und vor allem Samen und daraus hergestellte Muse (z. B. Kürbiskernmus, Tahini) sowie dunkelgrünes Gemüse (wie Brokkoli und Grünkohl) wichtige Eisenquellen dar. Optimal ist es, eisenreiche Lebensmittel über den Tag zu verteilen und möglichst zu jeder Mahlzeit (auch Zwischenmahlzeiten) etwas Eisenreiches zu essen. Eisenreiche Lebensmittel sind oft auch gute Quellen für Zink und Protein, daher ist in der Tabelle weiter unten neben dem Eisengehalt auch der Zink- und der Proteingehalt der aufgelisteten Lebensmittel angegeben.

## Eisenmangel erkennen

Eisenmangel gehört weltweit zu den häufigsten Nährstoffdefiziten und laut WHO sind weltweit ca. 40 % (!) der Kinder unter 5 Jahren von einer Eisenmangelanämie betroffen.[113]

Nicht jeder Mensch mit leeren Eisenspeichern entwickelt eine Anämie (Blutarmut), ein Eisenmangel ohne Anämie (IDWA, Iron Deficiency Without Anemia) ist sogar häufiger. Bei dieser Form sind die roten Blutkörperchen (Erythrozyten) unauffällig und der Hämoglobinwert normwertig, sodass diese Form des Eisenmangels allein durch die Anfertigung eines Blutbildes nicht festgestellt werden kann. Hierfür ist mindestens die Bestimmung des Ferritin-Wertes notwendig, der aussagt, wie gut die Eisenspeicher gefüllt sind. Ein Eisenmangel ohne Anämie muss keine klinischen Symptome verursachen. Häufige, aber unspezifische Symptome sind Müdigkeit, Abgeschlagenheit und Konzentrationsschwäche.[114] Ein Eisenmangel im Kindesalter kann unter anderem Appetitlosigkeit sowie Wachstumsstörungen verursachen. Typisch bei einer Eisenmangelanämie ist eine Blässe der Schleimhäute.

## Protein-, Eisen- und Zinkgehalt ausgewählter Nahrungsmittel

| | Protein (g/100 g) | Eisen (mg/100 g) | Zink (mg/100 g) |
|---|---|---|---|
| Linsen, gekocht | 9 | 2,6 | 1,4 |
| Kichererbsen, gekocht | 9 | 2,7 | 1,4 |
| Tempeh | 19 | 5 | 3,8 |
| Tofu | 16 | 2,5 | 0,2 |
| Erdnussmus | 26,3 | 1,8 | 2,6 |
| Cashewmus | 18 | 5 | 5,2 |
| Mandelmus | 21 | 3,7 | 2,4 |
| Tahini | 18 | 2,5 | 4,6 |
| Kürbiskerne | 37 | 5,1 | 6,4 |
| Leinsamen | 24 | 8,2 | 1,5 |
| Chiasamen | 16,5 | 7,7 | 4,6 |
| Haferflocken | 12,5 | 4,6 | 4,1 |
| Quinoa, gekocht | 4 | 1,1 | 1,2 |
| Roggenvollkornbrot | 6,5 | 2,7 | 2,4 |
| Hirse, gekocht | 3,5 | 3,5 | 0,7 |
| Amaranth, gekocht | 4,6 | 2,4 | 1,0 |
| Rinderfiletsteak | 21 | 2,2 | 4,4 |
| Hühnerei | 13 | 2,1 | 1,4 |
| Kuhmilchjoghurt | 3 | 0,05 | 0,5 |
| Lachs, frisch | 18 | 1 | 0,8 |

## Zink

Zink spielt unter anderem eine wichtige Rolle bei der Zellteilung, für die Funktionen des Immunsystems und für das Wachstum.

Zink gilt bei einer pflanzlichen Ernährung als potenziell kritischer Nährstoff, da die Bioverfügbarkeit aus pflanzlichen Lebensmitteln, vor allem aufgrund der in Pflanzen enthaltenden Phytate, geringer ist als aus tierischen. Aus diesem Grund wurden die Referenzwerte der DGE für die Zinkzufuhr an die Phytatzufuhr angepasst, allerdings gelten diese angepassten Werte nur für Erwachsene. Entsprechend diesen Empfehlungen sollten Menschen, die viele pflanzliche Lebensmittel verzehren und damit eine hohe Phytatzufuhr haben, eine höhere tägliche Zinkzufuhr anstreben. Das ist nicht so schwierig, wie es vielleicht scheint, denn phytatreiche Lebensmittel enthalten praktischerweise meist auch relativ viel Zink.

Gute Zinkquellen sind Vollkorngetreide, Hülsenfrüchte, Nüsse/Samen und Hefeflocken. Tipps für eine verbesserte Zinkzufuhr gibt es weiter oben in diesem Kapitel. Mehr Infos zu Zink gibt es im Kapitel zur pflanzenbasierten Beikost (Seite 112).

## Jod

Jod ist ein Spurenelement, das in erster Linie für die normale Funktion der Schilddrüse notwendig ist. In der Schwangerschaft spielt Jod außerdem eine wichtige Rolle für die normale Entwicklung des fetalen Nervensystems. Bereits ein moderater Jodmangel kann die kognitive Entwicklung des Kindes ungünstig beeinflussen.[115] Deutschland ist nach den WHO-Kriterien als ein Jodmangelgebiet einzustufen. Die Böden hierzulande sind jodarm, sodass auch die Lebensmittel, die auf diesen Böden wachsen, nur geringe Mengen an Jod enthalten. Jod gilt daher auch in der Mischkost als potenziell kritischer Nährstoff.

### Mit Jodsalz den Bedarf decken?

Zur Verbesserung der Jodversorgung wird in Deutschland seit 1989 Jodsalz angeboten und auch einigen industriell hergestellten Lebensmitteln wird Jodsalz hinzugefügt. Jodiertes Speisesalz enthält in Deutschland im Schnitt 100 µg Jod pro 5 g (ca. 1 TL) Salz. Nicht angereichertes Meersalz ist übrigens keine gute Alternative, da es nur sehr wenig Jod enthält. Mit Jodsalz allein kann der Jodbedarf jedoch nicht gedeckt werden, insbesondere, wenn auf eine eher salzarme Ernährung geachtet wird.

### Weitere Jodquellen

Milchprodukte sind neben dem Jodsalz die wichtigste Jodquelle in der deutschen Bevölkerung. Dass Kuhmilch relativ viel Jod enthält, hängt unter anderem damit zusammen, dass das Futter der Tiere mit Jod angereichert wird.

Für pflanzenbasiert lebende Menschen kommen neben Jodsalz Algen als Jodquelle infrage, da Algen einen sehr hohen Jodgehalt aufweisen. Diese Tatsache stellt aber gleichzeitig ein potenzielles Problem dar, da selbst Algen mit moderatem Jodgehalt wie Nori-Algen große Schwankungen des Jodgehaltes aufweisen können.[116] Das Bundesinstitut für Risikobewertung empfiehlt, nicht mehr als 600 µg Jod pro Tag aufzunehmen, und dieser Wert lässt sich mit Algenkonsum relativ schnell überschreiten. Wer regelmäßig Algen verzehren möchte, sollte Produkte verwenden, die den durchschnittlichen Jodgehalt auf der Packung ausweisen. Es sollten Algen bevorzugt werden, deren Jodgehalt unter 20 µg/g liegt, was meist nur bei Nori-Algen der Fall ist. Bei Algen mit hohem (z. B. Wakame, Dulse) und sehr hohem (z. B. Kombu/Kelp) Jodgehalt ist ganz besonders auf eine maßvolle Verwendung zu achten.

Weitere mögliche Jodquellen sind angereicherte Pflanzendrinks und -joghurts.

Bei unzureichender Jodzufuhr über die Ernährung ist es auch möglich, ein Jodsupplement zu verwenden, was gerade bei rein pflanzlicher Ernährung oftmals sinnvoll ist. Auch Menschen, die sich mischköstlich ernähren und kaum oder keine Milchprodukte und Seefisch sowie kein oder wenig jodiertes Speisesalz konsumieren, können eine Jodsupplementierung erwägen.

Weitere Informationen zum Thema Jod gibt es in den Kapiteln zur Schwangerschaft (Seite 66), Stillzeit (Seite 94) und zum Beikoststart (Seite 112).

## Selen

Selen ist, wie Jod, wichtig für die normale Funktion der Schilddrüse und für den Schutz vor oxidativem Stress und für das Immunsystem.[117] Da die Böden in Deutschland selenarm sind, enthalten die Pflanzen, die dort wachsen, nur geringe Mengen an Selen. Das macht Selen zu einem potenziell kritischen Nährstoff bei einer rein pflanzlichen Ernährung.[118]

### Gute Selenquellen

Der Bedarf an Selen kann bei einer pflanzenbasierten Ernährung theoretisch mit Paranüssen gedeckt werden, da diese sehr selenreich sind. Da der Selengehalt von Paranüssen stark schwankt, sollte bevorzugt ein Produkt verwendet werden, welches den mittleren Selengehalt auf der Packung angibt. Allerdings sind Paranüsse im Vergleich zu anderen Lebensmitteln mit relativ hoher Radioaktivität belastet, sodass auf eine mäßige Zufuhr geachtet werden sollte.[119]

In Kanada angebaute Belugalinsen stellen eine weitere gute Selenquelle dar. Mit 100 g (Trockengewicht) kann der Tagesbedarf eines Erwachsenen gedeckt werden.[120] Weitere pflanzliche Selenquellen sind Steinpilze, Kokosprodukte sowie Getreideprodukte und andere pflanzliche Lebensmittel wie Süßkartoffeln aus den USA und Kanada. Mittlerweile gibt es Pflanzendrinks auf dem Markt, die mit Selen angereichert sind, außerdem wurde eine selenreiche Apfelsorte entwickelt, die es aber nur in bestimmten Regionen Deutschlands gibt. Zudem ist selenangereichertes Speisesalz verfügbar. Wenn der Selenbedarf über Lebensmittel nicht gedeckt wird, kann alternativ oder ergänzend ein Selensupplement verwendet werden.

Da Tierfutter mit Selen angereichert wird, enthalten tierische Lebensmittel, vor allem Fisch, relevante Mengen an Selen. Auch Fleisch ist eine gute Selenquelle.

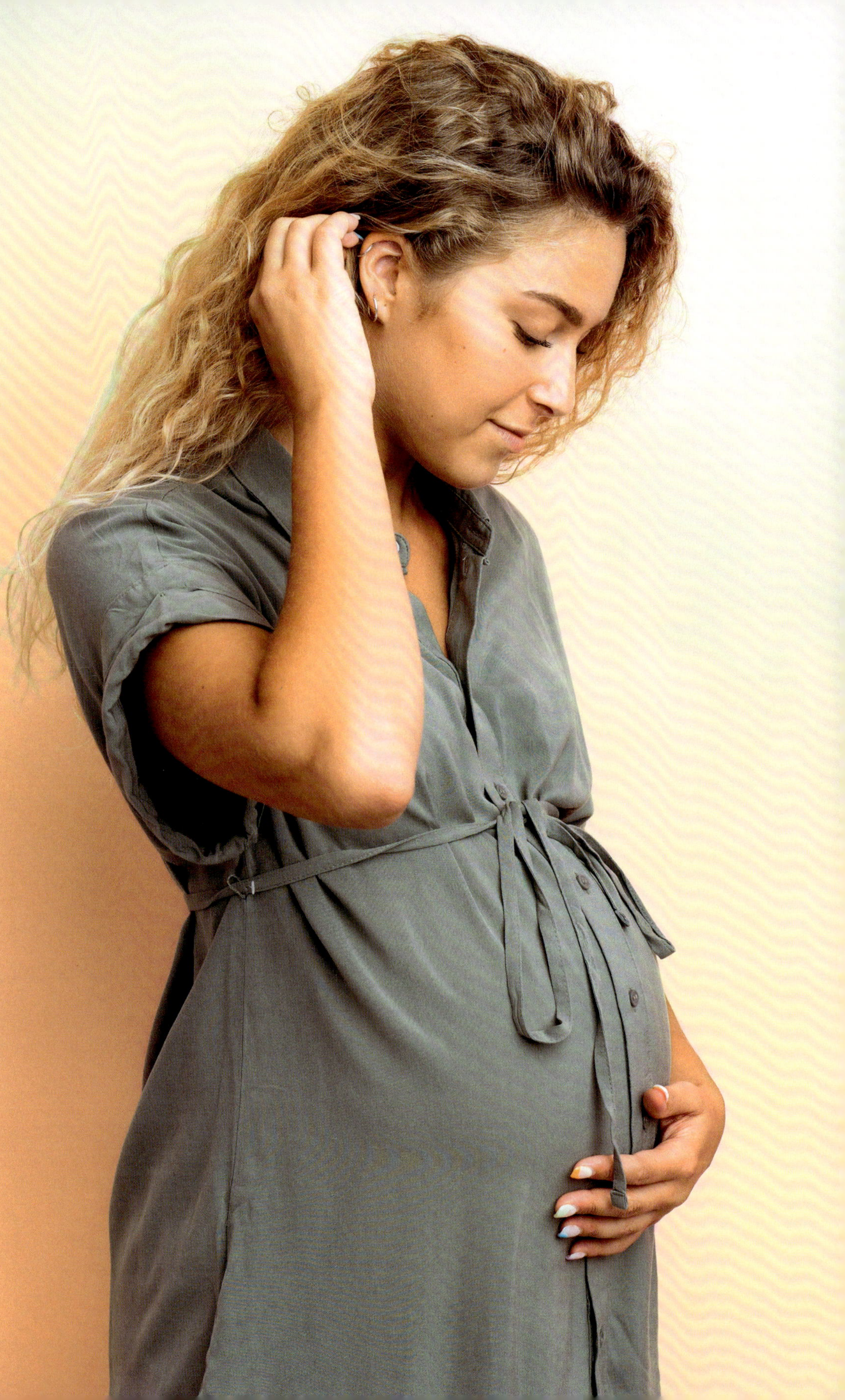

# Plantbased in der Schwangerschaft

Eine Schwangerschaft bedeutet sehr große Veränderungen für den gesamten Körper. In dieser Phase ist eine gesunde, abwechslungsreiche Ernährung besonders wichtig.

# Besondere Bedürfnisse in der Schwangerschaft

In der Schwangerschaft stellt sich der Stoffwechsel um, der Körper braucht mehr Nährstoffe und mehr Energie. Eine vollwertige Ernährung ist wichtig, außerdem die Supplementierung einiger Nährstoffe, und das bereits ab der Schwangerschaftsplanung.

Die Kinderwunschphase ist der perfekte Zeitpunkt, um die eigene Ernährung genauer unter die Lupe zu nehmen.

## Kinderwunschphase

Eine gesunde Ernährung mit einer bedarfsdeckenden Versorgung an essenziellen Makro- und Mikronährstoffen kann die Fruchtbarkeit unterstützen.[121] Studien zeigen, dass bereits die Ernährungsweise drei Jahre (!) vor der geplanten Schwangerschaft das Risiko für Schwangerschaftsdiabetes beeinflussen kann: Frauen, die viel Obst, Gemüse, Hülsenfrüchte, Nüsse und Fisch sowie wenig rotes und verarbeitetes Fleisch essen, haben ein vermindertes Risiko, an Diabetes und Bluthochdruck in der Schwangerschaft zu erkranken. Auch das Risiko, eine Frühgeburt zu erleiden, ist geringer.[122]

Neben der Ernährung wirken sich auch weitere Lebensstilfaktoren (wie Bewegung, Genussmittelkonsum, Stress, Körpergewicht) auf die Fruchtbarkeit aus. Daraus leiten sich verschiedene Empfehlungen ab.

### Empfohlene Maßnahmen in der Kinderwunschphase

- Rechtzeitig (möglichst mindestens 1 Monat vor Schwangerschaftseintritt) mit der Einnahme von Folsäure/Folat (mindestens 400 µg/Tag) beginnen (gilt für alle Ernährungsformen)
- Versorgungsstatus in Bezug auf kritische Nährstoffe überprüfen (v. a. Vitamin B12, Vitamin D, Eisen, ggf. Jod, Schilddrüsenwerte)
- Soweit möglich, »Normalgewicht« anstreben (sowohl Über- als auch Untergewicht erhöht das Risiko für Komplikationen in der Schwangerschaft). »Normalgewicht« wird mit einem BMI von 18,5–24,9 kg/m$^2$ definiert
- Ernährung vielseitig und möglichst vollwertig gestalten mit viel frischem Obst und Gemüse, Vollkorngetreide, Hülsenfrüchten, Nüssen und Samen plus ggf. bei

nichtveganer Lebensweise moderate Mengen an Fisch, Milchprodukten (vorzugsweise fermentiert) und Eiern

- Impfstatus und Zahngesundheit überprüfen
- Rauchen aufgeben
- Genussmittel wie Alkohol und Koffein auf ein Minimum einschränken (spätestens ab Schwangerschaftseintritt Alkoholkonsum vollständig meiden)
- Ausreichend Bewegung und ggf. Stressreduktionsmaßnahmen in den Alltag einbauen

## Ist plantbased in der Schwangerschaft sicher?

Im Folgenden werden wir uns mit der Studienlage zum Thema pflanzenbasierte Schwangerschaft beschäftigen, insbesondere mit den Daten zur Versorgung mit Mikro- und Makronährstoffen und zu diversen Komplikationen, die in der Schwangerschaft auftreten können. Hierbei ist zu beachten, dass die Studien zu dieser Thematik insgesamt heterogen sind und in vielen (vor allem älteren) Studien nicht zwischen vegan und vegetarisch lebenden Frauen unterschieden wurde, was die Interpretation der Datenlage etwas erschwert.

Die meisten Studien, in denen ungünstige Effekte einer vegetarischen/veganen Ernährung auf den Schwangerschaftsverlauf gefunden wurden, wurden in Entwicklungsländern durchgeführt, in denen eine abwechslungsreiche Ernährung mit allen wichtigen Mikronährstoffen und eine ausreichende Zufuhr an Protein und Nahrungsenergie nicht regelhaft sichergestellt war. Auch bestand vermutlich kein bzw. nur ein sehr eingeschränkter Zugang zu Supplementen. Daher haben wir uns für dieses Buch auf Studien fokussiert, die Mütter in Industrieländern untersuchten.

### Entscheidend: eine ausreichende Energie- und Nährstoffversorgung

In zwei Übersichtsarbeiten aus den Jahren 2015 und 2019 haben Wissenschaftler die Evidenzlage bis dato ausgewertet und sind zu dem Schluss gekommen, dass, solange die Mutter eine adäquate Nährstoffversorgung aufweist, eine rein pflanzliche/vegane Ernährung in der Schwangerschaft sicher ist und nicht mit Komplikationen für Mutter und Kind einhergeht.[123] Eine weitere Übersichtsarbeit kam zu dem Schluss, dass pflanzenbasierte Ernährungsweisen sogar einige Vorteile für die Gesundheit von Mutter und Kind bieten können.[124] Es gibt allerdings Einzelstudien, auf die wir unten eingehen, die ein erhöhtes Risiko für »small for gestational age« (SGA; engl. für »zu klein, bezogen auf das Reifealter«) bei Babys von vegan lebenden Müttern gefunden haben. Das unterstreicht die Wichtigkeit einer ausreichenden Energie- und Nährstoffversorgung während der Schwangerschaft.

### Risiko für Komplikationen

Was mögliche Komplikationen in der Schwangerschaft wie Schwangerschaftsdiabetes (Gestationsdiabetes), Präeklampsie, zu hohes Geburtsgewicht oder Frühgeburt angeht, sieht die Studienlage zu veganer/vegetarischer Schwangerschaft bis dato positiv aus.

#### Schwangerschaftsdiabetes

In bis zu einem Fünftel aller Schwangerschaften tritt ein sogenannter Gestations- oder Schwangerschaftsdiabetes auf, welcher in einem Teil der Fälle nur mit dietätischen

Maßnahmen, in anderen Fällen zusätzlich auch mit Insulingaben therapiert wird. Schwangere mit Gestationsdiabetes haben ein deutlich erhöhtes Risiko für Präeklampsie (Seite 68). Neugeborene von Müttern mit Schwangerschaftsdiabetes haben unter anderem ein erhöhtes Risiko für ein zu hohes Geburtsgewicht (Makrosomie; dadurch auch höhere Rate an Kaiserschnitt-Geburten) sowie Hypoglykämien und ein Atemnotsyndrom nach der Geburt; zudem ein erhöhtes Risiko für Übergewicht und Typ-II-Diabetes im späteren Leben.

Eine starke Gewichtszunahme während der Schwangerschaft sowie mütterliches Übergewicht können das Risiko für Schwangerschaftsdiabetes erhöhen, ebenso wie eine hohe Zufuhr an tierischen Proteinen und Fetten sowie energiedichten Lebensmitteln (Süßigkeiten, Knabberartikel etc.).[125]

Ernährungsweisen mit einem hohen Konsum von Ballaststoffen sowie eine vegetarische Ernährung können das Risiko für Schwangerschaftsdiabetes senken.[126] Das hängt unter anderem mit einer geringeren Gewichtszunahme bei pflanzenbasierten Ernährungsformen zusammen; so wurde eine vegetarische Ernährung auch mit einem niedrigeren Risiko für eine zu hohe Gewichtszunahme in der Schwangerschaft assoziiert.[127]

Hinweis: Gemäß den Empfehlungen der DGE sollten Frauen, die vor Schwangerschaftsbeginn normalgewichtig sind, in der Schwangerschaft 10–16 kg zunehmen; über- bzw. untergewichtige Frauen entsprechend weniger bzw. mehr.

**Präeklampsie**

Bei der Präeklampsie handelt es sich um eine Schwangerschaftskomplikation, die durch einen zu hohen mütterlichen Blutdruck und eine beeinträchtigte Funktion mindestens eines weiteren Organs (v. a. Niere, auch Leber) gekennzeichnet ist. In fortgeschrittenen Stadien kann sie unter anderem eine vorgezogene Entbindung notwendig machen, um schwere Komplikationen bei Mutter und Kind zu verhindern.

Eine vegane Ernährung scheint sich protektiv auf das Präeklampsie-Risiko auszuwirken[128], was vermutlich unter anderem mit einem hohen Konsum von Kalium (wichtig für die Blutdruckregulation) und Ballaststoffen aus Obst, Gemüse und Vollkorngetreide zusammenhängt. Eine überwiegend vollwertige und pflanzenbetonte Ernährungsweise mit einem hohen Anteil an ballaststoffreichen Lebensmitteln wie Vollkornbrot, Getreideflocken, Obst und Gemüse scheint das Präeklampsie-Risiko zu senken.

**Postnatale Depression**

Inwiefern eine vegane Ernährung das Risiko für postnatale Depression (mütterliche Depression nach der Entbindung) beeinflusst, ist nicht ganz klar. In einer Studie, die zwischen 2003 und 2008 durchgeführt wurde, wurden 400 Frauen nach Symptomen gefragt, und etwa 20% haben über Symptome einer postnatalen Depression berichtet. Frauen, die sich vegetarisch ernährt haben, schienen öfter betroffen zu sein, allerdings wurden in dieser Studie keine Korrelationen zwischen depressiven Symptomen und einzelnen Nährstoffen gefunden.[129]

**Geringere Größe des Babys**

Insgesamt kann man der Forschungslage entnehmen, dass eine pflanzenbasierte Ernährung in der Schwangerschaft für die Mutter wie für das Kind durchaus positive Auswirkungen haben kann.

Eine nicht bedarfsdeckende pflanzenbasierte oder vegane Ernährung ist aber durchaus mit bestimmten Risiken verbunden, wie z. B. ein Kind mit einem niedrigen Geburtsgewicht zu bekommen (engl. »small for gestational age«, SGA). Durchschnittlich erreichen Babys von Veganerinnen ein vergleichbares Geburtsgewicht wie die der Mischköstlerinnen. Es gibt allerdings Studien, die über ein erhöhtes Risiko bei veganen Müttern, ein zu kleines Baby zu bekommen, berichten:

In einer neueren Studie wurde berechnet, dass vegane Mütter etwa fünfmal häufiger kleinere Babys im Vergleich zu Mischköstlerinnen bekommen, außerdem nehmen sie in der Schwangerschaft meistens weniger zu.[130] Allerdings ist hier anzumerken, dass die Babys veganer Mütter in dieser Studie grundsätzlich nicht zu klein waren.

Eine weitere Studie hat ebenfalls einen Zusammenhang zwischen einer veganen Ernährung in der Schwangerschaft und einem niedrigen Geburtsgewicht festgestellt, es wurde aber darauf hingewiesen, dass diese Assoziation vom BMI der Mutter abhängig war.[131] Das bekräftigt die bereits erwähnte Tatsache, dass eine angemessene Gewichtszunahme in der Schwangerschaft, besonders bei untergewichtigen Frauen, außerordentlich wichtig ist. Eine weitere Studie zeigte, dass vegetarische Ernährungsweisen während der Schwangerschaft nicht mit SGA oder anderen Beeinträchtigungen assoziiert sind, solange die Mutter gut (also bedarfsdeckend) ernährt ist.[132]

**Hypospadie bei Jungen**

In der bereits erwähnten Übersichtsarbeit von 2015 wurde drauf hingewiesen, dass bei Jungen vegetarischer Mütter das Risiko für Hypospadie erhöht ist. Dies war ein Ergebnis einer älteren Studie.[133] Bei einer Hypospadie handelt es sich um eine angeborene Entwicklungsstörung/Fehlbildung der Harnröhre bei männlichen Babys, bei der die Mündung der Harnröhre weiter an der Penisunterseite gelegen ist als bei gesunden Babys. Die Forscher hatten vermutet, dass dieser Effekt mit einer hohen Zufuhr an Phytoöstrogenen durch die Mutter in der Schwangerschaft zusammenhängen könnte. Eine neuere und besser kontrollierte Studie ist aber zu dem Schluss gekommen, dass eine höhere Zufuhr an Phytoöstrogenen sogar protektiv gegen die Entwicklung dieser Fehlbildung wirkt.[134] Andere Studien haben ebenso keine Hinweise auf eine höhere Inzidenz von Hypospadie bei Babys vegetarischer Mütter gefunden.[135]

## Eine gut geplante plantbased Ernährung in der Schwangerschaft ist sicher

Obwohl die Studienlage sicher noch Ergänzungsbedarf hat, gibt es keine Hinweise darauf, dass eine bedarfsdeckende und durch Supplemente ergänzte pflanzenbasierte Ernährung in der Schwangerschaft mit erhöhten Risiken für Mutter und Kind verbunden ist. Fachgesellschaften, besonders im D-A-CH-Raum, raten gegenüber einer rein veganen Ernährung zur Vorsicht. Das hat vor allem damit zu tun, dass das Ausschließen von Lebensmittelgruppen das Risiko für Nährstoffdefizite erhöhen kann, wenn dies nicht durch den Konsum von entsprechenden nährstoffdichten (und ggf. angereicherten) Lebensmitteln und Nahrungsergänzungsmitteln kompensiert wird. Bei einer pflanzlichen/veganen Ernährung in der Schwangerschaft ist also etwas mehr Planung erforderlich, um sicherzustellen, dass der Bedarf an kritischen Nährstoffen gedeckt wird.

# Mikro- und Makronährstoffe

Frauen, die sich pflanzenbasiert ernähren, sollten in der Schwangerschaft einige potenziell kritische Nährstoffe besonders im Auge behalten.

Bei einer abwechslungsreichen und überwiegend vollwertigen pflanzenbasierten Ernährung kann eine gute Versorgung mit den meisten Nährstoffen sichergestellt werden. Dennoch gibt es einige potenziell kritische Nährstoffe, die besondere Aufmerksamkeit erfordern. Der Grund dafür ist, dass sie zum einen in (hierzulande) üblichen pflanzlichen Lebensmitteln nicht oder nur in geringen Mengen vorkommen und gleichzeitig deren Bedarf in den meisten Fällen in der Schwangerschaft erhöht ist.

Das betrifft vor allem die langkettigen Omega-3-Fettsäuren Docosahexaensäure (DHA) und Eicosapentaensäure (EPA), Vitamin B12, Vitamin D, einige Mineralstoffe (Eisen, Zink, Jod, Selen, Kalzium) sowie Cholin. Laut Studien können diese Nährstoffe insbesondere bei pflanzenbasierter Ernährung zu kurz kommen, wenn die Versorgung nicht gut geplant ist. Viele dieser Nährstoffe können auch bei mischköstlichen Schwangeren potenziell kritisch sein, allen voran Jod und die langkettigen Omega-3-Fettsäuren. Mit einigen anderen Nährstoffen wiederum, die für eine gesunde Schwangerschaft relevant sind, sind plantbased lebende Frauen oft überdurchschnittlich gut bzw. besser als Mischköstlerinnen versorgt, hierzu zählen beispielsweise Folat und Magnesium.

## Plantbased Schwangerschaft: die wichtigsten Nährstoffe

Eine gute Nährstoffversorgung in der Schwangerschaft ist wichtig für die Gesundheit der Mutter und des Kindes. Der erhöhte Nährstoffbedarf ist mit einer vollwertigen Ernährung alleine oftmals nicht vollständig zu decken und erfordert meist eine gezielte Verwendung von Nahrungsergänzungsmitteln in der Schwangerschaft, mindestens von Folat (vor Schwangerschaftsbeginn) und Jod. Um die Ernährung besser planen zu können und gleichzeitig ein gewisses »Sicherheitsnetz« zu haben, sind in der Schwangerschaft Multinährstoffpräparate weit verbreitet und durchaus sinnvoll.

Nährstoffe, bei denen ein erhöhter Bedarf besteht und deren Zufuhr oft unter den Referenzwerten liegt, werden als kritische Nährstoffe bezeichnet. In der Schwangerschaft sind dies vor allem Folat und weitere B-Vitamine, Eisen, Jod, die Omega-3-Fettsäuren EPA und DHA sowie Cholin. Bei veganer Ernährung kommen Kalzium, Selen und insbesondere Vitamin B12 hinzu. Dafür sind vegane Schwangere mit Vitamin C, E, Folat und Magnesium oft besser versorgt als Mischköstlerinnen.

## Protein

Der Proteinbedarf ist in der Schwangerschaft ab dem 2. Schwangerschaftsdrittel (Trimenon) etwas erhöht: Statt der Mindestzufuhr von 0,8 g Protein pro Kilogramm Körpergewicht werden jetzt 0,9 g und ab dem 3. Trimenon 1 g pro Kilogramm Körpergewicht empfohlen. Ausgehend von einem Normalgewicht vor Schwangerschaftsbeginn entspricht dies ca. 7 g zusätzliches Protein pro Tag im 2. Trimenon und 21 g zusätzliches Protein pro Tag im 3. Trimenon (basierend auf der Annahme, dass die Schwangere im Verlauf der Schwangerschaft ca. 12 kg zunimmt). Bei einer rein pflanzlichen Ernährung in der Schwangerschaft sollte bedacht werden, dass aufgrund der etwas niedrigeren Proteinqualität pflanzlicher Lebensmittel die Proteinzufuhr tendenziell etwas höher sein sollte (siehe Kapitel »Proteine und essenzielle Aminosäuren«, Seite 38).

Um den Proteinbedarf in der pflanzenbasierten Schwangerschaft gut zu decken, sollte möglichst in jeder Mahlzeit eine hochwertige Proteinquelle enthalten sein (Sojadrink, Erbendrink, Sojajoghurt und -quark, Linsen, Bohnen, Erbsen, Kichererbsen, Tofu, Tempeh, Edamame etc.). Hülsenfrüchte spielen eine besonders große Rolle, da sie reich an Lysin sind. Diese essenzielle Aminosäure ist vor allem in Wachstumsphasen (wie der Schwangerschaft) sehr wichtig.

## Langkettige Omega-3-Fettsäuren

Langkettige mehrfach ungesättigte Fettsäuren, insbesondere die Docosahexaensäure (DHA), sind wichtig für die Entwicklung des Gehirns und für die Augengesundheit des Fetus.[136] Studien zeigen eine signifikante Verminderung des Risikos von Frühgeburten bei ausreichender DHA-Zufuhr.[137] Auch die

### Wichtige Makro- und Mikronährstoffe in der pflanzenbasierten Schwangerschaft

Die Versorgung mit folgenden Nährstoffen sollten schwangere Frauen im Blick behalten:

- Protein/essenzielle Aminosäuren
- Die langkettigen Omega-3-Fettsäuren Docosahexaensäure (DHA) und Eicosapentaensäure (EPA)
- Folat (Vitamin B9)
- Vitamin B12
- Cholin
- Vitamin A/Betakarotin
- Vitamin D
- Eisen
- Magnesium
- Zink
- Jod
- Selen
- Kalzium

Omega-3-Fettsäure EPA hat wichtige Funktionen. Wir erwähnen sie aber nur am Rande, da EPA prinzipiell vom Körper aus DHA synthetisiert werden kann und es für EPA, im Gegensatz zu DHA, keine expliziten Zufuhrempfehlungen für Schwangerschaft/Stillzeit gibt.

Eine wichtige Nahrungsquelle für Docosahexaensäure sind fettreiche Meeresfische (z. B. Makrele, Hering, Sardine, Lachs, Thunfisch). Die derzeitige Empfehlung des Netzwerks »Gesund ins Leben« lautet, diese Fische wöchentlich in den Speiseplan zu integrieren. Es sollte auf quecksilberarme Sorten geachtet werden.

## Bedarf an DHA

In der Schwangerschaft und Stillzeit sollten mindestens 200–250 mg DHA (jedoch nicht mehr als 2000 mg) pro Tag zugeführt werden. Die Zufuhr von DHA ist bei Frauen im gebärfähigen Alter generell oft ungenügend.[138] Zwar ist der Körper theoretisch in der Lage, Docosahexaensäure aus der kurzkettigen Omega-3-Fettsäure Alpha-Linolensäure (ALA) selbst zu synthetisieren. ALA befindet sich vor allem in Leinsamen, Chiasamen, Hanfsamen und Walnüssen. Diese DHA-Eigensynthese ist bei Frauen, insbesondere in der Schwangerschaft und Stillzeit, effektiver als bei Männern, was sich auch in einem meist besseren DHA-Status bei Frauen im Vergleich zu Männern äußert.[139] Dennoch kann die Umwandlung von Alpha-Linolensäure in Docosahexaensäure durch diverse Faktoren ungünstig beeinflusst werden, z. B. durch Übergewicht oder

Nährstoffreferenzwerte – empfohlene Zulage nach DGE in der Schwangerschaft in % des Referenzwertes

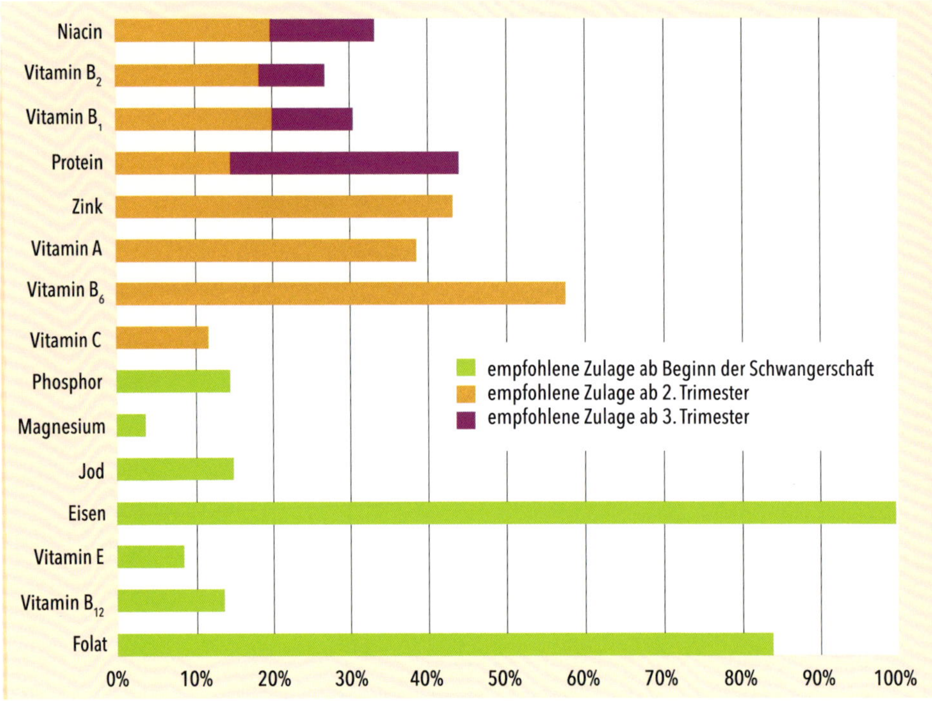


Daten basieren auf Deutsche Gesellschaft für Ernährung (DGE); Österreichische Gesellschaft für Ernährung (ÖGE), Schweizerische Gesellschaft für Ernährung (SGE). Referenzwerte für die Nährstoffzufuhr. Bonn: 2017

chronische Erkrankungen. Einige Studien, wie z. B. die EPIC-Norfolk-Studie, liefern Hinweise darauf, dass bei vegan und vegetarisch lebenden Menschen die Eigensynthese etwas höher ist als bei Fischessern.[140] Denn obwohl die DHA-Zufuhr bei den Nicht-Fischessern deutlich geringer war (bei vegan lebenden Menschen gleich 0), waren die DHA-Blutwerte nur etwas niedriger als bei den Fischessern. In anderen Studien gab es jedoch keine Hinweise für eine bessere Eigensynthese bei vegetarisch lebenden Menschen.[141]

### Supplementierung bei fischfreier Ernährung empfohlen

Aufgrund der hohen Bedeutung von Docosahexaensäure für die gesunde Entwicklung des Kindes wird in der Schwangerschaft bei einer Ernährung ohne regelmäßigen Konsum von fettem Seefisch von vielen Fachgesellschaften, inklusive der DGE, eine Supplementierung mit DHA (z. B. in Form von Mikroalgenöl) empfohlen. Dies erhöht die DHA-Blutwerte und ist mit weniger Frühgeburten, längerer Schwangerschaftsdauer und einem größeren Kopfumfang beim Kind assoziiert.[142] Bei der Wahl des Supplements sollte auf ein Produkt mit ausreichendem DHA-Gehalt (mindestens 200 mg pro Tagesdosis) geachtet werden. Produkte, welche z. B. nur ALA oder EPA enthalten, sind nicht zu empfehlen, da sie kaum zu einem DHA-Anstieg im Blut führen.[143]

## Folat/Folsäure

Folat (auch als Vitamin B9 bezeichnet) ist DAS Schwangerschaftsvitamin schlechthin! Allen Frauen, die schwanger werden möchten (also bereits in der Kinderwunschphase), wird angeraten, ergänzend zu einer folatreichen Ernährung ein Präparat mit mindestens 400 µg Folsäure einzunehmen. Mit der Einnahme sollte mindestens 4 Wochen vor der Empfängnis begonnen werden und sie sollte bis mindestens zum Ende des ersten Schwangerschaftsdrittels beibehalten werden. Diese Empfehlung hat einen sehr guten Grund: Die Supplementierung von Folsäure in dieser Dosis reduziert das Risiko, ein Kind mit einem Neuralrohrdefekt zu gebären. Neuralrohrdefekte gehören zu den häufigsten kongenitalen Fehlbildungen weltweit und entstehen in den ersten 28 Tagen der Schwangerschaft. Die Schließung des Neuralrohrs findet zwischen dem 22. und 28. Tag der Schwangerschaft statt – in dieser Phase ist die Schwangerschaft oft noch unbekannt. Ist der Verschluss des Neuralrohrs unvollständig, kann dies zu schweren Fehlbildungen wie Anenzephalie (Teile des Gehirns fehlen) und Spina bifida (offener Rücken) führen.

### Folatbedarf

Folat ist sehr wichtig für die gesunde Entwicklung des Fötus in der Schwangerschaft. Es ist unter anderem für die Bildung der roten Blutkörperchen und generell für die Bildung neuer Zellen wichtig. Durch ein vergrößertes Verteilvolumen (Plazenta, Brustgewebe etc.) sowie einen hohen Bedarf des Fötus ist der mütterliche Bedarf in der Schwangerschaft deutlich erhöht und liegt bei etwa 550 µg/Tag. Zum Vergleich: Der Grundbedarf an Folat/Folsäure bei nichtschwangeren Frauen beträgt 300 µg/Tag.

In Deutschland liegt die Folatzufuhr laut Studien (zusammengefasst in 4) deutlich unter den Empfehlungen: Gemäß Nationaler Verzehrstudie II erreichen 79 % der Männer

## Was ist der Unterschied zwischen Folat und Folsäure?

Folat ist die Bezeichnung für die natürliche Form des wasserlöslichen Vitamins B9. Natürliche Lebensmittel enthalten Folat. Folatreiche Lebensmittel sind vor allem dunkelgrünes Blattgemüse, Kohlgemüse, Vollkorngetreide und Hülsenfrüchte.
Folsäure ist die synthetische Form des Vitamins. Sie ist beständiger gegen Hitze und Licht und wird daher zur Anreicherung von Lebensmitteln verwendet und als Nahrungsergänzungsmittel angeboten. Ebenso gibt es Nahrungsergänzungsmittel mit einer Kombination aus Folsäure und Folat.
Wir verwenden in diesem Buch beide Begriffe synonym.

und 86% der Frauen die empfohlene Zufuhr von Folat-Äquivalenten nicht (diese Angabe orientiert sich an dem »alten« Referenzwert von 400 µg/Tag).

### Pflanzliche Quellen

Neben der Folsäure bzw. dem Folat aus einem Nahrungsergänzungsmittel ist zusätzlich eine Folatzufuhr über Lebensmittel notwendig. Veganerinnen sind laut Studien meistens besser mit Folat versorgt.[144] Das liegt daran, dass Folat überwiegend in pflanzlichen Lebensmitteln vorkommt, die Veganerinnen meist in größeren Mengen zu sich nehmen als Mischköstlerinnen. Besonders reich an Folat sind grünes Blattgemüse (Spinat, Feldsalat, Endivien, Grünkohl), Kohlgemüse (Grünkohl, Rosenkohl), Vollkorngetreide (Quinoa, Weizenkeime, Weizenkleie, Roggen) und Hülsenfrüchte (Limabohnen, Erbsen, Sojabohnen, Kichererbsen, Linsen, Sojabohnen).

### Empfindliches Vitamin

Das Vitamin ist luft-, licht- und hitzeempfindlich, daher ist es ratsam, folatreiches Gemüse möglichst frisch einzukaufen, kühl und dunkel zu lagern und vorzugsweise roh zu verzehren (z. B. in grünen Smoothies und als Salat). Es ist empfehlenswert, ein Verhältnis von ca. 50% rohem zu 50% gekochtem Gemüse anzustreben. Folatreiches Gemüse sollte nicht gewässert werden. Es sollte schonend zubereitet (nicht warmhalten!) und die Garflüssigkeit sollte mitverwendet werden.

Da Folat sehr empfindlich ist, sodass durch Waschen, Erhitzen und Sauerstoffkontakt bis zu 90% verloren geht, ist es ohne Supplemente schwierig, den erhöhten Bedarf nur über die Ernährung zu decken.[145]

### Versorgung sicherstellen

Nicht alle Frauen können Folsäure, die synthetische Form von Folat, gut verwerten, daher ist zu erwägen, evtl. auf Nahrungsergänzungsmittel mit Methylfolat zurückzugreifen statt auf Präparate, die nur Folsäure enthalten, z. B. ein Kombipräparat, das 5-MTHF (Metafolin®) enthält. Denn Menschen mit bestimmten genetischen Besonderheiten (MTHFR-Polymorphismus), bei denen die Aktivität des Enzyms Methyltetrahydrofolatreduktase (MTHFR) reduziert ist, können Folsäure nicht effektiv umwandeln und haben ein erhöhtes Risiko, trotz Supplementierung ein Kind mit einem Neuralrohrdefekt zu bekommen.[146]

Außerdem spielt eine ausreichende Zufuhr an Vitamin B12 und der essenziellen Aminosäure Methionin (z. B. Getreide ist eine gute Methioninquelle) eine wichtige Rolle für die Folatversorgung.

## Vitamin B12 (Cobalamin)

Vitamin B12 ist außerordentlich wichtig für die normale Entwicklung des fetalen Nervensystems. Es wirkt synergetisch mit Folat und spielt wie auch Folat eine wichtige Rolle bei der Prävention von Neuralrohrdefekten, weshalb die Vitamin-B12-Speicher bereits vor der Schwangerschaft gut gefüllt sein sollten.[147] Da Vitamin B12 nur in tierischen Nahrungsmitteln (bzw. in angereicherten Produkten) zu finden ist, sollten vegan lebende Frauen spätestens zu Beginn der Schwangerschaft, möglichst aber schon in der Kinderwunschphase, ihre Vitamin-B12-Versorgung überprüfen lassen und ggf. optimieren. Dies ist auch für vegetarische Frauen sowie Frauen, die nur wenig oder unregelmäßig tierische Produkte essen, ratsam. (Zum Vergleich: Eine typische Zufuhr an tierischen Nahrungsmitteln bei mischköstlicher Ernährung wären 1–2 Fleischmahlzeiten plus 1–2 Fischmahlzeiten plus 2–3 Eier pro Woche plus ca. 300 g Kuhmilchprodukte täglich.) Je geringer der Konsum an tierischen Nahrungsmitteln ist, desto eher ist eine Vitamin-B12-Supplementierung zu erwägen.

### Bedarf an Vitamin B12

Der Tagesbedarf an Vitamin B12 ist in der Schwangerschaft leicht erhöht und liegt bei 4,5 µg/Tag. Bei einer veganen Ernährung ist eine Vitamin-B12-Supplementierung in Höhe von etwa 100–250 µg/Tag empfehlenswert, angepasst an den individuellen B12-Status. Bei vegetarischer bzw. tierproduktarmer Kost kann die Dosierung angepasst werden, je nachdem, wie viele tierische Produkte konsumiert werden. Wurde ein B12-Mangel diagnostiziert, sollte dieser so rasch wie möglich ärztlich behandelt und kontrolliert werden.

Hinweis: Der Grund für die deutlich höhere Dosierung bei der Supplementierung im Vergleich zum Tagesbedarf liegt in der geringen Resorptionsrate von Vitamin B12. Alternativ zu einer hohen Einmaldosis können mehrfach täglich niedrigere Dosierungen gewählt werden, z. B. 3-mal täglich 5–10 µg.

Hinweis: In Multinährstoffpräparaten für die Schwangerschaft ist üblicherweise Vitamin B12 zugesetzt. Meistens handelt es sich um Dosierungen von 3–9 µg pro Tag. Dies stellt bei mischköstlichen Frauen eine sinnvolle Ergänzung dar, um den leicht erhöhten B12-Bedarf in der Schwangerschaft zu decken. Für Frauen, die sich rein pflanzlich ernähren, reicht dies aber oftmals nicht aus, um den Tagesbedarf zu decken (aufgrund der niedrigen Bioverfügbarkeit von Vitamin B12, siehe oben).

## Cholin

Der semiessenzielle Nährstoff Cholin (früher als Vitamin B4 bezeichnet) kann vom Körper aus der essenziellen Aminosäure Methionin synthetisiert werden, wenn diese in ausreichender Menge vorhanden ist.[148] Für die Eigensynthese benötigt der Körper außerdem Folat/Folsäure. Zusätzlich muss Cholin aus der Nahrung aufgenommen werden.

Cholin ist wichtig für die Zellteilung und Gehirnentwicklung des Kindes: Als Phosphatidylcholin wird es zu einem Bestandteil unserer Zellmembranen und als Acetylcholin spielt es eine entscheidende Rolle bei der Signalübertragung im Gehirn. Eine Cholinsupplementierung der Mutter war in Studien mit einem niedrigeren Risiko von Neuralrohrdefekten und besseren kognitiven Funktionen bei ihrem Nachwuchs assoziiert.[149] Man geht davon aus, dass der Bedarf an Cholin in der Schwangerschaft und Stillzeit etwas erhöht ist; der »adequate intake« (AI) (Seite 53) liegt laut EFSA in der Schwangerschaft bei 480 mg pro Tag und in der Stillzeit bei 520 mg pro Tag.[150] Cholinsupplemente haben in Studien auch den Vitamin-B12-Status in der Schwangerschaft positiv beeinflussen können.[151]

Eine ausreichende Cholinversorgung sollte in der Mischkost kein Problem sein, da einige tierische Produkte wie z. B. Eier und Leber konzentrierte Cholinquellen darstellen. Allerdings weisen mehrere Studien darauf hin, dass viele Frauen (zumindest in den USA und Australien) den »adequate intake« nicht erreichen.[152] Eine Studie, die über einen Online-Fragebogen die Zufuhr an Cholin bei schwangeren Frauen in Deutschland ermittelt hat, ist zu dem gleichen Ergebnis gekommen: Unabhängig von der Ernährungsform lag die Cholin-Zufuhr bei Schwangeren unterhalb des AI, wobei sie bei vegan und vegetarisch ernährten Frauen noch geringer war als bei Mischköstlerinnen.[153]

Da der Cholinbedarf in der Schwangerschaft erhöht ist und Cholin unter anderem eine wichtige Rolle bei der Gehirnentwicklung spielt, kann es sinnvoll sein, zumindest einen Teil des Bedarfs mithilfe eines Supplements in Höhe von ca. 200 mg pro Tag zu decken. Es gibt auch einige Multinährstoffpräparate für die Schwangerschaft, die Cholin enthalten.

Wie bereits aufgeführt, sind die wichtigsten pflanzlichen Cholinquellen (Seite 53) Sojaprodukte (Sojadrink, Sojajoghurt, Tofu, Tempeh, Edamame) und andere Hülsenfrüchte (Linsen, Bohnen, Kichererbsen, Erbsen) sowie Kreuzblütler (Brokkoli, Blumenkohl, Rosenkohl), Haferflocken, Weizenkeime, Nüsse, Samen und Erdnüsse sowie Pilze, insbesondere Shiitake. Auch weitere Lebensmittel wie z. B. Spinat, Spargel, Bananen und Orangen tragen zur Cholinversorgung bei. Eier zählen zu den guten tierischen Quellen und können bei einer vegetarischen Ernährung einen erheblichen Beitrag zur Cholinversorgung leisten.

## Vitamin A

Der Vitamin-A-Bedarf ist in der Schwangerschaft leicht erhöht (800 vs. 700 µg Retinol-Äquvialente pro Tag).

Bei einer rein pflanzlichen Ernährung wird kein vorgeformtes Vitamin A zugeführt, sondern nur sogenanntes »Pro-Vitamin A« in Form von Betakarotin. Es sollte auf den täglichen Konsum betakarotinreicher Lebensmittel (z. B. Karotten, Süßkartoffeln, grünes Blattgemüse, Aprikosen, Mangos) geachtet werden. Das Betakarotin aus gegartem Gemüse wird besser vom Körper aufgenommen als aus rohem Gemüse. Es sollte immer eine Fettquelle (Öl, Avocados, Nüsse/Samen) zusätzlich verzehrt werden, da dies die Resorption von Betakarotin deutlich erhöht.

## Eisen

Eisen spielt vor allem als Bestandteil der roten Blutkörperchen beim Sauerstofftransport eine sehr große Rolle. Unter anderem

# Bewusst kombinieren: für eine gute Eisenversorgung

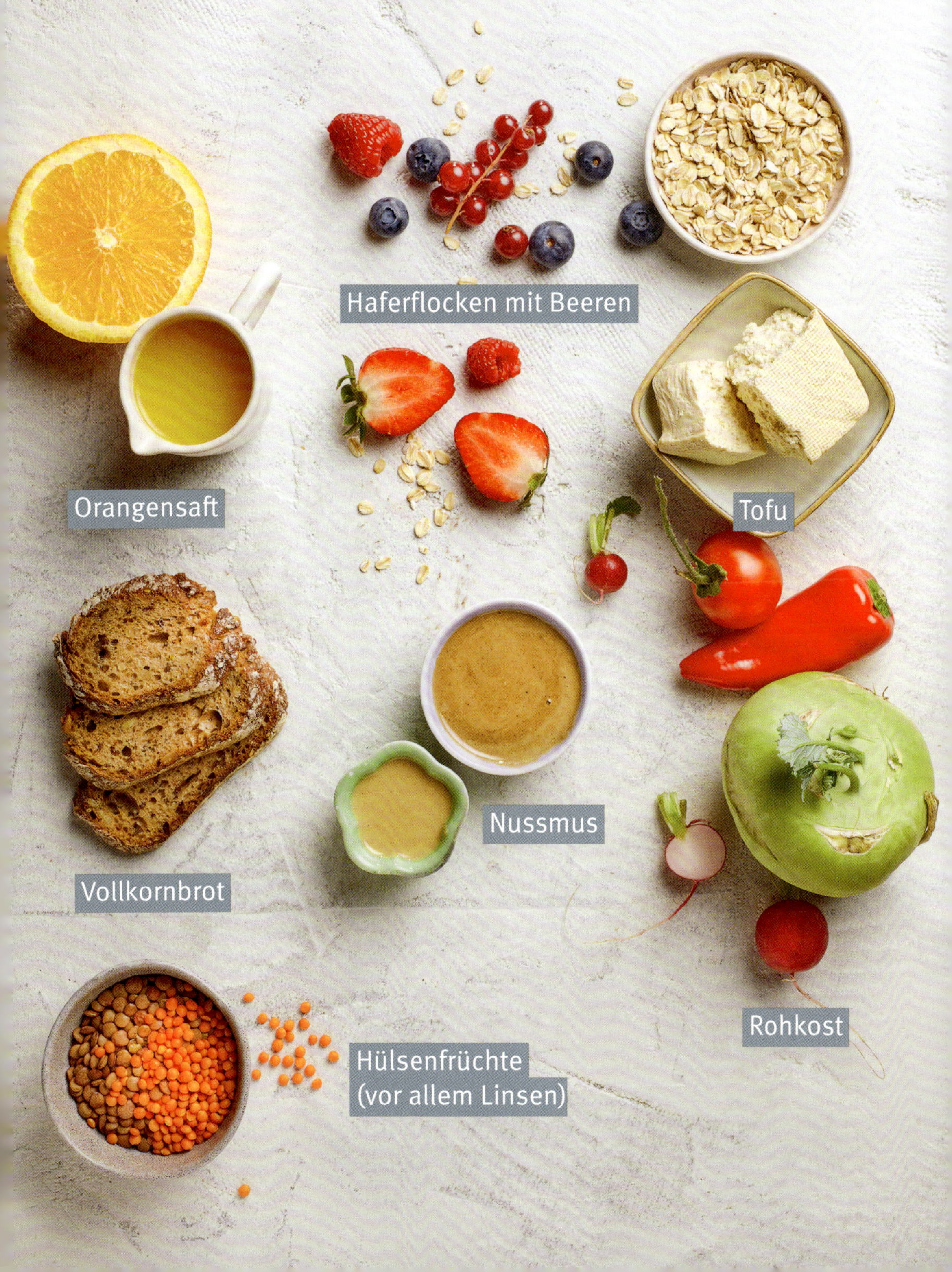

durch das erhöhte Blutvolumen ist in der Schwangerschaft der Eisenbedarf stark erhöht (30 mg vs. 15 mg). Es kommt deswegen bei Schwangeren oft zu niedrigen Eisenspeichern, und zwar unabhängig von der Ernährungsweise, was erst mal als physiologisch, also normal, gilt.[154] Ein nicht behandelter, ausgeprägter Eisenmangel kann allerdings negative Konsequenzen für die neuronale und kognitive Entwicklung des Kindes haben.[155]

## Eisenbedarf

Die Empfehlungen zur Eisenzufuhr in der Schwangerschaft gehen in den unterschiedlichen Ländern stark auseinander. In den Vereinigten Staaten beispielsweise wird routinemäßig eine prophylaktische Eisensupplementierung ab Schwangerschaftsbeginn empfohlen. Gemäß deutscher Fachgesellschaften, einschließlich der DGE, sollte dagegen eine Eisensupplementation in der Schwangerschaft nur nach einer ärztlich diagnostizierten Unterversorgung erfolgen.[156] Die DGE weist darauf hin, dass »die internationale Empfehlung der WHO zu einer generellen Eisensupplementation für Schwangere (...) vor dem Hintergrund getroffen [wurde], dass in Entwicklungsländern zum Teil ein erheblicher Anteil der Schwangeren eine Eisenmangelanämie aufweist«.[157] Eine routinemäßige (prophylaktische) Supplementierung scheint kaum Vorteile zu bieten, außer in Regionen, wo Eisenmangelanämie häufiger vorkommt.[158]

Im Rahmen der Schwangerschaftsvorsorge wird in Deutschland der Hämoglobinwert engmaschig kontrolliert, sodass eine Anämie (Blutarmut) im Normalfall zeitnah festgestellt werden kann. Es kann sinnvoll sein, zusätzlich den Ferritinwert bestimmen zu lassen, um frühzeitig entleerte Eisenspeicher festzustellen. Bei einem guten Eisenspeicher zu Beginn der Schwangerschaft gibt es keine grundsätzliche Notwendigkeit und, wie bereits erwähnt, entsprechend der deutschen Fachgesellschaften auch keine Empfehlung dafür, Eisen prophylaktisch zu supplementieren.

## Eisenquellen

Da eine ausreichende Eisenversorgung in der Schwangerschaft so wichtig ist, sollte der Fokus auf eisenreichen Lebensmitteln liegen: Hülsenfrüchte (vor allem Linsen) inklusive Sojaprodukte (Tofu, Tempeh), Pseudogetreide (Amaranth, Quinoa, Buchweizen), Hirse, Hafer, Nüsse und Samen (z. B. Kürbiskerne, Sesam, Cashews) sowie grünes Gemüse (Brokkoli, Grünkohl) liefern viel pflanzliches Eisen und sollten täglich und möglichst mehrfach über den Tag verteilt auf dem Teller landen.

## Eisenaufnahme verbessern

Der Eisenhaushalt wird hauptsächlich über die Aufnahme reguliert, weshalb es sehr wichtig ist, auf Stoffe, die die Eisenaufnahme verbessern oder vermindern können, zu achten. Wie beschrieben, sollten eisenreiche pflanzliche Nahrungsmittel mit Vitamin-C-reichem Obst oder Gemüse kombiniert werden, um die Bioverfügbarkeit des pflanzlichen Eisens zu erhöhen. Vitamin C kann das dreiwertige Eisen (welches als Non-Häm-Eisen in pflanzlichen Lebensmitteln, aber auch in Eiern und zu einem Teil in Fleisch vorkommt) zu zweiwertigem Häm-Eisen reduzieren und für den Körper damit leicht verfügbar machen. Fleisch, vor allem rotes Fleisch, enthält einen hohen Anteil an dem zweiwertigen Häm-Eisen, welches vom Körper gut aufgenommen werden kann und dafür keine Anwesenheit von Vitamin C benötigt.

Einige Stoffe, die von Natur aus in Pflanzen vorkommen, können die Eisenaufnahme stören, wie z. B. die Phytinsäure. Sie kommt in Getreide und Hülsenfrüchten sowie in Nüssen und Samen vor und bildet unlösliche Komplexe mit Eisen, was die Aufnahme vermindert. Dadurch ist die Bioverfügbarkeit des Eisens in der pflanzlichen Kost tendenziell niedriger als in der Mischkost. Der Gehalt an Phytinsäure kann durch Einweichen, Keimen und Kochen reduziert werden. Es gibt Hinweise darauf, dass Eisen aus manchen Hülsenfrüchten (Linsen, Kidneybohnen, Soja) in Form von sogenanntem Ferritin-Eisen direkt und ähnlich gut wie Häm-Eisen aus Fleisch aufgenommen werden kann, ohne dass Stoffe wie die Phytinsäure die Resorption vermindern.[159] Dies ist einer der Gründe, weshalb Hülsenfrüchte eine so bedeutende Rolle in der pflanzlich basierten Ernährung spielen und möglichst täglich gegessen werden sollten.

Kaffee (auch koffeinfreier!) sowie grüner und schwarzer Tee enthalten eisenhemmende Substanzen wie Polyphenole und Tannine, die mit Eisen Komplexe bilden und so die Aufnahme im Darm hemmen.[160] Daher sollten diese Getränke mit einem Abstand von mindestens ein bis zwei Stunden zu einer eisenreichen Mahlzeit konsumiert werden.

Eine verbreitete Annahme ist, dass Kalzium die Eisenresorption hemmt. Diese Annahme basiert überwiegend auf Studienergebnissen, die den kurzfristigen Einfluss einer hohen Kalziumaufnahme im Rahmen einer eisenreichen Mahlzeit auf Parameter des Eisenstoffwechsels untersucht haben. Doch Studien, die Probanden über einen längeren Zeitraum beobachteten, konnten keinen Einfluss einer hohen Kalziumzufuhr auf hämatologische Parameter bzw. den Eisenstatus feststellen.[161] Das eisenreiche Haferflockenporridge darf also gerne mit kalziumangereicherten Pflanzendrinks oder -joghurts genossen werden. Hinweis: Pflanzliche Produkte sind zu bevorzugen, denn Casein, ein Protein, das sich in hohen Mengen in Kuhmilch findet, kann hemmend auf die Eisenresorption wirken.

### Tipps für eine gute Eisenversorgung in der Schwangerschaft

- Zu jeder Mahlzeit etwas Eisenreiches essen; z. B. Haferflocken (möglichst mehrere Stunden vor dem Verzehr einweichen) mit Beeren zum Frühstück, Linsenbolognese (Seite 200) zum Mittagessen, Tofu mit Buchweizen zum Abendessen
- Eisenreiche Lebensmittel immer mit Vitamin-C-reichen Lebensmitteln kombinieren; z. B. rote Paprika in die Linsenbolognese integrieren, etwas Orangensaft zum Frühstück, etwas Rohkost als Snack mit Vollkornbrot und Nussmus kombinieren
- Keinen Kaffee (auch koffeinfrei!) oder (schwarzen und grünen) Tee zu den Mahlzeiten trinken (diese Getränke sollten wegen ihres Koffeingehalts in der Schwangerschaft ohnehin reduziert werden)
- Möglichst jeden Tag Hülsenfrüchte (vor allem Linsen) in den Speiseplan integrieren. Hülsenfrüchte vor dem Kochen gut einweichen (Einweichwasser wegschütten) und bei Möglichkeit Sprossen ziehen, um den Gehalt an Phytinsäure zu minimieren und die Nährstoffverfügbarkeit zu erhöhen; nach dem Keimen die Hülsenfrüchte kochen, um die Verträglichkeit zu verbessern und potenziell vorhandene Keime abzutöten.

## Zink

Der Zinkbedarf ist in der Schwangerschaft erhöht um 1 mg im 1. Trimenon und um 3 mg im 2. und 3. Trimenon. Die empfohlene Zinkzufuhr ist abhängig von der Menge an Phytinsäure in der Ernährung. Bei einer pflanzlichen Ernährung ist diese hoch, somit liegt die empfohlene Zufuhr an Zink für Schwangere, die sich pflanzenbasiert ernähren, bei 11 mg (statt 10 mg bei nichtschwangeren Frauen) im 1. Trimenon und 13 mg im 2. und 3. Trimenon.

Um den hohen Zinkbedarf decken zu können, sollten bei Getreide überwiegend Vollkornprodukte verwendet und täglich Nüsse und Samen in den Speiseplan eingebaut werden. Zudem sind Hülsenfrüchte wichtige Zinkquellen. Weitere Informationen zu Zink gibt es im Kapitel über die Mikronährstoffe (Seite 62).

## Jod

Jod ist in erster Linie für die normale Funktion der Schilddrüse notwendig. In der Schwangerschaft ist es außerdem für eine gesunde Entwicklung des Nervensystems des Fötus wichtig, und bereits ein moderater Jodmangel kann die kognitive Entwicklung des Kindes ungünstig beeinflussen.

Deutschland gilt als Jodmangelgebiet[162], da die Pflanzen, die auf den jodarmen Böden hierzulande wachsen, nur geringe Mengen an Jod aufweisen und dementsprechend regional angebaute pflanzliche Lebensmittel sowie Futtermittel (sofern sie nicht angereichert sind) jodarm sind. Daher gehört Jod auch in der Mischkost zu den potenziell kritischen Nährstoffen.

### Jodbedarf in der Schwangerschaft

In der Schwangerschaft ist der Jodbedarf erhöht (230 µg/Tag), da vermehrt Schilddrüsenhormone produziert werden, vermehrt Jod über die Nieren ausgeschieden wird und Jod über die Plazenta zum Kind gelangt. Wichtige Jodquellen hierzulande sind Kuhmilchprodukte, Seefisch und jodiertes Speisesalz. Mit Jodsalz alleine wird der Jodbedarf nicht gedeckt – die durchschnittlich im Haushalt verwendeten 2 g Salz am Tag entsprechen einer Zufuhr von etwa 40 µg Jod. Auch wenn zusätzlich Lebensmittel mit Jodsalz verzehrt werden (z. B. Brot; Achtung: Nur wenige industriell hergestellte Nahrungsmittel wie Brot, Wurst, Käse enthalten jodiertes Speisesalz), genügt das nicht, um den Bedarf, insbesondere in der Schwangerschaft und Stillzeit, zu decken. Das Netzwerk »Gesund ins Leben« empfiehlt allen schwangeren Frauen, ein Jodpräparat mit 100–150 µg Jod einzunehmen, unabhängig von der Ernährungsweise. Für Frauen, die sich rein pflanzlich ernähren, kann eine etwas höhere Dosierung (150–200 µg/Tag) sinnvoll sein, da hier Milchprodukte als Jodquelle wegfallen. Allerdings gibt es vereinzelt Pflanzendrinks, die mit Jod angereichert sind und somit ähnlich wie Kuhmilchprodukte eine relevante Jodquelle darstellen können.

### Algen als Jodquelle

Für pflanzenbasiert lebende Menschen kommen neben Jodsalz Algen (z. B. Nori-Algen) als Jodquelle infrage. Da Algen aber große Schwankungen des Jodgehaltes aufweisen können (auch Nori, obwohl sie einen moderaten Jodgehalt haben), werden sie von der DGE in der Schwangerschaft nicht empfohlen. Das Bundesinstitut für Risikobewertung empfiehlt, nicht mehr als 600 µg Jod pro Tag aufzunehmen. Dieser Wert lässt sich mit Algenkonsum schnell überschreiten.[163] Das Netzwerk »Gesund ins Leben« weist außerdem darauf hin, dass Algen reich an Arsen und anderen Kontaminanten sein können, und rät vom Konsum von Algen und Algenprodukten in der Schwangerschaft zur Deckung des Jodbedarfs ab.[164] Wer trotzdem in der Schwangerschaft Algen konsumieren möchte, kann dies tun, sollte aber auf Produkte zurückgreifen, die den Jodgehalt ausweisen, und eher Algen mit moderatem Jodgehalt, wie Nori-Algen, verwenden. Es spricht also nichts gegen den gelegentlichen Verzehr von Algen, wie z. B. in Sushi; den Jodbedarf ausschließlich oder überwiegend mit Algen zu decken wird in der Schwangerschaft hingegen nicht empfohlen.

## Magnesium

Magnesium ist als Enzymbestandteil oder Coenzym an sehr vielen Reaktionen in unserem Körper beteiligt. Es spielt eine wichtige Rolle bei der Signalübertragung im Zentralnervensystem, bei der Muskelarbeit und auch als sogenannter sekundärer Botenstoff, welcher für die Weiterleitung bestimmter Signale innerhalb der Zelle benötigt wird. Der Bedarf an Magnesium ist in der Schwangerschaft nicht erhöht (300 mg/Tag).

### Gute Versorgung bei pflanzenbasierter Ernährung

Die empfohlene Zufuhr wird insbesondere in der Mischkost gemäß den Erhebungen der Nationalen Verzehrsstudie II oft nicht gedeckt. In der pflanzenbasierten Ernährung dagegen gilt Magnesium nicht als kritischer Nährstoff und dementsprechend ist die Versorgungslage bei vegan lebenden Menschen inklusive Schwangeren meistens besser als in der Mischkost. Magnesium findet sich hauptsächlich in pflanzlichen Lebensmitteln; gute Quellen sind z. B. Vollkornprodukte, Hülsenfrüchte, grünes Gemüse (Mangold, Spinat), Bananen, Avocados, Nüsse (Cashew) und Samen (Chia- und Leinsamen).

Es gibt keine ausreichende Evidenz, dass eine generelle Magnesium-Supplementierung in der Schwangerschaft (abgesehen von Mangelzuständen) einen Nutzen hat.[165]

Ein Magnesiummangel kann zu einer erhöhten Neigung für Wadenkrämpfen in der Schwangerschaft führen. In diesen Fällen kann die Verwendung eines Magnesiumsupplements hilfreich sein.[166] Eine Studie zeigte, dass eine pflanzenbasierte Ernährung in der Schwangerschaft zu einem besseren Magnesium-Status führt und Wadenkrämpfen im letzten Schwangerschaftsdrittel vorbeugen kann.[167]

## Weitere Nährstoffe

Für Kalzium (Seite 58), Vitamin D (Seite 54) und Selen (Seite 63) sind keine schwangerschaftsspezifischen Aspekte zu beachten – außer natürlich der generellen Empfehlung zur bedarfsdeckenden Zufuhr –, und es besteht kein erhöhter Bedarf in der Schwangerschaft.

# Von der Ernährungspyramide zum plantbased Teller

Eine pflanzenbasierte Ernährung ist die Zukunft, da sind sich viele Expertinnen und Experten einig. Für die Umsetzung in der Schwangerschaft und Stillzeit gibt es verschiedene Modelle.

Ob die offiziellen DGE-Empfehlungen oder die sogenannte Planetary Health Diet (Seite 11): Pflanzen bilden die Basis der Ernährungsempfehlungen aus unterschiedlichen Ländern.[168] Während hierzulande solche Ernährungsempfehlungen oft in Form einer Pyramide dargestellt werden, wie z. B. die Gießener vegane Lebensmittelpyramide, setzen andere Fachgesellschaften eher auf Ernährungsteller, wie den Planetary-Health-Teller oder den »gesunden Teller« (Harvard Healthy Eating Plate). Wir halten solche »Teller-Empfehlungen« für anschaulicher als Pyramiden und sind der Meinung, dass sie leichter in die Praxis umzusetzen sind. Deswegen stellen wir in diesem Buch den »plantbased Teller« vor.[169]

Diese Konzepte für Erwachsene gelten natürlich auch für schwangere und stillende Frauen. Der wesentliche Unterschied bei der Mahlzeitenplanung ist der höhere Kalorien- und Proteinbedarf für Schwangere im 2. und 3. Trimenon und in der Stillzeit sowie der deutlich erhöhte Eisenbedarf vor allem in der Schwangerschaft. Dieser Mehrbedarf kann ganz einfach gedeckt werden, vor allem durch etwas größere Portionen bei den Hauptmahlzeiten sowie durch nährstoffreiche, eisenreiche Zwischenmahlzeiten wie z. B. Nüsse/Samen oder Sojaquark mit Obst, Vollkornbrot mit Erdnussmus oder Hummus mit Rohkoststicks.

Hinweis: Aus pragmatischen Gründen haben wir im folgenden Abschnitt die praktischen, lebensmittelbezogenen Empfehlungen für Schwangere und Stillende zusammengelegt. Um die pflanzenbasierte Ernährung in der Stillzeit geht es im nächsten Kapitel.

## Gießener vegane Lebensmittelpyramide

Wir befassen uns zunächst kurz mit den Empfehlungen der Gießener veganen Lebensmittelpyramide und übertragen sie dann auf den Bedarf von Schwangeren und Stillenden.

- Die Basis der Pyramide bilden die Getränke: Mindestens 1,5 l pro Tag (ca. 6 große Gläser) Leitungswasser, Kräuter- oder Früchtetee (ungesüßt) sollen es sein. Besonders empfehlenswert ist kalziumreiches Mineralwasser mit einem Kalziumgehalt von >400 mg pro Liter.
- Als Nächstes kommen Obst und Gemüse: Beides soll reichlich konsumiert werden – mindestens 400 g Gemüse (3 Portionen) plus Kräuter und Gewürze sowie 250 g Obst (2 Portionen).
- Auf der dritten Stufe stehen Vollkornprodukte und Kartoffeln: Bis zu 5 Portionen am Tag werden empfohlen. Dabei entspricht 1 Portion 2–3 Scheiben Vollkornbrot (ca. 50 g pro Scheibe) oder 250 g Reis oder (Pseudo-)Getreide (gegart) oder 300 g Vollkornteigwaren (gekocht) oder 2–3 Kartoffeln (ca. 200–350 g) oder 50 g Getreideflocken.
- Auf der vierten Stufe befinden sich die Lebensmittel, die mäßig konsumiert werden sollten: Nüsse (auch Nussmus) und Samen (täglich 1–2 Portionen à 30 g), pflanzliche Milchalternativen (200–300 g täglich, kalziumangereicherte Produkte bevorzugen) und mindestens 1 Portion Hülsenfrüchte (150–200 g gegart) oder weitere Proteinquellen (50–100 g Tofu, Tempeh etc.).
- Darauf folgen Fette und Öle, die sparsam verwendet werden sollten: täglich 2–4 EL z. B. Rapsöl, Leinöl, Walnussöl, Olivenöl, davon 2 EL DHA-angereichertes Leinöl (wenn kein Mikroalgenöl genutzt wird).
- An der Spitze der Pyramide befinden sich Süßigkeiten und Snacks, sie sollten möglichst selten und wenn, dann in Maßen konsumiert werden.
- Ergänzt werden die Lebensmittel durch Supplemente wie Vitamin B12 und D (bei fehlender Eigensynthese durch die Sonne) sowie 5–6 g (Jod-)Salz pro Tag.

### Ergänzende Empfehlungen für Schwangere und Stillende

Die Autoren der Gießener veganen Lebensmittelpyramide ergänzen ihre Empfehlungen für Schwangere und vor allem für Stillende folgendermaßen: Da sie mehr Energie brauchen, sind die empfohlenen Portionen etwas größer, wie groß genau, sollte individuell bestimmt werden: Wer z. B. körperlich sehr aktiv ist und viel Energie verbraucht, sollte dementsprechend etwas größere Portionen bzw. insgesamt etwas mehr essen als weniger aktive Personen.

Außerdem sind für Schwangere und Stillende Meeresalgen zur Deckung des Jodbedarfs nur bedingt geeignet, da der Jodgehalt in Algen stark schwanken kann. Jodsupplemente auf Algenbasis können ebenfalls solchen Schwankungen unterliegen sowie mit Schwermetallen belastet sein. Daher sind gerade in der Schwangerschaft und Stillzeit Jod-Supplemente mit Kaliumjodid vorzuziehen. Bei Schilddrüsenerkrankungen sollte die Dosierung mit dem Arzt besprochen werden.

## Unsere Empfehlungen zum Konsum von Hülsenfrüchten

In der Gießener veganen Lebensmittelpyramide wird dem Vollkorngetreide ein hoher Stellenwert eingeräumt und zu einem »reichlichen« Konsum (4–5 Portionen) geraten, während bei Hülsenfrüchten lediglich zu einem »mäßigen« Verzehr (ca. 1 Portion pro Tag) geraten wird. Diese Empfehlung orientiert sich an den Richtlinien für die Mischkost: reichlich von Vollkorngetreide und wenig tierische Proteinquellen. Wir empfehlen, dass bei einer vorwiegend pflanzlichen Ernährung (besonders vegan) tendenziell mehr Hülsenfrucht-Produkte auf dem Speiseplan stehen sollten, als in der Gießener Lebensmittelpyramide vorgeschlagen.

Natürlich liefert auch Vollkorngetreide wichtige Nährstoffe wie Mineralstoffe und B-Vitamine. Hülsenfrüchte haben jedoch zusätzlich hochwertigeres Protein im Gepäck. Daher haben sie unserer Ansicht nach in der Ernährungspyramide einen mindestens gleichwertigen Platz neben dem Getreide verdient.

Wir empfehlen also, den Anteil an Hülsenfrüchten zu erhöhen und den Anteil an Getreide bei Bedarf etwas zu reduzieren. Das heißt konkret: bis zu 3 Portionen Hülsenfrüchte pro Tag zu verzehren und etwa die gleiche Anzahl an Getreideportionen.

Viele vegane Rezepte haben genau diese Zusammensetzung: Getreide plus Hülsenfrüchte, z. B. Curry mit Butternut-Kürbis und Kichererbsen (Seite 191) oder Nudeln mit Linsenbolognese (Seite 200). Dementsprechend haben auf unserem plantbased Teller Hülsenfrüchte etwa den gleichen Anteil wie Getreide.

Optimal wäre es, 1 Portion Sojaprodukte wie Tofu oder Tempeh, 1 Portion anderer Hülsenfrüchte (z. B. Linsen oder Bohnen) plus etwa 200–300 ml kalziumangereichertem Sojadrink/Sojajoghurt/Sojaquark täglich zu verzehren. So lässt sich eine ausreichende Proteinzufuhr und Kalziumversorgung sicherstellen.

## Der plantbased Teller für Schwangere und Stillende

Auf unserem plantbased Teller für Schwangere und Stillende machen Hülsenfrüchte und Getreideprodukte zusammen rund 50 % aus, die andere Hälfte des Tellers ist mit Obst und Gemüse gefüllt.

Die verschiedenen Lebensmittelgruppen sind folgendermaßen verteilt.

- Knapp 25 %, also etwa 3 Portionen täglich Getreideprodukte: Vollkorngetreide (Wei-

### Vergleich des Gehaltes ausgewählter Nährstoffe von Linsen und Vollkornnudeln

| | Linsen, 100 g (Trockengewicht) | Vollkornnudeln, 100 g (Trockengewicht) |
|---|---|---|
| Energie (kcal) | 275 | 323 |
| Protein (g) | 23,4 | 13,4 |
| Lysin (mg) | 1890 | 898 |
| Eisen (mg) | 8 | 3,9 |
| Zink (mg) | 3,4 | 3 |
| Kalzium (mg) | 65 | 34 |
| Vitamin B2 (µg) | 265 | 110 |
| Vitamin B6 (µg) | 550 | 200 |
| Cholin (mg) | 96 | 15 |

zen, Dinkel, Roggen, Hirse, Hafer) sowie Pseudogetreide (Quinoa, Amaranth, Buchweizen). Sie liefern Protein, Ballaststoffe, B-Vitamine sowie Eisen und Zink. Raffiniertes Getreide (Weißmehl, weißer Reis) enthält dagegen weniger Mikronährstoffe.
- Knapp 25 %, also 3 Portionen täglich, Hülsenfrüchte (Linsen, Bohnen, Erbsen, Süßlupinen) inklusive Sojaprodukte wie Tofu oder Tempeh. Sie sind ausgezeichnete pflanzliche Proteinlieferanten. Ihr Aminosäurespektrum ergänzt sich darüber hinaus sehr gut mit dem Protein aus Vollkorngetreide. Hülsenfrüchte, vor allem Linsen, sind zudem gute Eisenquellen.
- Nüsse und Samen, täglich 1–2 Portionen à 25–50 g liefern nochmal extra Protein sowie Zink, Eisen, Selen (Paranüsse), Magnesium, B-Vitamine und ungesättigte Fettsäuren.
- Wer tierische Lebensmittel integriert, kann bei einigen Mahlzeiten pflanzliche Proteine ersetzen oder ergänzen, z. B. durch 1–2 Portionen Fisch oder 2–3 Eier pro Woche.
- Die andere Hälfte des Tellers ist mit Obst und Gemüse gefüllt. Diese liefern viele wertvolle Mikronährstoffe sowie reichlich Ballaststoffe und gesundheitsfördernde sekundäre Pflanzenstoffe. Die Auswahl sollte möglichst abwechslungsreich gestalten werden. Nach dem »5 am Tag«-Prinzip sollte auch etwas mehr Gemüse als Obst gegessen werden: mindestens 3 Portion Gemüse und 2 Portionen Obst. Besonders wertvoll ist dunkelgrünes (Blatt-) Gemüse wie Brokkoli, Grünkohl und Wirsing: Es enthält reichlich Folat und andere B-Vitamine, die Vitamine C und K, Betakarotin, Kalzium, Magnesium und Eisen sowie viele Antioxidantien und Ballaststoffe.

## Hülsenfrüchte

In »klassischen« Verzehrempfehlungen für Veganerinnen und Veganer hat Vollkorngetreide einen höheren Stellenwert als Hülsenfrüchte. Wir empfehlen aber, Hülsenfrüchten mindestens den gleichen oder sogar einen höheren Stellenwert einzuräumen. Sie enthalten wie Vollkorngetreide viele Mineralstoffe wie Eisen und Zink sowie B-Vitamine, allerdings liefern sie im Schnitt mehr der sogenannten kritischen Nährstoffe und weisen ein besseres Aminosäureprofil als Vollkorngetreide auf.

Auch orangefarbenes Gemüse wie Süßkartoffeln und Karotten sollte regelmäßig auf dem Teller landen, es liefert besonders viel Betakarotin, das der Körper in Vitamin A umwandelt.
- Ergänzt wird mit täglich 2–4 EL hochwertigem Pflanzenöl, wie Raps-, Oliven-, Walnuss- oder Leinöl (auch angereichert mit Mikroalgenöl), außerdem Wasser (am besten kalziumreich), kalziumangereicherte Milchalternativen oder Milchprodukte (200–300 ml/Tag) und Supplemente. Hinweis: Pflanzenöle sind prinzipiell kein Muss. Werden sie nicht oder nur in sehr geringen Mengen verwendet, sollten andere Fettquellen wie Nüsse, Samen und Avocado vermehrt eingesetzt werden.

Gesunde und vollwertige Rezepte, die diese Empfehlungen umsetzen, gibt es in unserem umfangreichen Rezeptteil (Seite 173).

# Plantbased Teller für Schwangere und Stillende

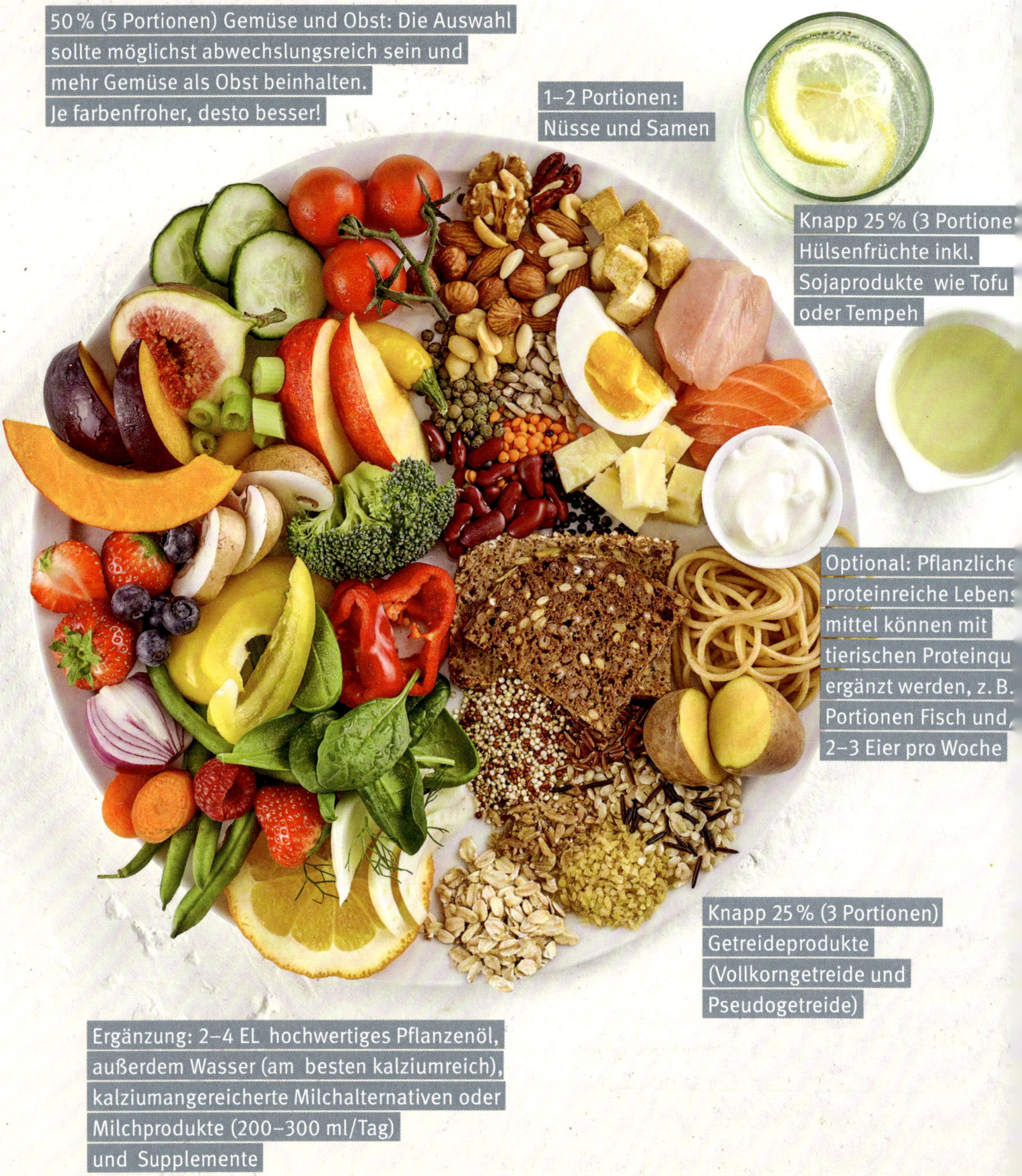

# FAQ: Ernährung in der Schwangerschaft

In unserem Beratungsalltag tauchen bestimmte Fragen zur pflanzenbasierten Ernährung in der Schwangerschaft immer wieder auf, die wir in diesem Kapitel beantworten.

Die Fragen beziehen sich in der Regel auf den Umgang mit bestimmten Lebensmittelgruppen. In unseren Antworten setzen wir die umfangreichen Informationen zu den verschiedenen Nährstoffen in die Praxis um.

**Sind bestimmte Lebensmittel tabu, um Allergien zu vermeiden?**
Es gibt keine Evidenz dafür, dass schwangere Frauen bestimmte Lebensmittel meiden sollten, um der Entwicklung von Lebensmittelallergien beim Kind vorzubeugen. Ganz im Gegenteil: Die eindeutige Empfehlung lautet, in der Schwangerschaft so vielseitig wie möglich zu essen, und zwar alle Lebensmittel, die der Mutter schmecken (und gegen die keine Unverträglichkeit/Allergie besteht). Es gibt nur wenige Ausnahmen, mehr dazu in der folgenden Frage.

Gemäß dem Netzwerk »Gesund ins Leben« gibt es darüber hinaus keine Belege dafür, dass auf bestimmte Lebensmittel in der Schwangerschaft in Bezug auf atopische Dermatitis (Neurodermitis) beim Kind vorsorglich verzichtet werden sollte.[170] Der Verzehr von fettreichem Fisch ist in Studien mit einem protektiven Effekt in Bezug auf atopische Erkrankungen beim Kind assoziiert. Dieser Effekt wird auf den hohen Gehalt an langkettigen Omega-3-Fettsäuren zurückgeführt[171]; vegane Schwangere können diese über Mikroalgenöl aufnehmen. Randomisierte kontrollierte Studien zeigen außerdem, dass die Supplementierung von Omega-3-Fettsäuren in der Schwangerschaft der Entwicklung von Asthma beim Kind vorbeugen kann.[172]

**Und wie sieht es mit Lebensmittelinfektionen aus?**
Schwangere sollten auf rohe oder unzureichend erhitzte tierische Produkte verzichten, da sie mit Listerien oder Toxoplasmen kontaminiert sein können: z. B. Rohwurst (wie Salami), geräucherter Fisch, Spiegelei oder Käse aus Rohmilch. Auch pflanzliche Lebensmittel können gelegentlich mit diesen Keimen kontaminiert sein, deswegen sollten Schwangere keine Lebensmittel aus offenen Gefäßen (wie

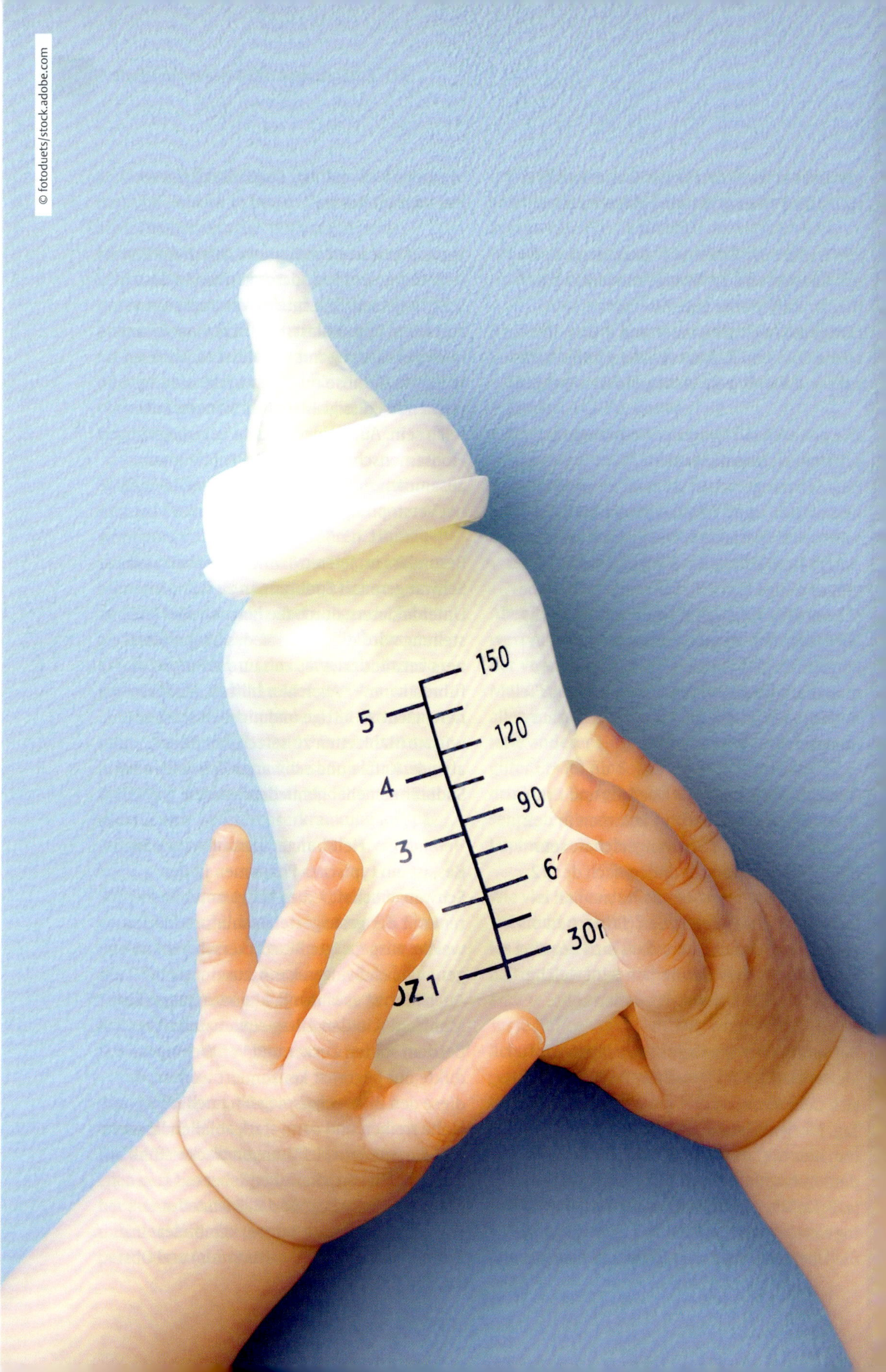
150
5
120
4
90
3

# Plantbased in der Stillzeit

Muttermilch ist ein perfekt auf die Bedürfnisse des Babys abgestimmtes Lebensmittel. Ihre Zusammensetzung wird durch die Ernährung der stillenden Mutter beeinflusst. Wird nicht gestillt, kann auf Säuglingsnahrung zurückgegriffen werden.

# Stillen: das Beste für Mutter und Kind

Es heißt oft, »Stillen ist das Natürlichste der Welt« – das erweckt den Anschein, dass Stillen etwas rein Intuitives sei. Ganz so einfach ist es in der Realität aber nicht immer. Es hilft, gut vorbereitet zu sein!

In der Stillzeit ist der Körper der Mutter, wie auch in der Schwangerschaft, nicht nur mit der eigenen, sondern auch mit der Versorgung eines weiteren Lebewesens beschäftigt – durch die Produktion von Muttermilch. Besonders die ersten Wochen nach der Entbindung sind eine große Herausforderung: Der Körper muss sich nach der Geburt erholen und heilen und gleichzeitig die Milchbildung »organisieren«. Der Nährstoffbedarf ist hoch, der Heißhunger groß und die Müdigkeit durch die schlaflosen Nächte ebenso. Hier hilft die Unterstützung durch die Familie und/oder andere nahestehende Personen – und ein bisschen Vorbereitung.

Stillen ist keineswegs immer so einfach, wie es manchmal suggeriert wird oder wie es sich manche Eltern vor Beginn der Stillzeit vorgestellt haben. Vor allem in den ersten Wochen nach der Geburt sind viele Mütter mit Stillproblemen konfrontiert. Es ist daher ratsam, sich über das Stillen bereits in der Schwangerschaft zu informieren, indem man z. B. einen Stillvorbereitungskurs für Schwangere besucht. Für die Stillzeit ist die Unterstützung durch eine erfahrene Hebamme oder eine Stillberaterin sehr ratsam. Zertifizierte Stillberaterinnen findet man am besten über unabhängige Organisationen wie etwa den Berufsverband Deutscher Laktationsberaterinnen IBCLC e. V. Auch in Entbindungskliniken wird Hilfe bei Stillproblemen durch Hebammen und/oder das Pflegepersonal gegeben.

## Warum überhaupt stillen?

Muttermilch ist die beste Nahrung für das Baby und jederzeit optimal auf die Nährstoffbedürfnisse des Säuglings zugeschnitten: Ihre Zusammensetzung verändert sich im Laufe der Zeit und sogar innerhalb einer Stillmahlzeit entsprechend den Bedürfnissen des Säuglings.

### Gesundheitliche Vorteile

Mit der Muttermilch bekommt das Baby Abwehrstoffe, die vor Infektionen schützen, sowie Probiotika und Laktose, die wichtig für den Aufbau des kindlichen Darmmikrobioms sind. Gestillte Kinder erkranken weniger häufig an Mittelohrinfektionen und Magen-Darm-Infekten und haben ein geringeres Risiko, als Erwachsene an Diabetes Typ 2 (und eventuell Typ 1) zu erkranken, außerdem haben sie seltener Übergewicht. Stillen kann nachweislich zur Allergieprävention beitragen und es senkt das Risiko für den plötzlichen Kindstod.

Muttermilch passt sich den Bedürfnissen des Babys ständig an. So reduziert sich z. B. die Kalorienmenge, wenn größere Energiemengen über feste Nahrung (Beikost) zugeführt werden. Gestillte Babys können die Milchmenge, die sie konsumieren, normalerweise besser regulieren als Kinder, die mit Formulanahrung ernährt werden, was vorteilhaft hinsichtlich der Gewichtsregulation ist.

Außerdem fördert Stillen die Bindung zwischen Mutter und Baby, denn beim Stillen wird Oxytocin freigesetzt und das sogenannte Kuschelhormon sorgt dafür, dass wir uns wohlfühlen. Durch die Ausschüttung von Oxytocin werden außerdem Kontraktionen der Gebärmutter ausgelöst, was die Rückbildung der Gebärmutter unterstützt. Außerdem senkt Stillen das Risiko für Brust- und Eierstockkrebs sowie Diabetes bei der Mutter.[180]

Und nicht zuletzt ist Stillen praktisch und spart Geld, man muss sich keine Gedanken über Flaschen, Pulver und optimal temperiertes Wasser machen.

Trotz aller Vorbereitung und Mühe können nicht alle Frauen stillen und manche wollen dies auch nicht. Alternativen zum Stillen besprechen wir im Kapitel »Wenn nicht gestillt wird« (Seite 106). Die Hervorhebung der Vorteile des Stillens soll keinesfalls dazu führen, sich nicht als »gute Mutter« zu fühlen, wenn man nicht stillen kann. Ein Baby, das mit der Flasche gefüttert wird, kann zu den Eltern eine genauso gute Bindung aufbauen wie ein Stillkind und ebenso gesund groß werden!

## Wichtige Nährstoffe in der Stillzeit

In der Stillzeit ist der mütterliche Bedarf an Kalorien, Protein und den meisten Mikronährstoffen erhöht (und teilweise noch höher als in der Schwangerschaft), unter anderem, da diese für die Produktion der Muttermilch benötigt werden. Lediglich der Eisenbedarf ist in der Stillzeit niedriger als in der Schwangerschaft, bleibt aber erhöht. Es gilt also genau wie schon in der Schwangerschaft, den Speiseplan nährstoffreich mit viel frischem Obst und Gemüse, Vollkorngetreide, Hülsenfrüchten und hochwertigen Fetten zu gestalten, im Sinne des plantbased Tellers (Seite 84).

Aufgrund des weiterhin erhöhten Nährstoffbedarfs ist es sinnvoll, die Supplementierung aus der Zeit der Schwangerschaft beizubehalten, dies betrifft insbesondere Jod und DHA. Die Fachgesellschaften empfehlen stillenden Müttern, Jod unabhängig von der Ernährungsweise und DHA bei fischfreier Ernährung weiterhin zu supplementieren. Für vegane Stillende ist die Fortführung der Vitamin-B12-Supplementierung absolut essenziell.

# Nährstoffreiche Nahrung in der Stillzeit

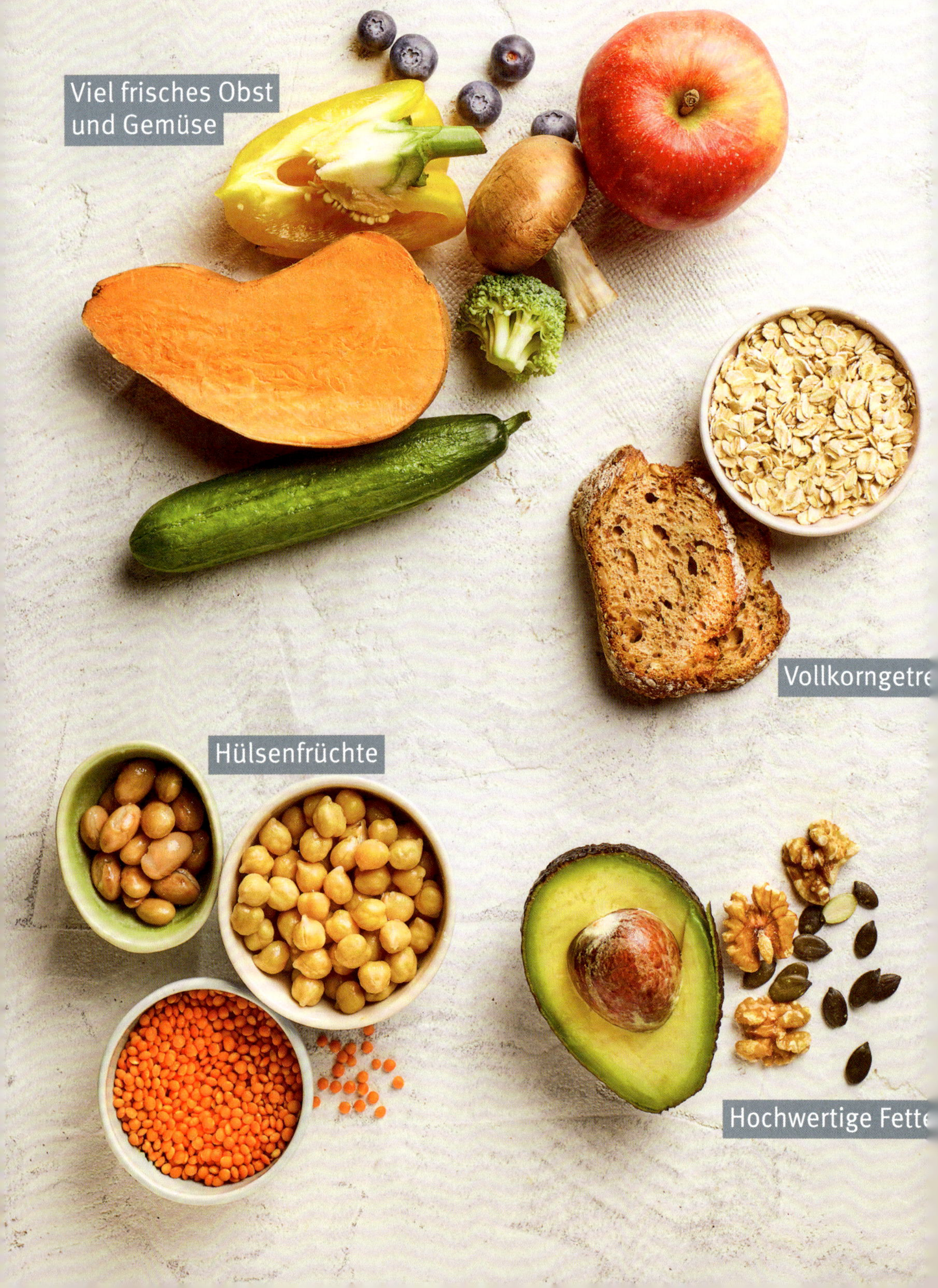

## Zusammensetzung der Muttermilch

Muttermilch verändert sich im Laufe der Stillzeit erheblich. In der ersten Woche nach der Geburt bildet die Mutter das sogenannte Kolostrum (»Vormilch«) – dieses ist wichtig für die Immunabwehr und reich an Antikörpern und Eiweiß. In den folgenden 1–2 Wochen wird die sogenannte transitorische Milch gebildet, mit einem etwas niedrigeren Eiweiß- und einem höheren Fettgehalt. Ab der 3. Woche wird die reife Milch gebildet. Diese zeichnet sich durch einen hohen Gehalt an Fett, Laktose (diese ist das Haupt-Kohlenhydrat in der Muttermilch) und Energie und einen niedrigeren Eiweißgehalt aus. In der Abstillphase ähnelt die Milch dem Kolostrum und ist reich an Abwehrstoffen.

### Einfluss der mütterlichen Ernährung auf die Muttermilch-Zusammensetzung

Die Ernährung der Mutter beeinflusst die Zusammensetzung der Muttermilch. Es gibt aber einige Nährstoffe, die in recht konstanten Mengen in der Muttermilch zu finden sind und deren Gehalt durch die mütterliche Ernährung (bzw. Einnahme von Nahrungsergänzungsmitteln) eher geringfügig beeinflusst wird. Hierzu zählen:

- Energie (Kalorien) sowie die Makronährstoffe Protein, Fett (Gesamtgehalt), Kohlenhydrate
- Die meisten Mineralien, darunter Eisen, Zink, Kalzium und Magnesium
- Die langkettige Omega-6-Fettsäure Arachidonsäure
- Weitere, für Säuglinge bedingt essenzielle Nährstoffe wie die Aminosäure-Verbindungen Taurin und Carnitin

Dagegen hat die mütterliche Ernährung (bzw. Einnahme von Nahrungsergänzungsmitteln) deutlichen Einfluss auf den Gehalt der Muttermilch an folgenden Nährstoffen:

- Alle B-Vitamine
- Cholin
- Die fettlöslichen Vitamine A, D, E und K
- Vitamin C
- Jod
- Selen
- Die langkettigen Omega-3-Fettsäuren EPA und DHA

### Vergleich von pflanzlich und mischköstlich ernährten Frauen

Es gibt nur wenige Studien, die die Zusammensetzung der Muttermilch von vegan/vegetarisch lebenden und omnivoren Frauen verglichen haben, die meisten davon sind relativ alt (vor dem Jahr 2000 publiziert) und qualitativ nicht besonders hochwertig.[181] Eine ältere Studie hat die Muttermilch von Vegetarierinnen und Nicht-Vegetarierinnen verglichen und einige Unterschiede im Fettsäuremuster der Muttermilch gefunden. So enthielt die Muttermilch von Vegetarierinnen mehr Linolsäure (kurzkettige Omega-6-Fettsäure) und Alpha-Linolensäure (kurzkettige Omega-3-Fettsäure), der Gehalt an DHA (langkettige Omega-3-Fettsäure) war in den beiden Gruppen vergleichbar.[182] Eine weitere ältere Studie hat Unterschiede im Fettsäurenmuster der Muttermilch von Veganerinnen, Vegetarierinnen und Mischköstlerinnen gefunden. Der DHA-Gehalt der roten Blutkörperchen von gestillten Säuglingen von veganen Müttern war niedriger als bei anderen Säuglingen.[183]

Eine neue Übersichtsarbeit aus dem Jahr 2021 hat alle Studien, die die Zusammensetzung der Muttermilch von vegan lebenden Frauen mit der von vegetarisch und mischköstlich ernährten Frauen zusammengefasst und ist zu dem Schluss gekommen, dass die Nährwerte der Muttermilch bei allen Gruppen sehr ähnlich waren.[184] Es wurden z. B. keine signifikanten Unterschiede (bei »gut« ernährten Müttern) hinsichtlich des Mineralstoffgehalts der Muttermilch (Zink, Eisen, Selen, Magnesium etc.) festgestellt; auch der Folat-, Laktose- und Proteingehalt war ähnlich. Je nach Studie wurden Unterschiede beim Fettsäuremuster und Vitamin-B12-Gehalt gefunden. Die Milch von vegan und vegetarisch lebenden Frauen enthielt weniger gesättigte Fettsäuren und mehr mehrfach ungesättigte Fettsäuren als die Milch von Mischköstlerinnen. Der Gesamt-Fettgehalt war ähnlich.

Eine 2023 publizierte Studie hat die Muttermilch-Zusammensetzung von vegan und mischköstlich ernährten Frauen in Spanien verglichen.[185] Es wurden einige Unterschiede in der Fettsäuren-Zusammensetzung (siehe den Abschnitt zur Arachidonsäure, Seite 101) festgestellt, insbesondere ein geringer Gehalt an DHA in der Muttermilch veganer Frauen. Der Jodgehalt der Muttermilch mischköstlich ernährter Frauen war niedriger bei vegan ernährten Frauen.

Insgesamt kann man der Studienlage entnehmen, dass sowohl die Ernährung als auch die Supplementierung einen wichtigen Einfluss auf die Zusammensetzung der Muttermilch haben. Mütter, die sich pflanzenbasiert ernähren, auf eine überwiegend vollwertige Lebensmittelauswahl achten und kritische Nährstoffe supplementieren, produzieren eine adäquat zusammengesetzte Muttermilch, die den Säugling mit allen notwendigen Nährstoffen versorgt. Im ersten Lebenshalbjahr ist der Säugling – mit Ausnahme von Vitamin D und K – durch Muttermilch vollständig versorgt, ab dem 2. Lebenshalbjahr ergänzt durch die eisenreiche Beikost.

### Supplementierung für das Kind

Der Gehalt an den Vitaminen D und K ist in der Muttermilch von Natur aus gering. Ein Vitamin-D-Mangel bei Säuglingen kann eine Rachitis (Knochenmineralisationsstörung) und ein Vitamin-K-Mangel beim Neugeborenen schwere, potenziell lebensbedrohliche Blutungen, vor allem Gehirnblutungen, verursachen. Theoretisch kann die Mutter durch Vitamin-D- und Vitamin-K-Supplemente der Gehalt der Muttermilch so weit erhöhen, dass der Bedarf des Säuglings dann über die Muttermilch gedeckt wird. Allerdings sind hierfür Dosierungen notwendig, die an der Grenze oder teilweise oberhalb der derzeit als sicher geltenden Höchstmengen liegen. Während das im individuellen Fall nach Rücksprache mit dem behandelnden Arzt oder der behandelnden Ärztin theoretisch machbar ist, gibt es keine allgemeine Empfehlung für dieses Vorgehen. Die Fachgesellschaften empfehlen dagegen eine direkte Supplementierung des Säuglings: Vitamin D (evtl. in Kombination mit Fluorid zur Kariesprophylaxe) erhalten alle Säuglinge entsprechend den offiziellen Empfehlungen in Höhe von 400–500 I. E. pro Tag ab der 2. Lebenswoche bis zum 2. erlebten Frühjahr; Vitamin K wird bei den Vorsorgeuntersuchungen U1, U2 und U3 (jeweils 2 mg) verabreicht.

## Ausgewählte Nährstoffe in der Muttermilch

Die Versorgung des Kindes mit Nährstoffen ist also gesichert, wenn sich die Mutter bewusst ernährt und darauf achtet, einzelne

Nährstoffe zu supplementieren. Im Folgenden beschreiben wir wichtige Nährstoffe in der Muttermilch etwas genauer.

- Vitamin B12, Cholin und Taurin sind vor allem wichtig für ein gesundes Nervensystem und die kognitive Entwicklung. Taurin ist außerdem wesentlich für die Entwicklung der Netzhaut.
- Neben Vitamin B12 sind auch die anderen B-Vitamine wichtig für den Säugling, unter anderem für dessen Energiestoffwechsel.
- Die mehrfach ungesättigten Fettsäuren DHA und ARA (Arachidonsäure) spielen unter anderem für die normale Entwicklung des Gehirns und des Sehapparats sowie das Immunsystem des Säuglings eine essenzielle Rolle.
- Jod spielt eine entscheidende Rolle bei der körperlichen und geistigen Entwicklung und der Schilddrüsengesundheit des Säuglings.
- L-Carnitin wird vom Säugling für den Energiestoffwechsel in den Zellen benötigt.
- Vitamin A ist wichtig für gesunde Augen und das Immunsystem des Kindes.
- Eisen spielt eine wesentliche Rolle bei der kognitiven Entwicklung und dem Wachstum des Kindes, ist aber von Natur aus nur in sehr geringen Mengen in Muttermilch enthalten.
- Zink und Selen sind wichtig für die Funktion des kindlichen Immunsystems, Zink spielt darüber hinaus eine wichtige Rolle für das Wachstum.
- Kalzium aus der Muttermilch wird in den kindlichen Knochen eingebaut; der mütterliche Bedarf ist nicht erhöht.

## Vitamin B12

Eine gute Vitamin-B12-Versorgung der stillenden Mutter ist außerordentlich wichtig für eine gesunde Entwicklung des Babys. Der Bedarf liegt in der Stillzeit bei 5,5 µg pro Tag. In einer Studie, die den Vitamin-B12-Gehalt in der Muttermilch von vegan, vegetarisch und omnivor ernährten Frauen untersucht hat, wurde bei etwa 20 % der Teilnehmerinnen ein zu niedriger Vitamin-B12-Gehalt in der Muttermilch nachgewiesen, obwohl die meisten von ihnen Supplemente eingenommen hatten.[186] Zu niedrige Vitamin-B12-Werte traten allerdings unabhängig von der Ernährungsweise auf und wurden bei 19,2 % der veganen Mütter, 18,2 % der Vegetarierinnen und 15,4 % der Mischköstlerinnen festgestellt. 85 % der Mütter mit zu niedrigen Werten nahmen ein Vitamin-B12-Supplement ein, es waren aber Frauen aller untersuchten Ernährungsformen gleichermaßen betroffen.

Prinzipiell sind also vegane Mütter, die Vitamin B12 supplementieren, ebenso wie Mischköstlerinnen durchaus in der Lage, Muttermilch mit adäquaten Vitamin-B12-Konzentrationen zu produzieren. Die hierfür notwendige Dosis kann aber individuell unterschiedlich sein. Daher ist eine Überprüfung der Vitamin-B12-Versorgung zum Ende der Schwangerschaft bzw. zu Beginn der Stillzeit ratsam. Wir empfehlen dies nicht nur bei veganer, sondern auch bei vegetarischer Ernährungsweise, bzw. wenn wenig oder unregelmäßig tierische Produkte gegessen werden. Bei rein pflanzlicher/veganer Ernährung ist in der Regel eine Vitamin-B12-Supplementierung in Höhe von 100–250 µg pro Tag in der Stillzeit adäquat.

Wenn nicht sichergestellt werden kann, dass die Mutter einen adäquaten Vitamin-B12-Status aufweist, kann dem Baby nach Rücksprache mit dem Kinderarzt oder der Kinderärztin auch von Geburt an Vitamin B12 supplementiert werden.

## Cholin

Cholin ist unter anderem wichtig für die Gehirnentwicklung des Kindes, deswegen spielt eine ausreichende Zufuhr von Cholin auch in der Stillzeit eine große Rolle. Wie bereits im Schwangerschaftskapitel beschrieben, zeigen Studien aus unterschiedlichen Ländern eine eher zu geringe Zufuhr an Cholin in der Schwangerschaft (Seite 75). Und wie sieht es in der Stillzeit aus?

Eine Studie von 2020 hat den Cholingehalt der Muttermilch von Frauen, die sich pflanzenbasiert ernähren, untersucht.[187] Dabei haben die Autoren vor allem den Gehalt an wasserlöslichem Cholin unter die Lupe genommen und herausgefunden, dass es keinen Unterschied gab zwischen Frauen, die sich vegan, vegetarisch oder omnivor ernährt haben. Daraus schlossen sie, dass eine pflanzenbasierte Ernährung kein Risikofaktor für niedrige Cholinkonzentrationen in der Muttermilch zu sein scheint. Die verschiedenen Cholinformen, die man in der Muttermilch bestimmen konnte, unterschieden sich allerdings zwischen den Gruppen – ob diese eine physiologische Relevanz hat, ist jedoch nicht klar.

**Erhöhter Cholinbedarf in der Stillzeit**

Der »adequate intake« (AI) (Seite 53) für Cholin ist in der Stillzeit erhöht und liegt laut EFSA bei 520 mg pro Tag. Es ist somit ggf. sinnvoll, wie es für die Schwangerschaft bereits empfohlen wurde, weiterhin einen Teil der Cholinzufuhr mithilfe eines Supplements in Höhe von ca. 200 mg pro Tag abzudecken, wenn die Zufuhr über Nahrungsmittel nicht ausreichend ist.

Die wichtigsten pflanzlichen Cholinquellen (Seite 53) wurden bereits aufgeführt: Sojaprodukte und andere Hülsenfrüchte, Brokkoli, Blumenkohl, Rosenkohl, Haferflocken, Weizenkeime, Nüsse, Samen, Erdnüsse, Pilze, Spinat, Spargel, Bananen und Orangen. Unter den tierischen Nahrungsmitteln sind vor allem Eier cholinreich.

## Taurin

Taurin spielt unter anderem eine wichtige Rolle bei der Entwicklung des kindlichen Nervensystems und der Netzhaut des Auges.

Die Versorgung des Körpers kann prinzipiell durch Eigensynthese sichergestellt werden: Taurin entsteht im Stoffwechsel aus der essenziellen Aminosäure Methionin bzw. Cystein. Für eine ausreichende Eigensynthese ist eine gute Versorgung mit hochwertigem Protein wichtig. Im Neugeborenenalter, insbesondere bei Frühgeborenen, kann die Eigensynthese eingeschränkt sein.[188]

Taurin ist primär in tierischen Nahrungsmitteln (vor allem in Fleisch und Fisch, kaum in Kuhmilchprodukten und nicht in Eiern), zu finden. Für gestillte Säuglinge ist Muttermilch eine wichtige Taurinquelle: Frauenmilch enthält deutliche höhere Konzentrationen an Taurin als Kuhmilch.

Der Körper scheint Taurin speichern zu können und die Taurinkonzentration in der Muttermilch von vegan ernährten Müttern ist im Schnitt mit der von omnivor ernährten Müttern vergleichbar.[189] In einer Studie wurden etwas geringere Konzentrationen von Taurin in der Muttermilch von Vegetarierinnen bzw. Veganerinnen gefunden.[190] Ob und inwiefern dieser Unterschied im Tauringehalt der Muttermilch physiologisch relevant ist, ist allerdings noch nicht klar.

Taurin ist kein verpflichtender Zusatz in Formulanahrung, wird aber aus Sicherheitsgründen von einigen Herstellern zugesetzt. Es ist empfehlenswert, bei der Verwendung einer Säuglingsformula auf den Zusatz von Taurin zu achten.

## Die Vitamine B1, B2, B6, B9 (Folat)

In der Stillzeit ist nicht nur der Bedarf an Vitamin B12 erhöht, der Körper braucht mehr von allen B-Vitaminen. Sie sind den meisten Multipräparaten für die Stillzeit zugesetzt, der Bedarf kann aber in der Regel auch mit einer vollwertigen, pflanzenbasierten Ernährung mit viel frischem Obst und Gemüse sowie Vollkorngetreide, Hülsenfrüchte, Nüsse und Samen gedeckt werden. Vitamin B2 wird teilweise als »kritischer Nährstoff« bei veganer Ernährung eingestuft, da es in der Mischkost vor allem über Kuhmilchprodukte zugeführt wird. Vitamin B2 finden sich in größeren Mengen in Champignons, Tofu, Mandeln und vor allem Hefeflocken.

## Langkettige Omega-3-Fettsäure: Docosahexaensäure (DHA)

Langkettige, mehrfach ungesättigte Fettsäuren, insbesondere Docosahexaensäure (DHA), sind wichtig für die Gehirnentwicklung und gesunde Augen des Kindes. Der DHA-Gehalt der Muttermilch hängt von der Versorgung der Mutter ab.[191]

Eine Studie hat den Gehalt von Omega-6- und Omega-3-Fettsäuren (insbesondere DHA) in der Muttermilch von Veganerinnen, Vegetarierinnen und Mischköstlerinnen verglichen. Es wurde festgestellt, dass der Gehalt an ungesättigten Fettsäuren in der Muttermilch von vegan lebenden Frauen höher war und die DHA-Konzentrationen der Muttermilch bei allen Gruppen relativ niedrig war, was auf eine niedrige Zufuhr an Fisch und Meeresfrüchten sowie eine fehlende oder zu niedrige Supplementierung zurückgeführt wurde.[192] Eine ältere Studie fand einen niedrigeren DHA-Gehalt in der Muttermilch von Veganerinnen, verglichen mit Mischköstlerinnen.[193] Auch andere Studien, inkl. einer neueren Studie von 2023[194], kamen zu dem Schluss, dass der DHA-Gehalt der Muttermilch veganer Frauen bei fehlender Supplementierung ungenügend ist.

Daher sollten in der Stillzeit, sofern nicht mindestens einmal wöchentlich fetter Seefisch gegessen wird, weiterhin mindestens 200–250 mg DHA pro Tag[195], etwa in Form eines Mikroalgenöls oder eines DHA-angereicherten Leinöls, zugeführt werden, da eine ausreichende Eigensynthese von DHA aus der kurzkettigen Omega-3-Fettsäure Alpha-Linolensäure (ALA) nicht immer gewährleistet ist.

## Langkettige Omega-6-Fettsäure: Arachidonsäure (ARA)

Arachidonsäure (ARA) ist eine langkettige Omega-6-Fettsäure, die vor allem in fettreichen tierischen Lebensmitteln vorkommt (z. B. Eigelb, Thunfisch, Leber). Während eine zu hohe Zufuhr an ARA im Erwachsenenalter eher ungünstig zu sein scheint[196], sieht es im Säuglingsalter anders aus: Hier muss ARA ausreichend zugeführt werden, da sie für die Gehirnentwicklung des Säuglings essenziell ist. ARA spielt, genau wie DHA, bereits in der Schwangerschaft und den ersten 12–18 Lebensmonaten eine wichtige Rolle; beide Fettsäuren werden in dieser Zeit vermehrt in die Zellmembranen eingebaut.[197]

Da ARA fast ausschließlich in tierischen Lebensmitteln enthalten ist, stellt sich die Frage, ob die Versorgung bei einer pflanzenbasierten Ernährung ausreichend ist. Unser Körper ist in der Lage, Arachidonsäure aus deren Vorläufer, der essenziellen kurzkettigen Omega-6-Fettsäure Linolsäure (LA), herzustellen. Die Zufuhr an LA ist bei pflanzenbasierten Ernährungsweisen in der Regel relativ hoch, da sie vor allem in Nüssen, Samen und Pflanzenölen enthalten ist. Eine 2023 erschienene Übersichtsarbeit kam zu dem Schluss, dass es bei den ARA-Konzentrationen in verschiedenen Geweben, inklusive der Muttermilch, keine relevanten Unterschiede gibt zwischen vegan und mischköstlich ernährten Personen.[198] In einer 2023 publizierten Studie war der Gehalt an ARA und DHA in der Muttermilch veganer Frauen niedriger (vor allem DHA) und der Gehalt an Alpha-Linolensäure und Linolsäure höher als bei einer mischköstlichen Ernährung.[199]

**ARA und DHA ergänzen sich**
Eine Studie, in der die Probandinnen ARA supplementierten, lieferte einen wichtigen Hinweis: Die alleinige Supplementierung von ARA hatte keinen Effekt auf den Muttermilch-Gehalt von ARA, der Gehalt an DHA wurde aber dadurch niedriger (26).[200] Wenn dagegen die Fettsäuren in Kombination supplementiert werden, scheint dies den Muttermilch-Gehalt an ARA und DHA zu erhöhen. Zum aktuellen Zeitpunkt gibt es aber keine offiziellen Empfehlungen zur Supplementierung mit ARA bei pflanzenbasierter Ernährung, sondern nur mit DHA bei fischfreier/fischarmer Ernährung.

**Bei Formulanahrung auf ARA achten**
Zusammenfassung: Die ARA-Eigensynthese aus LA ist bei Säuglingen niedrig. Die Versorgung erfolgt somit primär über die Muttermilch. Wenn eine Formulanahrung verwendet wird, sollte auf ein Produkt geachtet werden, welches ARA im Verhältnis 1:1 mit DHA enthält[201], da die ARA-Anreicherung von Säuglingsformula in der EU für Hersteller nicht verpflichtend ist. Die Anreicherung mit DHA ist hingegen verpflichtend.

## Jod

Der Jodbedarf ist in der Stillzeit mit 260 µg/Tag hoch und es ist wichtig, dass die Muttermilch ausreichend Jod enthält, da diese die Jodversorgung des Kindes sicherstellt. In einer Studie, die den Jodgehalt der Muttermilch von vegan, vegetarisch und omnivor ernährten Frauen untersucht hat, konnten niedrigere und oftmals unzureichende Werte in der Muttermilch vegetarischer und veganer Mütter festgestellt werden.[202] Dies unterstreicht die Wichtigkeit einer Jodsupplementierung in der Stillzeit.

Wie schon in der Schwangerschaft sollte auch in der Stillzeit unabhängig von der Ernährungsweise Jod in einer Dosierung von 100–150 µg (Mischkost) supplementiert werden, empfiehlt das Netzwerk »Gesund ins Leben«. Für Stillende, die vegan leben, ist eine etwas höhere Dosierung in Höhe von 150–200 µg sinnvoll. Da Algen sehr hohe Jodmengen enthalten können, sind sie auch in der Stillzeit nicht als primäre Jodquelle zu empfehlen, es spricht aber nichts gegen den gelegentlichen Verzehr von Algen mit moderatem Jodgehalt, z. B. Nori-Algen (z. B. in Sushi). Neben dem Jodsupplement stellen weitere Jodquellen wie jodiertes Speisesalz und evtl. jodangereicherte Pflanzendrinks die Versorgung sicher. Auch pflanzliche Lebensmittel wie Gemüse (z. B. Brokkoli) und Getreide enthalten geringe Mengen an Jod.

## Carnitin

L-Carnitin ist für den Energiestoffwechsel der Zellen notwendig. Es wird im Körper aus den essenziellen Aminosäuren Lysin und Methionin hergestellt – die Eigensynthese erfordert eine gute Versorgung mit hochwertigem Protein/essenziellen Aminosäuren. Carnitin kann von Säuglingen noch nicht ausreichend selbst hergestellt werden und ist für sie somit ein essenzieller Nährstoff (muss also über die Nahrung zugeführt werden). Dies spiegelt sich im Carnitingehalt der Hauptnahrungsquelle des Säuglings – der Muttermilch – wider: Er bleibt zumindest über die ersten 10 Lebensmonate des Kindes stabil.[203]

Eine Studie von 2023 hat den Gehalt von Carnitin in der Muttermilch von vegan und omnivor ernährten Müttern verglichen und kam zu dem Schluss, dass die Ernährung der Mutter keinen Einfluss auf den Carnitingehalt der Muttermilch hatte, er war bei veganen und omnivoren Müttern vergleichbar.[204]

Obwohl Carnitin überwiegend in Fleisch vorkommt, waren in einer Studie die L-Carnitin-Blutwerte bei einer vegetarischen Ernährung nicht niedriger, sondern höher als bei einer mischköstlichen Ernährung. Dies weist auf eine ausreichende Versorgung des Körpers durch Eigensynthese bei einer fleischfreien Ernährung (zumindest in der untersuchten Kohorte) hin.[205]

Da, wie erwähnt, die Eigensynthese bei Säuglingen nicht ausreichend ist, werden sie über die Muttermilch bzw. Formulanahrung mit Carnitin versorgt. Carnitin muss von den Herstellern verpflichtend der Formulanahrung zugesetzt werden.

In der Nahrung kommt Carnitin neben der Muttermilch vor allem in Fleisch (Rindfleisch) vor; Kuhmilchprodukte enthalten wenig und Eier fast kein Carnitin. Unter den nichttierischen Lebensmitteln liefern Spargel und Avocado geringe Mengen an Carnitin.

## Vitamin A

Der Bedarf an Vitamin A ist in der Stillzeit deutlich erhöht (1300 vs. 700 µg RAE [Retinolaktivitätsäquivalent]/Tag). Es sollte also in dieser Zeit ganz besonders darauf geachtet werden, regelmäßig betakarotinreiche Lebensmittel wie Karotten, Süßkartoffeln, Aprikosen, Mangos und grünes Blattgemüse zu verzehren. Für die bessere Bioverfügbarkeit von Betakarotin und Umwandlung zu Retinol (Vitamin A) im Körper sollte betakarotinreiches Gemüse vor allem erhitzt gegessen und mit einer Fettquelle kombiniert werden. Unter den tierischen Nahrungsmitteln ist vor allem Leber reich an Vitamin A. Andere tierische Nahrungsmittel enthalten nur wenig Vitamin A, sodass auch Mischköstlerinnen ihren Bedarf überwiegend mit pflanzlichen Lebensmitteln decken.

## Eisen

Der Eisenbedarf ist in der Stillzeit zwar leicht erhöht (20 mg/Tag), allerdings primär, um Blutverluste im Rahmen der Geburt kompensieren. Der Eisengehalt der Muttermilch ist von Natur aus sehr niedrig und kann durch eine eisenreiche Ernährung bzw. Eisensupplemente nicht erhöht werden. Der Säugling zehrt in der Zeit des Vollstillens von den in der Schwangerschaft angelegten Eisenspeichern. Dennoch sollte die Mutter natürlich auf die Deckung ihres Eisenbedarfs (Seite 76) achten.

### Zink

Stillende haben einen erhöhten Zinkbedarf (14 mg vs. 10 mg), wobei die Zinkzufuhr über die Ernährung den Zinkgehalt der Muttermilch nur unwesentlich beeinflusst. Im Kapitel »Mikronährstoffe« (Seite 62) gibt es Hinweise zur Deckung des Zinkbedarfs bei pflanzenbasierter Ernährung.

### Selen

Der Selenbedarf ist in der Stillzeit mit 75 µg (vs. 60 µg) erhöht. Hinweise zur Deckung des Selenbedarfs bei pflanzenbasierter Ernährung haben wir bereits im Kapitel »Mikronährstoffe« (Seite 49) gegeben. Den meisten Multipräparaten für die Stillzeit ist Selen zugesetzt. Bei einer pflanzenbasierten Ernährung in der Stillzeit, insbesondere wenn sie nicht mehrfach wöchentlich selenreiche Lebensmittel (Fisch, Paranüsse, Steinpilze, Hülsenfrüchte aus Kanada) beinhaltet, ist eine Selensupplementierung (ca. 50 µg/Tag) ratsam.

### Kalzium

Auch wenn es kontraintuitiv erscheint: Der Kalziumbedarf der stillenden Mutter ist nicht erhöht und Muttermilch enthält auch dann ausreichend Kalzium für den Säugling, wenn die Mutter ihren Kalziumbedarf nicht deckt. Der Kalziumgehalt von Muttermilch liegt mit ca. 250 mg pro Liter deutlich unter dem Kalziumgehalt von Kuhmilch (1200 mg/Liter), allerdings ist die Kalzium-Bioverfügbarkeit aus Muttermilch hoch. Auch wenn der Kalziumgehalt der Muttermilch nicht von der mütterlichen Zufuhr abhängt, sollte die Mutter trotzdem auf die Deckung ihres Bedarfs von 1000 mg pro Tag achten. Ausführliche Infos dazu gibt es im Kapitel »Mikronährstoffe« (Seite 49).

## Fazit: Ernährung und Nahrungsergänzung in der Stillzeit

Die Empfehlungen bezüglich einer pflanzenbasierten Ernährung in der Schwangerschaft sind auf die Stillzeit übertragbar. Es werden also weiterhin abwechslungsreiche, vollwertige Mahlzeiten nach dem Plantbased-Teller-Prinzip empfohlen.

Wie in der Schwangerschaft ist auch in der Stillzeit sowohl der Energie- als auch der Protein- und Mikronährstoffbedarf erhöht: In der Zeit des Vollstillens (also die ersten 4–6 Monate) besteht ein erhöhter Energiebedarf der Stillenden von plus 500 kcal pro Tag. Dieser kann durch größere Portionen bei den Hauptmahlzeiten und/oder mittels nährstoffreicher Zwischenmahlzeiten (z. B. Hummus mit Rohkost, Nüsse oder Quark mit frischem Obst, Vollkornbrot mit Nussmus, Smoothies mit Obst, Sojadrink, Haferflocken und Nussmus etc.) gedeckt werden.

Um den erhöhten Proteinbedarf (ca. 71 g pro Tag bei einer Stillenden mit Normalgewicht) zu decken, sollten, wie auch in der Schwangerschaft, Hülsenfrüchte inklusive Sojaprodukten möglichst zu jeder Mahlzeit eingeplant werden.

Der Flüssigkeitsbedarf ist ebenso leicht erhöht: Mindestens 1,7 l pro Tag sollten es sein. Das optimale Getränk ist Wasser: entweder Leitungswasser oder kalziumreiches Mineralwasser (mindestens 150 mg/l, besser > 400 mg/l). Sogenannte Stilltees haben übrigens höchstens eine Placebo-Wirkung hinsichtlich der Muttermilch-Produktion und sind nicht notwendig.

Es ist empfehlenswert, zumindest in der Zeit, in der voll gestillt wird, weiterhin, wie in der Schwangerschaft, zu supplementieren, insbesondere mit Jod (Mischköstlerinnen und Vegetarierinnen 100–150 µg/Tag, Veganerinnen 150–200 µg/Tag) und bei fischfreier Ernährung DHA in Höhe von mindestens 200 mg/Tag.

Vegane Stillende müssen unbedingt die Vitamin-B12-Supplementierung fortsetzen. Dies gilt ggf. auch für Frauen, die wenig oder unregelmäßig tierische Produkte konsumieren (Dosierung bei rein pflanzlicher Ernährung: ca. 100–250 µg/Tag). Die Vitamin-B12-Versorgung der Mutter sollte darüber hinaus gegen Ende der Schwangerschaft bzw. zu Beginn der Stillzeit überprüft werden. Bei einer guten mütterlichen Versorgung kann davon ausgegangen werden, dass der Säugling in den ersten 4–6 Monaten des Vollstillens kein eigenes Vitamin-B12-Supplement benötigt. Ist die Versorgungslage der Mutter unklar, sollte aber erwogen werden, dem Säugling nach Rücksprache mit dem Kinderarzt/der Kinderärztin von Geburt an ein Vitamin-B12-Präparat zu geben.

Stillende, die nicht mehrfach wöchentlich selenreiche Lebensmittel (Fisch, Paranüsse, Steinpilze, Hülsenfrüchte aus Kanada) verzehren, sollten eine Selensupplementierung (ca. 50 µg/Tag) erwägen. Die Vitamin-D-Supplementierung zur Deckung des mütterlichen Bedarfs ist je nach Versorgungsstatus ratsam (ca. 800 I. E./Tag bei guter Versorgung), allerdings erhält der Säugling ohnehin Vitamin D als eigenes Supplement. Eine (Fortführung der) Cholin-Supplementierung in Höhe von 200 mg pro Tag ist insbesondere bei einer pflanzenbasierten Ernährung ohne Eier oder mit wenigen Eiern empfehlenswert.

# Wenn nicht gestillt wird

Muttermilch ist die optimale Nahrung für den Säugling, darüber sind sich Fachleute einig. Dennoch ist es nicht immer möglich und teilweise von manchen Eltern auch nicht gewünscht, dass das Baby gestillt wird. In diesem Abschnitt besprechen wir die verfügbaren Alternativen.

Wie beschrieben (Seite 94), ist die Muttermilch immer am besten an die besonderen Bedürfnisse des Säuglings angepasst. Daher ist auch Säuglingsnahrung auf Kuhmilchbasis kein 1:1-Ersatz, obwohl diese über die Jahre hinweg stets optimiert und sehr gut an die Muttermilch angepasst wurde. Für vegan lebende Familien sind sojabasierte Säuglingsnahrungen verfügbar.

## Alternativen zum Stillen

Was tun, wenn nicht gestillt werden kann oder wenn es nicht gewünscht ist und wenn auch das Abpumpen der Muttermilch und Füttern mit der Flasche keine Option ist? Hier gibt es zwei Möglichkeiten: Spender-Frauenmilch und Säuglingsformula.

### Spender-Frauenmilch

Es gibt theoretisch die Option, Spender-Frauenmilch von anderen Müttern über sogenannte Frauenmilchbanken, welche meist über Entbindungskliniken betrieben werden, zu beziehen. Allerdings ist Spender-Frauenmilch rar und in erster Linie kranken Säuglingen bzw. Frühgeborenen vorbehalten.

### Industrielle Säuglingsformula

Wenn weder Stillen, Abpumpen noch Spender-Frauenmilch infrage kommen, bleiben industriell hergestellte Säuglingsnahrungen als Alternative. Hierbei kann auf (nichtvegane) konventionelle Pre-Nahrung auf Basis von Kuhmilch- oder Ziegenprotein oder auf vegane Säuglingsnahrung auf Basis von Sojaprotein zurückgegriffen werden.

## Kleines 1×1 der Säuglingsnahrungen

Säuglingsformula ist in Deutschland auf Basis von Kuhmilch-, Ziegenmilch- oder Sojabohnen-Protein verfügbar. Für alle Varianten gelten strenge Richtlinien hinsichtlich der Zusammensetzung.

### Pre- und 1er-Nahrung als Alleinnahrung

Pre-Nahrung und 1er-Nahrung kann ab Geburt und bis zur Einführung der Beikost gegeben werden, und zwar ohne Zusatz, also als Alleinnahrung analog der Muttermilch. Sie kann auch begleitend zur Beikost weiterhin verwendet werden.

Die Zusammensetzung von Pre-Nahrung ähnelt der Zusammensetzung der Muttermilch am meisten. Als einzige Kohlenhydratquelle ist Laktose – Milchzucker – zugelassen, welche nur in der Milch von Säugetieren enthalten ist. Somit ist klar, dass es keine vegane Pre-Nahrung gibt. Das ist allerdings nicht weiter problematisch, denn 1er-Nahrung, die auch andere Kohlenhydrate enthalten darf, kann ebenfalls von Geburt an als Alleinnahrung verwendet werden.

### Säuglingsformula

Der Begriff Säuglingsformula – auch Formulanahrung – bezeichnet industriell hergestellte Säuglingsnahrung und dient als Ersatz für die Muttermilch. Sie ist als trinkfertige Fläschchennahrung erhältlich, als Konzentrat oder als Pulver, das mit Wasser angerührt wird. Bei der Gabe jeglicher Säuglingsnahrung sollte die Flasche – analog dem Stillen – nach Bedarf gegeben werden, also nicht in starren, festgelegten Abständen. Das Baby sollte während des Fütterns genau beobachtet werden. Hunger- und Sättigungssignale sowie die Gewichtsentwicklung sind zu beachten und Überfütterung ist zu vermeiden.

### 2er-Nahrung ist überflüssig

Neben der Pre- und 1er-Nahrung gibt es auch 2er-Nahrung. Sie wird laut Herstellern ab dem 6. Lebensmonat empfohlen und unterscheidet sich vor allem durch den höheren Gehalt an Stärke, was zu einem schnelleren Sättigungsgefühl führt. 2er-Nahrungen sind allerdings überflüssig und deren Verwendung ist mit einem höheren Risiko für Übergewicht assoziiert. Wie bereits gesagt, kann sowohl Pre- als auch 1er-Nahrung problemlos Kindern bis zu 12 Monaten und darüber hinaus gegeben werden.

### Zusatz von Taurin und DHA

Alle essenziellen Nährstoffe sowie einige für Säuglinge bedingt essenzielle Nährstoffe (z. B. Carnitin) sind per Gesetzgebung allen Formulanahrungen in ausreichenden Mengen zugesetzt. Die für Säuglinge bedingt essenziellen Nährstoffe Taurin und Arachidonsäure (ARA) müssen der Formulanahrung gemäß EU-Verordnung nicht zwingend zugesetzt werden. Es ist aber empfehlenswert, bei der Auswahl der Säuglingsformula auf den Zusatz von Taurin sowie von Arachidonsäure (im Verhältnis 1:1 zu DHA) zu achten.

### Welche veganen Säuglingsformula gibt es?

Die meisten veganen Säuglingsformula basieren auf Sojaprotein. Allerdings sind nicht alle Soja-Säuglingsnahrungen vegan: Teilweise wird das zugesetzte Vitamin D aus tierischen Quellen gewonnen. Im Zweifelsfall kann eine Produktanfrage beim Hersteller weiterhelfen. In Frankreich sind auch vegane Säuglingsnahrungen auf Basis von Reisprotein erhältlich, von welchen aber aufgrund der potenziell hohen Arsenbelastung abgeraten wird.[206]

## Enthalten sojabasierte Säuglingsformula alle essenziellen Nährstoffe?

Ja, in der EU gibt es strikte Richtlinien für die Zusammensetzung von Säuglingsformula, welche selbstverständlich auch für Säuglingsnahrungen auf Sojabasis gelten. Soja-Säuglingsnahrungen müssen mehr Protein, Zink und Eisen enthalten als Säuglingsnahrungen auf Kuhmilchbasis, um die geringere Bioverfügbarkeit dieser Nährstoffe aus der Sojabohne zu kompensieren.

Die bedingt essenziellen Nährstoffe Taurin und Arachidonsäure sind nicht allen Formulanahrungen zugesetzt, unabhängig davon, ob sie auf Kuhmilch- oder Sojabasis hergestellt wurden. Diese Nährstoffe sollten aber optimalerweise enthalten sein, wie bereits oben erläutert.

Bei Unklarheiten bzgl. der Nährstoffzusammensetzung hilft eine Produktanfrage beim Hersteller.

### Wichtiger Hinweis

An dieser Stelle ein wichtiger Hinweis: Es sollte niemals versucht werden, Säuglingsnahrung (z. B. aus Pflanzenmilch) selbst herzustellen! Dies ist zum einen mit hygienischen Risiken verbunden, zum anderen ist es nicht realisierbar, mit selbst hergestellter Nahrung die Zusammensetzung der Muttermilch annähernd zu erreichen, was aber für eine gesunde Entwicklung des Säuglings essenziell ist. Reine Pflanzendrinks aus dem Supermarkt, egal welche Sorte, sind in den ersten sechs Lebensmonaten (genauso wie reine Kuhmilch) obsolet. Ab Beikoststart kann max. 200 ml kalziumangereicherter Soja-/Erbsendrink – analog zur Kuhmilch – zur Zubereitung der Beikost genutzt werden. Ab dem 1. Geburtstag dürfen Pflanzendrinks (vorzugsweise kalziumangereicherter Soja-/Erbsendrink) auch zum Trinken angeboten werden (ca. 300 ml/Tag).

## Warum wird Soja-Säuglingsnahrung Zucker zugesetzt?

Manche Eltern sind irritiert, wenn sie feststellen, dass die vegane Soja-Säuglingsnahrung zugesetzten Zucker enthält. Die Zugabe von Zucker wie Glukosesirup oder Maltodextrin ist allerdings notwendig, da die Sojabohne nur wenig Kohlenhydrate (also Zucker) enthält. Muttermilch (und auch Kuhmilch) enthält relativ viel Zucker in Form von Laktose. Da die Zusammensetzung der Soja-Säuglingsnahrungen hinsichtlich der Makro- und Mikronährstoffzusammensetzung mit Muttermilch vergleichbar sein muss, müssen der Sojanahrung Kohlenhydrate wie Maltodextrin zugesetzt werden, um die Laktose zu ersetzen.

## Was ist mit Aluminium?

Teilweise wird der relativ hohe Aluminiumgehalt von sojabasierten Säuglingsformula kritisiert. Und es ist richtig, dass Sojanahrungen höhere Aluminiumkonzentrationen aufweisen als kuhmilchbasierte Säuglingsformula und Muttermilch, sie überschreiten jedoch nicht die festgelegten Grenzwerte. Zudem sind die Aluminiumkonzentrationen im Blut von Kindern, die Sojanahrung erhalten, ähnlich hoch wie bei Kindern, die kuhmilchbasierte Nahrung erhalten.[207]

## Sind sojabasierte Säuglingsnahrungen sicher?

Auch wenn viele Mythen und Vorurteile rund um das Thema Soja, vor allem in der Kinderernährung, kursieren: Ein Blick auf die verfügbaren Studien, die den Einfluss auf den Sojakonsum von Menschen untersucht haben, zeigt, dass die Sorge vor gesundheitlichen Beeinträchtigungen durch Sojakonsum weitestgehend unbegründet ist.

Säuglingsnahrung auf Sojabasis wird bereits seit über 100 Jahren verwendet, wurde seither immer weiterentwickelt und optimiert und stellt eine gute Alternative zu herkömmlicher Säuglingsnahrung auf Kuhmilchbasis dar.[208]

Immer wieder als kritisch bewertet wird der hohe Gehalt an Phytoöstrogenen (Isoflavonen) in sojabasierten Säuglingsnahrungen. Doch in Studien zur Gesundheit von Kindern, die mit Soja-Säuglingsnahrung ernährt wurden, wurde er bisher nicht mit gesundheitlichen Beeinträchtigungen in Verbindung gebracht.

Ein große Übersichtsarbeit aus dem Jahr 2014, welche die Sicherheit von sojabasierten Säuglingsnahrungen im Hinblick auf Wachstum, Knochengesundheit, Immunsystem, kognitive Entwicklung, Hormon- und Fortpflanzungsfunktionen untersuchte, kam zu dem Schluss, dass moderne Säuglingsnahrung auf Sojabasis eine nachweislich sichere Option ist für die Ernährung von Kindern, die sie benötigen. Wachstumsmuster, Knochengesundheit und metabolische, reproduktive, endokrine, immunologische und neurologische Funktionen ähneln denen von Kindern, die mit kuhmilchbasierter Säuglingsnahrung oder Muttermilch ernährt werden.[209]

Die Wissenschaftler stellten also fest, dass nach Auswertung der verfügbaren Studien Kinder, die sojabasierte Säuglingsnahrung erhalten – auch wenn sie in den ersten Lebensmonaten ausschließlich damit ernährt werden –, sich ebenso gut entwickeln wie Kinder, die gestillt werden oder kuhmilchbasierte Säuglingsformula bekommen.

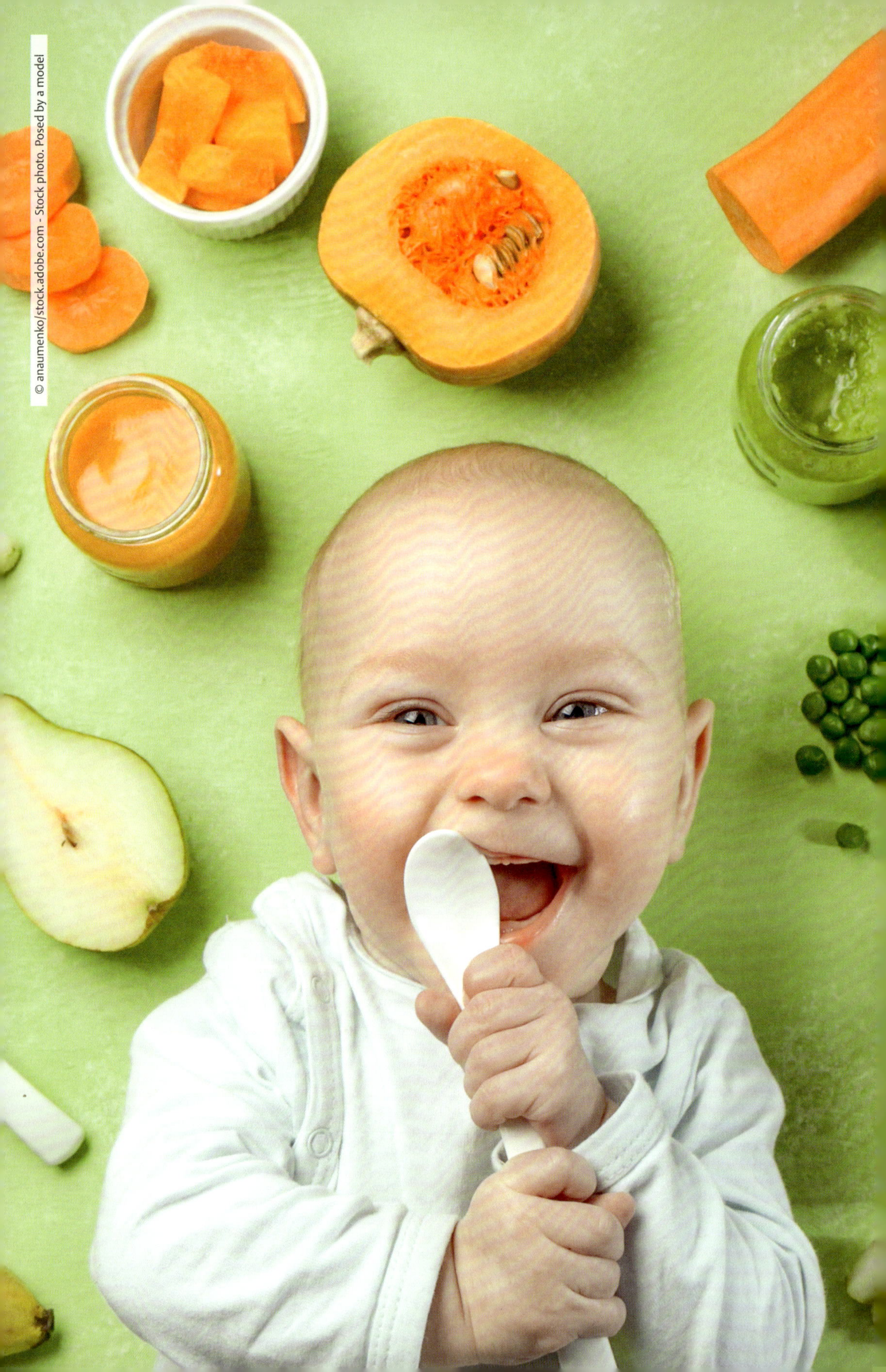

# Plantbased ab Beikoststart

In diesem Kapitel werden wir uns ausführlich mit der Theorie und Praxis einer pflanzenbasierten Beikost und dem Übergang zur Kleinkindernährung bzw. Familienkost beschäftigen.

# Was sagen die Fachgesellschaften?

Die Zeit der Beikosteinführung und der Übergang zur Kleinkinderernährung ist spannend und mit so manchen Herausforderungen verbunden. Das gilt insbesondere, wenn Eltern eine Ernährungsweise wählen, die von der üblichen Mischkost abweicht.

Bevor wir zur Praxis der pflanzenbasierten Ernährung im Kindesalter kommen, schauen wir uns die Positionen der verschiedenen pädiatrischen und Ernährungsfachgesellschaften an und befassen uns mit der Studienlage.

## Positionen der Fachgesellschaften

Für Kinder wird im Allgemeinen, ebenso wie für Erwachsene, eine vollwertige Mischkost mit einem hohen Anteil an pflanzlichen Lebensmitteln, ergänzt durch einen moderaten Anteil an tierischen Nahrungsmitteln empfohlen. Zu einer rein pflanzlichen bzw. veganen Säuglings- und Kinderernährung gibt es unterschiedliche Positionen.

### Deutsche Fachgesellschaften

Die deutschen Fachgesellschaften raten von einer rein pflanzlichen bzw. veganen Säuglings- und Kinderernährung ab. Dies wird mit einem erhöhten Risiko für Nährstoffdefizite, der notwendigen Verwendung von Nahrungsergänzungsmitteln bzw. angereicherten Lebensmitteln und der laut Fachgesellschaften unzureichenden Studienlage begründet.

**Deutsche Gesellschaft für Ernährung (DGE)**
Die DGE kommt in ihrem Positionspapier zu veganer Ernährung aus dem Jahr 2016 zu dem Fazit, dass es »durch eine gezielte Lebensmittelauswahl und eine gute Planung [möglich sei,] eine vegane Kost zusammenzustellen, bei der kein Nährstoffmangel auftritt«. Für Bevölkerungsgruppen mit besonderem Anspruch an die Nährstoffversorgung, insbesondere für Schwangere, Stillende und Kinder, empfiehlt die DGE eine vegane Ernährung nicht. Sie begründet dies damit, dass in diesen Lebensphasen aufgrund des Wachstums der Nährstoffbedarf höher ist und bei einer veganen Ernährung das Risiko für Nährstoffdefizite und somit auch für Gesundheitsstörungen erhöht ist. Im Jahr 2020 wurde diese Position in einer aktualisierten Stellungnahme der DGE bekräftigt.[210]

**Deutsche Gesellschaft für Kinder- und Jugendmedizin (DGKJ)**
Im Jahr 2018 hat die Ernährungskommission der Deutschen Gesellschaft für Kinder- und Jugendmedizin (DGKJ) ihre Stellungnahme »Vegetarische Kostformen im Kindes- und Jugendalter« veröffentlicht. Laut der Kommission kann »davon ausgegangen werden, dass mit einer ausgewogen zusammengesetzten vegetarischen Ernährung unter Einbeziehung von tierischen Lebensmitteln eine normale Gewichts- und Längenentwicklung erreicht werden kann«. Das Risiko für Nährstoffdefizite sei vor allem bei einer veganen Ernährung im Kindesalter hoch, weshalb die DGKJ von einer solchen abrät. Wenn Eltern sich dennoch dafür entscheiden, sollte gemäß der Kommission neben der Beratung zur Nährstoff-Supplementierung ggf. eine pädiatrisch erfahrene Ernährungsfachkraft hinzugezogen und ggf. auch eine Blutuntersuchung zur Einschätzung der Nährstoffversorgung vorgenommen werden.[211]

## US-amerikanische Fachgesellschaften

Andere internationale Fachgesellschaften, wie z. B. die US-amerikanische Academy of Nutrition and Dietetics oder die American Academy of Pediatrics, nehmen eine etwas andere Position ein: Sie halten es für gut möglich, Kinder von Geburt an vegan zu ernähren, wenn die Ernährung gut geplant ist.

Eine gut geplante vegane Säuglings-/Kinderernährung ist den Experten zufolge folgendermaßen charakterisiert:

- Wie auch bei nichtveganen Säuglingen wird empfohlen, in den ersten 4–6 Lebensmonaten ausschließlich zu stillen.
- Darüber hinaus wird die Verwendung von Vitamin-B12- und ggf. weiteren Supplementen empfohlen.
- Außerdem sollten Eltern auf gute Eisen- und Vitamin-D-Quellen achten bzw. diese Nährstoffe supplementieren.
- Sojamilch soll im ersten Lebensjahr nicht als Muttermilchersatz bzw. Getränk gegeben werden, hierfür ist nur (sojabasierte) Formulanahrung geeignet.
- Tofu und andere proteinreiche Fleischalternativen sollten mit etwa 7–8 Monaten eingeführt werden.[212]

## Italienische Fachgesellschaften

Auch italienische Fachgesellschaften halten eine gut geplante vegane Ernährung im Kindesalter für möglich.[213] Eine kürzlich veröffentlichte Übersichtsarbeit aus Italien merkt allerdings kritisch an, dass den meisten Kinderärzten die Expertise hinsichtlich pflanzlicher Kinderernährung fehlt, um eine gute Beratung der Eltern zu gewährleisten.[214]

Folgende Kriterien machen laut den Autoren der Publikation eine »gut geplante« vegane Kinderernährung aus:

- Die Ernährung muss den hohen Energiebedarf decken und der Ballaststoffanteil sollte insbesondere bei Säuglingen/Kleinkindern nicht zu hoch sein.
- Die Ernährung sollte so abwechslungsreich und vollwertig wie möglich sein und überwiegend aus unverarbeiteten oder gering verarbeiteten Lebensmitteln bestehen.
- Die Ernährung sollte ausreichend hochwertige Fette beinhalten.
- Die Ernährung sollte ausreichend Eisen, Zink und Kalzium liefern.
- Jede Mahlzeit sollte eine hochwertige Proteinquelle beinhalten.
- Als Muttermilchersatz ist ausschließlich industrielle Säuglingsnahrung geeignet (keine Pflanzendrinks!).

- Die Ernährung wird mit Vitamin B12 und Vitamin D supplementiert und es werden ggf. angereicherte Produkte (z. B. Kalzium) verwendet.

## Weitere internationale Fachgesellschaften

Im Folgenden haben wir die Kernaussagen der Positionen internationaler Fachgesellschaften zum Thema pflanzenbasierte Ernährung im Säuglings- und Kindesalter zusammengefasst.

### Academy of Nutrition and Dietetics

*Position of the Academy of Nutrition and Dietetics: Vegetarian Diets (USA & Kanada, 2016)*[215]

Es ist die Position der Academy of Nutrition and Dietetics, dass gut geplante vegetarische Ernährungsformen – inklusive der veganen – gesund und ernährungsphysiologisch angemessen sind sowie gesundheitliche Vorteile bei der Prävention und Behandlung bestimmter Krankheiten haben können. Diese Ernährungsformen sind für alle Lebensabschnitte geeignet, inklusive Schwangerschaft, Stillzeit, Säuglingsalter, Kindheit, Jugend und Alter sowie für Athletinnen und Athleten. Pflanzenbasierte Ernährungsweisen sind nachhaltiger als Ernährungsformen mit einem hohen Anteil an Tierprodukten, da sie weniger natürliche Ressourcen verbrauchen und mit deutlich weniger Umweltschäden verbunden sind. Vegetarier und Veganer haben ein verringertes Risiko für bestimmte Erkrankungen, darunter ischämische Herzkrankheit, Diabetes Typ 2, Bluthochdruck, bestimmte Krebsformen und Übergewicht. Veganer brauchen verlässliche Vitamin-B12-Quellen, wie z. B. angereicherte Nahrungsmittel oder Supplemente.

### Canadian Pediatric Society

*Vegetarian Diets in Children and Adolescents (2010)*[216]

Eine ausgewogene vegetarische Ernährung kann den Bedürfnissen von Kindern und Jugendlichen gerecht werden. Es sollte jedoch auf eine angemessene Kalorienzufuhr geachtet und das Wachstum überwacht werden. Besonderes Augenmerk sollte auf eine ausreichende Proteinzufuhr und Quellen für essenzielle Fettsäuren, Eisen, Zink, Kalzium sowie die Vitamine B12 und D gelegt werden. Bei streng vegetarischer Ernährung ohne Aufnahme tierischer Produkte kann eine Supplementierung erforderlich sein. Schwangere und stillende Mütter sollten ebenfalls angemessen beraten werden, um sicherzustellen, dass eine adäquate Nährstoffversorgung des Fötus und des Säuglings gewährleistet wird. Bei Jugendlichen mit restriktiver vegetarischer oder ähnlicher Ernährungsweise sollte auf eine mögliche Essstörung geachtet werden.

### British Nutrition Foundation

*Vegetarian Nutrition (2005)*[217]

Eine gut geplante, ausgewogene vegetarische oder vegane Ernährung kann ernährungsphysiologisch adäquat sein. Die Beikosteinführung mit einer vegetarischen Ernährung folgt den gleichen Prinzipien wie die Beikosteinführung mit einer mischköstlichen Ernährung, wobei jedoch darauf geachtet werden muss, dass eine vegane Ernährung bei Kindern ausreichend Energie und Nährstoffe liefert. Studien an britischen vegetarischen und veganen Kindern haben ergeben, dass ihr Wachstum und ihre Entwicklung im normalen Bereich liegen.

**National Health and Medical Research Council**

*Australian Dietary Guidelines (2013)*[218]

Gut geplante vegetarische Ernährungsformen, einschließlich einer vollständig vegetarischen oder veganen Ernährung, sind gesund und ernährungsphysiologisch adäquat. Gut geplante vegetarische Ernährungsformen sind für Personen in allen Lebensphasen geeignet. Wer sich streng vegetarisch oder vegan ernährt, kann den Nährstoffbedarf decken, solange der Energiebedarf gedeckt wird und über den Tag hinweg eine angemessene Auswahl an pflanzlichen Lebensmitteln verzehrt wird. Wer sich vegan ernährt, sollte Lebensmittel wählen, die eine ausreichende Eisen- und Zinkzufuhr gewährleisten und die Aufnahme und Bioverfügbarkeit von Eisen, Zink und Kalzium optimieren. Bei streng veganer Ernährung kann eine Vitamin-B12-Supplementierung erforderlich sein.

**Direção-Geral da Saúde**

*Guidelines for a Healthy Vegetarian Diet (Portugal, 2015)*[219]

Bei richtiger Planung ist eine vegetarische Ernährung, einschließlich lakto-ovo-vegetarisch oder vegan, gesund und ernährungsphysiologisch angemessen für alle Lebenszyklen und kann bei der Vorbeugung und Behandlung einiger chronischer Krankheiten hilfreich sein.

Eine vegetarische und insbesondere eine vegane Ernährungsweise erfordert ein gewisses spezifisches Wissen in Bezug auf Lebensmittel und Ernährung, das zwar unkompliziert, aber nicht intuitiv ist.

Es besteht immer noch ein erhebliches Informationsdefizit seitens der Gesundheits- und Bildungsfachkräfte mit entsprechend mangelhaften Informationen auf Online-Portalen.

**Nordic Council of Ministers**

*Nordic Nutrition Recommendations (Dänemark, Finnland, Island, Norwegen, Schweden, Färöer-Inseln, Grönland und Âland, 2012)*[220]

Vegane, lakto-vegetarische und lakto-ovo-vegetarische Ernährung sollte (...) bei richtiger Planung geeignet sein, den Nährstoffbedarf von Säuglingen, Kindern und Jugendlichen zu decken und ein normales Wachstum zu fördern, aber eine vegane Ernährungsweise erfordert immer eine Supplementation mit Vitamin B12 und Vitamin D.

## Studienlage zu pflanzenbasierter Kinderernährung

Insgesamt ist die Studienlage zu pflanzenbasierter Ernährung im Kindesalter (noch) überschaubar. Die heterogenen Studiendesigns, das unterschiedliche Alter der Kinder sowie geringe Probandenzahlen erschweren zudem die Interpretation. Oft wurden in den Studien z. B. vegetarisch und vegan ernährte Kinder zusammengefasst und die Studien untersuchten primär Kinder im Alter von einem Jahr bis zum Jugendalter. Hier stellen wir Studien bzw. Übersichtsarbeiten vor, die Kleinkinder ab dem 2. Lebensjahr (also ab dem 1. Geburtstag) miteinschlossen, und fokussieren uns auf Studien, die spezifisch rein pflanzlich oder vegan ernährte Kinder untersucht haben. Es gibt weitere Studien mit älteren vegan ernährten Kindern und Jugendlichen, auf die wir aber in diesem Buch nicht eingehen.

## Studien zu veganer Ernährung bei Kindern

In einer älteren Studie mit veganen Vorschulkindern zeigten diese ein normales Wachstum und eine altersgerechte Entwicklung, wobei vegane Kinder im Schnitt etwas kleiner und leichter waren als Kinder, die mischköstlich ernährt wurden. Als kritische Nährstoffe für die veganen Kinder wurden Kalzium, Vitamin D, B2 und B12 identifiziert.[221] Auch die Zink- und Eisenzufuhr war bei veganen Probandinnen und Probanden teilweise knapp; hingegen war die Zufuhr an Folat, Vitamin C, Betakarotin und Ballaststoffen bei den vegan ernährten Kindern höher als bei den mischköstlich ernährten Kindern.

Eine Übersichtsarbeit aus dem Jahr 2011 kam zu dem Schluss, dass eine vegane Ernährung auch für Kinder geeignet ist, solange Vitamin B12 supplementiert wird, auf eine ausreichende Zufuhr von Kalzium und Zink geachtet wird und der Fokus auf energiedichten, proteinreichen Lebensmitteln liegt.[222]

## Vegetarische und vegane Kinder unter 12 Jahre

Neuere Studienergebnisse aus den USA und Europa mit vegetarischen und veganen Kindern unter 12 Jahren, zusammengefasst in einer Übersichtsarbeit von 2016[223], zeigen, dass vegan lebende Kinder eine hohe Zufuhr an essenziellen ungesättigten Fettsäuren, den Vitaminen E, K, B1, B6, C und Folat sowie an Magnesium und Kalium aufweisen. Außerdem erreichen vegetarisch und vegan ernährte Kinder öfter die Empfehlungen für die Zufuhr an Makronährstoffen und Nahrungsenergie als mischköstlich ernährte Kinder. Allerdings zeigen sich den Autoren zufolge häufiger Defizite bei Eisen, Zink, Kalzium, Vitamin B12 und Vitamin D. Das Wachstum und die Entwicklung vegetarischer und veganer Kinder entsprachen weitestgehend den Referenzstandards, wobei sie dazu tendierten, leichter und (als Kleinkinder) kleiner zu sein.

Die Autoren wiesen darauf hin, dass ein weiterer Forschungsbedarf bzgl. vegetarischer und veganer Ernährung im Kindesalter besteht.

## VeChi Diet Study

Diesen Forschungsbedarf nahmen die Autoren der genannten Übersichtsarbeit zum Anlass, die sogenannte VeChi Diet Study zu initiieren. Diese Studie aus dem Jahr 2019 untersuchte die Ernährung und das Wachstum von 139 in Deutschland lebenden veganen Kindern, verglichen mit 127 vegetarischen und 164 omnivoren Kindern im Alter von 1 bis 3 Jahren.[224]

**Ergebnisse Nährstoffzufuhr**

Alle an der Studie teilnehmenden Kinder, inklusive der veganen Kinder, deckten ihren Tagesbedarf an Protein nicht nur, sondern überschritten diesen um mehr als 100%: Sie nahmen pro Tag im Schnitt über 2 g Protein/kg Körpergewicht zu sich, während der Tagesbedarf im Alter von 1 bis 4 Jahren bei 1 g/kg liegt. Vegan ernährte Kleinkinder nahmen deutlich weniger zugesetzten Zucker zu sich als vegetarisch und mischköstlich ernährte Kinder. Vegane Kinder wurden zudem länger ausschließlich (6 Monate) und länger begleitend zur Beikost/Kleinkindernährung gestillt. Mischköstlich ernährte Kinder nahmen mehr Protein und Fett und weniger Kohlenhydrate zu sich als vegetarische und vegane Kinder.

Die Mikronährstoff-Zufuhr war in der VeChi Diet Study bei vegan lebenden Kindern insgesamt in den meisten Fällen ausreichend. Interessanterweise erreichten vegane Kinder die höchste Eisenzufuhr (empfohlene Zufuhr wurde überstiegen); die niedrigste Eisenzufuhr wurde bei omnivoren Kindern festgestellt (empfohlene Zufuhr wurde nicht erreicht). Die höchste Zufuhr an Kalzium und Vitamin B2 fanden die Forscherinnen und Forscher hingegen bei omnivor ernährten Kindern (75 % des D-A-CH-Referenzwertes bzw. der DGE-Empfehlung), obwohl auch sie den Referenzwert für die Kalziumzufuhr nicht erreichten. Erfreulich war, dass 97 % der vegan ernährten Kinder ein Vitamin-B12-Supplement bekamen. Die Zufuhr an DHA und EPA lag bei allen 3 Gruppen unter den Empfehlungen, war aber am niedrigsten bei den vegetarischen und veganen Kindern. Jod erwies sich neben Kalzium bei allen Gruppen als kritischer Nährstoff, allerdings besonders bei den veganen Kindern.[225]

**Ergebnisse der anthropometrischen Daten**
Die anthropometrischen Daten geben Aufschluss über das Wachstum und Gedeihen der untersuchten Kinder.

Es gab keinen signifikanten Unterschied bezüglich der altersbezogenen Werte für Gewicht (»Weight for age«), Länge (»Height for age«) und Gewicht/Länge (»Weight for height«) in den verschiedenen Gruppen, womit auf ein normales Wachstum in allen drei Gruppen geschlossen wurde.

5 vegane (3,6 %) und 3 vegetarische (2,4 %) Kinder wurden als wachstumsverzögert, basierend auf ihrer altersbezogenen Größe, kategorisiert. Die WHO spricht von einer Wachstumsverzögerung, wenn der altersbezogene Wert für die Körperlänge unter dem Wert liegt, der zu erwarten war. Der BMI aller 8 Kinder hingegen lag im Referenzbereich oder darüber.

Eine Wachstumsverzögerung kann aus einer langfristigen unzureichenden Versorgung unter anderem mit Energie (Kalorien), Protein und Mikronährstoffen wie Zink resultieren. Auch andere Umweltfaktoren neben der Ernährung (z. B. Infektionen) können das Längenwachstum beeinträchtigen.

Bei den 8 wachstumsverzögerten Kindern wurden folgende Ernährungs-Faktoren festgestellt, die möglicherweise mit der Wachstumsverzögerung zusammenhingen:

- 1 Kind hatte eine deutlich zu geringe Kalorienaufnahme und wurde zu einem Zeitpunkt noch ausschließlich mit Muttermilch ernährt, zu dem normalerweise bereits Beikost gegeben werden sollte. Zudem war es ein sogenanntes SGA-Kind (small for gestational age), das heißt, es war bereits mit einem zu niedrigen Geburtsgewicht geboren worden, was einen Risikofaktor für eine Wachstumsverzögerung darstellt.
- 1 Kind hatte eine deutlich zu geringe Kalorienaufnahme und wurde zu einem Zeitpunkt ausschließlich mit Muttermilch ernährt, zu dem normalerweise Beikost schon eingeführt sein sollte. Zudem hatte es Eltern mit einer unterdurchschnittlichen Körpergröße.
- 3 Kinder hatten Eltern mit einer unterdurchschnittlichen Körpergröße.
- 1 Kind war ein SGA-Kind.
- 1 Kind wurde noch zu einem Zeitpunkt ausschließlich mit Muttermilch ernährt, zu dem normalerweise Beikost schon eingeführt sein sollte, und hatte Eltern mit einer unterdurchschnittlichen Körpergröße.

- 1 Kind wurde noch zu einem Zeitpunkt ausschließlich mit Muttermilch ernährt, zu dem normalerweise Beikost schon eingeführt sein sollte.

Faktoren wie zu späte Einführung von Beikost und unterdurchschnittlich große Eltern sind nicht spezifisch in Zusammenhang mit einer vegetarischen oder veganen Ernährungsweise zu bringen. Ob bei den zwei SGA-Kindern die Ernährungsweise der Mutter mit dem geringen Geburtsgewicht der Kinder in Zusammenhang stand, konnte nicht eruiert werden.

Die Autoren kamen zu dem Schluss, dass eine vegetarische und vegane Ernährung im Kleinkindesalter eine ähnliche Zufuhr an Makronährstoffen und Energie bereitstellen und ein normales Wachstum sicherstellen kann. Die Tatsache, dass 3,6 % der veganen und 2,4 % der vegetarischen Kinder als wachstumsverzögert klassifiziert wurden, betont die Wichtigkeit einer ausreichenden Energie- und Nährstoffzufuhr bei einer pflanzenbasierten Ernährung von Kleinkindern.

### Eine finnische Studie mit 40 Kindern

2021 wurde eine Studie aus Finnland publiziert, die auch vegane Kinder einschloss. Allerdings war der Anteil der veganen Kinder am Gesamtkollektiv niedrig.[226]

Die Forscher haben insgesamt 40 Kinder (Alter 1,4 bis 6,3 Jahre), darunter 6 vegane Kinder, untersucht und eine ausführliche Analyse der Nährstoffzufuhr und des Ernährungsstatus sowie eine Untersuchung diverser Stoffwechselparameter der Kinder vorgenommen (insbesondere Cholesterin- und Gallensäuren-Stoffwechsel und Aminosäurenstatus).

Insgesamt waren die veganen Kinder, wie auch in der VeChi Diet Study, etwa gleich groß wie die Kinder, die sich mischköstlich und vegetarisch ernährten, auch der BMI unterschied sich nicht signifikant zwischen den Gruppen. Alle veganen Kinder zeigten ein normales Wachstum und eine normale Entwicklung. Vegane Kinder nahmen etwas weniger Protein und gesättigte Fettsäuren zu sich, dafür mehr einfach und mehrfach ungesättigte Fettsäuren, Folat und Ballaststoffe. Die Versorgung mit Eisen, Zink und Jod war vergleichbar zwischen den Gruppen. Auch der Vitamin-B12-Status war bei allen Kindern gut und 5 der 6 veganen Kinder hatten B12-Supplemente erhalten. Allerdings führten die vegan ernährten Kinder kaum DHA zu und obwohl der ALA-Status gut war, war dies nicht ausreichend, um einen ausreichenden DHA-Status zu erzielen.

Alle Kinder hatten Vitamin D supplementiert bzw. durch angereicherte Produkte zugeführt, dennoch war der Status bei vegan ernährten Kindern schlechter. Laut Autoren könnte dies daran gelegen haben, dass vegan ernährte Kinder vorwiegend Vitamin D2 durch angereicherte Produkte aufgenommen haben und nicht Vitamin D3. Auch wenn überwiegend Konsens dazu besteht, dass beide Formen von Vitamin D gut aufgenommen werden können, so gibt es doch auch Hinweise, dass Vitamin D3 die Blutwerte effektiver erhalten kann.

Auch der Vitamin-A-Status war bei den veganen Kindern womöglich etwas schlechter: Der RBP-Wert (»Retinol Binding Protein«, Biomarker für die »aktive« Vitamin-A-Form) lag bei einigen veganen Kindern unterhalb des Referenzbereiches, was als eine mögliche Unterversorgung mit Vitamin A interpretiert wurde. Die Zufuhr an Betakarotin wurde allerdings nicht erhoben und es ist nicht klar, ob in der Ernährung der veganen Kinder Maßnahmen zur Verbesserung der Betakarotin-Resorption ergriffen wurden. Im Abschnitt zum »Vitamin A« haben wir uns damit befasst.

Bei der Stoffwechselanalyse stellten die Forscher ausgeprägte Unterschiede im Cholesterin- und Gallensäuren-Stoffwechsel fest, was aber nicht übermäßig überraschend ist, da sich die Zusammensetzung der Nahrungsfette bei einer veganen Ernährung (kein Cholesterin, mehr ungesättigte Fettsäuren) meist deutlich von einer Ernährung, die tierische Nahrungsmittel einschließt, unterscheidet. Die niedrigen LDL- und Gesamtcholesterin-Level der veganen Kinder sind hinsichtlich des kardiovaskulären Risikos eindeutig als positiv zu bewerten, da insbesondere ein hohes LDL-Cholesterin-Level ein wichtiger Risikomarker für Herz-Kreislauf-Erkrankungen ist.

### Studien zu vegan ernährten Kindern

Im Jahr 2021 wurde eine Übersichtsarbeit zu den bis dato verfügbaren Studien zu veganen Kindern publiziert.[227] Es wurden die Nährstoffversorgung sowie das Wachstum und die Entwicklung der Kinder untersucht. Die Autoren kamen zu dem Schluss, dass bis auf wenige Ausnahmen vegane Kinder ein normales Wachstum zeigten und seltener übergewichtig waren. Eine vegane Ernährung kann laut Autoren bei guter Planung eine ausreichende Nährstoffversorgung für ein normales Wachstum und Gedeihen gewährleisten, sofern Nahrungsergänzungsmittel (insbesondere Vitamin B12) bzw. angereicherte Lebensmittel verwendet werden. Darüber hinaus kann sie hinsichtlich mancher Aspekte gesundheitlich vorteilhaft sein.

## Ein positives Fazit

Zusammengefasst ist die Studienlage zu pflanzenbasiert ernährten Kindern noch ausbaufähig. Die bisher verfügbaren Studien lassen aber erkennen, dass bei einer gut geplanten pflanzenbasierten Ernährung im Kindesalter eine ausreichende Nährstoffversorgung gewährleistet werden kann. Im Schnitt zeigen vegetarische und vegane Kinder im Vergleich mit mischköstlich ernährten Kindern ein normales Wachstum und eine normale Entwicklung. Die Ernährungsweise von pflanzenbasiert ernährten Kindern ist in Bezug auf die Prävention ernährungsmitbedingter Erkrankungen oft vorteilhafter, da sie im Schnitt mehr Obst, Gemüse, Ballaststoffe und ungesättigte Fettsäuren zu sich nehmen und niedrigere Konzentrationen von LDL und Gesamtcholesterin im Blut aufweisen. Dies kann ein Hinweis darauf sein, dass pflanzenbasiert ernährte Kinder ein geringeres Risiko für ernährungsmitbedingte Erkrankungen wie Herz-Kreislauf-Erkrankungen haben. Einige Nährstoffe zeigen sich aber in diversen Studien bei einer pflanzenbasierten Ernährung immer wieder als kritisch, wie z. B. Kalzium und Jod. Die Versorgung mit sogenannten kritischen Nährstoffen bei einer pflanzenbasierten Ernährung im Säuglings- und Kleinkindesalter werden wir im Folgenden ausführlich besprechen.

# Pflanzenbasierte Beikost

Bei der pflanzenbasierten Ernährung im Kindesalter steht die ausreichende Nährstoffversorgung im Vordergrund. Schauen wir uns die potenziell kritischen Nährstoffe im Beikostalter etwas genauer an.

In den ersten Lebensmonaten ist Muttermilch (bzw. Säuglingsformula) die ausschließliche und optimale Ernährung für den Säugling. Nach etwa 4 oder 5 Monaten beobachten viele Eltern, dass ihr Baby zunehmend Interesse am Essen zeigt und mit großen Augen verfolgt, was alles im Mund der Eltern landet. Das ein oder andere Baby möchte sich auch schon am Essen der Eltern bedienen. Wenn dann auch die Beikostreifezeichen (Seite 122) erfüllt sind, kann es losgehen mit der Beikost.

## Was genau ist Beikost?

Unter Beikost fallen alle Lebensmittel, die im 1. (gemäß der Definition der WHO auch im 2.) Lebensjahr neben der Muttermilch bzw. Säuglingsformula angeboten werden. Gerade für Erstlingseltern ist die Beikosteinführung eine aufregende Zeit, in der sich viele Fragen auftun: Wann fangen wir mit der Beikost an? Machen wir Beikost nach dem Breifahrplan oder nach dem Prinzip »Baby-led Weaning« (Seite 148) (BLW)? Was ist mit Nahrungsmittelallergien?

Vegetarisch und vegan lebende Eltern stehen vor zusätzlichen Fragen: Wie kann der hohe Nährstoffbedarf von Säuglingen ohne bzw. mit weniger tierischen Nahrungsmittel gedeckt werden? Ist eine Ernährung ohne Fleisch im Säuglingsalter möglich und sicher? Was ist, wenn mein Baby keine Kuhmilch verträgt oder ich aus anderen Gründen keine geben möchte?

### Was ist der Breifahrplan?

Von den deutschen Fachgesellschaften wird der »Ernährungsplan für das 1. Lebensjahr« für die Beikost-Ernährung empfohlen.[228] Dieser Ernährungsplan wurde konzipiert vom Forschungsdepartement Kinderernährung Bochum (FKE) und ist vielen geläufiger als sogenannter Breifahrplan. Er sieht die schrittweise Einführung von drei Breimahlzeiten (Gemüse-Kartoffel-Fleisch, Getreide-Milch, Getreide-Obst) vor; die Muttermilch-/Formula-Mahlzeiten werden begleitend fortgeführt. Wie der Breifahrplan funktioniert, wird im Kapitel »Essen nach dem Breifahrplan« (Seite 139) beschrieben.

### Kulturelle Unterschiede

Der in Deutschland verbreitete Ernährungsplan mit fleisch- und kuhmilchhaltigen Breien erscheint manchen Eltern (und auch Fachkräften) als das »einzig Wahre« für die Säuglingsernährung. Doch die Beikosteinführung (wann, wie, mit welchen Lebensmitteln) ist stark kulturell geprägt. So gelten die allgemeinen Empfehlungen zur Säuglingsernährung, die durch die Weltgesundheitsorganisation (WHO) herausgegeben werden[229], zwar global, doch je nach Land findet man erhebliche Unterschiede in den konkreten Empfehlungen zur Umsetzung der nationalen Fachgesellschaften. So ist es z. B. in den USA üblich, als erste Beikost mit Eisen angereicherte Getreideflocken zu geben[230]; in Bangladesch starten Babys traditionell mit Reis und Hülsenfrüchten als erste Nahrungsmittel und in Tansania mit Mais und Hirse.[231]

## Warum brauchen Babys Beikost?

Etwa zu Beginn des 2. Lebenshalbjahres reicht die Muttermilch als alleiniges Nahrungsmittel nicht mehr aus, um den hohen Nährstoffbedarf des Babys zu decken. Besonders der Eisenbedarf steigt im 2. Lebenshalbjahr erheblich und erfordert neben der Milchnahrung zusätzliche Nährstoffquellen.[232]

Auch aus Gründen der Allergieprävention wird zur Beikosteinführung spätestens mit Beginn des 7. Lebensmonats geraten. Kommt das Kind früh mit verschiedenen Nahrungsmitteln in Kontakt, ist das mit einem geringeren Risiko für die Entstehung von Nahrungsmittelallergien assoziiert.[233]

Und nicht zuletzt ist der Beikoststart um den 6. Lebensmonat herum auch hinsichtlich der Geschmacksprägung ideal: Säuglinge sind zu diesem Zeitpunkt besonders offen für neue Lebensmittelkonsistenzen und Geschmäcker, auch für eher »herausfordernde« Geschmacksrichtungen wie bittere Gemüsesorten (z. B. grünes Gemüse). Babys, die frühzeitig verschiedene neue Geschmacksrichtungen kennenlernen, sind auch im späteren Leben offener für eine abwechslungsreiche Ernährung mit viel Obst und Gemüse.[234]

## Wann startet die Beikost?

Die meisten internationalen Fachgesellschaften empfehlen, dass mindestens 4 Monate, idealerweise 6 Monate voll gestillt wird.[235]

Eine Metaanalyse aus dem Jahr 2012 zeigte, dass Babys, die 6 Monate voll gestillt werden, ein niedrigeres Risiko haben, an gastrointestinalen Infektionen (Magen-Darm-Infekte) zu versterben, dies ist insbesondere in Ländern mit niedrigen Hygienestandards und eingeschränktem Zugang zu Gesundheitseinrichtungen relevant. Gleichzeitig wurden bei Säuglingen, die 6 Monate oder sogar länger gestillt wurden, keine Nährstoffdefizite festgestellt.[236] Die Autoren betonten, dass aufgrund der Datenlage für alle Länder empfohlen werden kann, 6 Monate voll zu stillen, auch wenn jeder Säugling in Bezug auf die Entwicklung individuell betrachtet werden muss.

## Beikostreifezeichen

Bei den Beikostreifezeichen handelt sich um motorische Voraussetzungen, die darauf hinweisen, dass der Säugling bereit und in der Lage ist, neben Milch auch feste Kost zu sich zu nehmen. Beikostreife besteht, wenn der Säugling aufrecht (mit wenig Unterstützung) sitzen kann, über eine gute Kopf- und Rumpfkontrolle verfügt sowie nach Gegenständen greifen und diese zum Mund führen kann. Auch der Zungenstoßreflex sollte weitestgehend verschwunden sein, das heißt, das Baby schiebt den Speisebrei nicht sofort aus dem Mund heraus.[238]
Babys zeigen zudem meist um den 5. Lebensmonat vermehrt Interesse am Essen der Eltern oder der älteren Geschwister. Allerdings gilt das alleinige Interesse am Essen noch nicht als ausreichendes Zeichen dafür, dass das Baby bereit für die Beikost ist.

Dies entspricht auch der Empfehlung der WHO: Diese besagt, dass Säuglinge möglichst 6 Monate voll gestillt werden sollten und nach Einführung der Beikost das Stillen idealerweise begleitend bis zum Ende des 2. Lebensjahres (und darüber hinaus, wenn gewünscht) fortgeführt werden sollte.[237] Das Gleiche gilt für die Gabe von Säuglingsformula, wenn nicht gestillt wird.

### Ein guter Zeitpunkt: zwischen 5. und 7. Monat

Entsprechend der Empfehlungen deutscher Fachgesellschaften sollte die Beikost frühestens mit Beginn des 5. Lebensmonats und spätestens mit Beginn des 7. Lebensmonats eingeführt werden. Viele Säuglinge erreichen in diesem Zeitrahmen die Beikostreifezeichen, welche die Voraussetzung für den Beikoststart sind, allerdings nicht alle. Es gibt Säuglinge, die ein paar Wochen länger brauchen. Solange sich das Baby normal entwickelt und gut gedeiht (dies überprüft der Kinderarzt oder die Kinderärztin bei den Vorsorgeuntersuchungen), ist dies kein Anlass zur Sorge.

Manche Eltern fühlen sich von Beikostplänen oder bei Kinderarztbesuchen unter Druck gesetzt, wenn ihr Baby nicht mit spätestens 6 Monaten ausgiebige Breimahlzeiten verspeist. Daher an dieser Stelle noch einmal die Erinnerung: Jedes Baby ist zu einem individuellen Zeitpunkt startbereit für die Beikost. Wie beim Stillen bzw. Füttern mit der Flasche sollte auch die Beikost nach den Bedürfnissen des Babys und ohne Druck angeboten werden.

### Beikost ist zusätzliche Kost

Die Einführung der Beikost wird manchmal als Beginn des Abstillens missverstanden. Aber: Auch nach Beikoststart bleibt die Muttermilch (bzw. Formulanahrung) zunächst die primäre Nahrungsquelle für den Säugling. Es heißt schließlich »Beikost« und nicht »Anstattkost«. Auch im 2. Lebensjahr (und darüber hinaus, wenn gewünscht) kann Muttermilch, begleitend zur Familienkost, einen Beitrag zur Nährstoffversorgung leisten. Insbesondere bei einer pflanzenbasierten Ernährung wird die Fortführung des Stillens (bzw. Gabe von Formulanahrung) im 2. Lebensjahr empfohlen.[239]

## Wichtige Nährstoffe in der pflanzenbasierten Beikost

Der Nährstoffbedarf in den ersten 2 Lebensjahren, vor allem im Säuglingsalter, ist aufgrund des rapiden Körperwachstums und der Gehirnentwicklung hoch. Vor allem Eisen, Jod, Zink, B-Vitamine, Protein und Omega-3- und 6-Fettsäuren spielen eine wichtige Rolle für eine gesunde Entwicklung. Diese Nährstoffe haben gemeinsam, dass sie in tierischen Nahrungsmitteln in höheren Mengen und/oder mit einer besseren Bioverfügbarkeit vorkommen als in pflanzlichen Lebensmitteln.

Bereits in einer älteren Übersichtsarbeit aus dem Jahr 1985 wurden einige sogenannte kritische Nährstoffe in der veganen Säuglings- und Kinderernährung definiert: Energie (Kalorien), Protein, Kalzium, Zink sowie die Vitamine B2, B12 und D.[240] Hinzu kommen weitere Nährstoffe, insbesondere Omega-3-Fettsäuren (vor allem DHA), Vitamin A, Eisen, Jod und Selen. Mit einer gut geplanten pflanzlichen Ernährung, die die Muttermilch/Formulanahrung ergänzt, kann man den erhöhten Bedarf an diesen Nährstoffen in der Beikostzeit decken.[241]

Im Folgenden werden potenziell kritische Nährstoffe in der pflanzenbasierten Beikost vorgestellt. Die Nährstoffe Kalzium, Vitamin B2 und Selen werden wir im Abschnitt zum Übergang zur Familienkost (Seite 164) besprechen.

### Potenziell kritische Nährstoffe ...

**... in der plantbased Beikost:**

- Energie (Kalorien)
- Protein
- Zink
- Vitamin B12
- Vitamin D
- Omega-3-Fettsäuren (vor allem DHA) und Omega-6-Fettsäuren (vor allem ARA)
- Vitamin A
- Eisen
- Jod

**... beim Übergang zur Familienkost zusätzlich:**

- Vitamin B2
- Kalzium
- Selen

### Energie und Protein für ein gesundes Wachstum

Säuglinge wachsen sehr schnell: Im 1. Lebensjahr verdreifachen sie ihr Geburtsgewicht! Dafür brauchen sie viel Energie, Fett und Protein. Daher sind vor allem im 1. Lebensjahr neben der Muttermilch/Formulanahrung energiedichte Lebensmittel und ausreichend Fett wichtig. Konkret bedeutet das, dass jeder Mahlzeit eine hochwertige Fettquelle zugesetzt werden sollte.

Bei einer pflanzlichen Ernährung darf es etwas mehr zugesetztes Fett sein als bei mischköstlich konzipierten Mahlzeiten. Beispiel: Wenn Fleisch durch Hülsenfrüchte ersetzt wird, kann zwar eine ähnliche Menge an Protein, Eisen und Zink zugeführt werden. Hülsenfrüchte enthalten aber so gut wie kein Fett, sodass eine kleine Extraportion Fett (z. B. Nussmus, Avocado) beigemischt werden sollte. Gleiches gilt, wenn Kuhmilch bei Breimahlzeiten durch kalziumangereicherten Soja- oder Erbsendrink ersetzt wird: Letztere enthalten weniger Fett als Kuhmilch, was auch hier z. B. durch etwas Nussmus oder Lein-/Rapsöl ausgeglichen werden kann.

**Protein**
Pflanzliche Proteine sind schlechter verdaulich als tierische Proteine und ihre biologische Wertigkeit ist niedriger. Das heißt, dass der Anteil an essenziellen Aminosäuren in den meisten pflanzlichen Lebensmitteln geringer ist als in tierischen Nahrungsmitteln. Ausnahmen stellen die Sojabohne und insbesondere Sojaprodukte wie Tofu dar; diese haben eine nahezu identische Aminosäurenzusammensetzung und auch -verdaulichkeit wie tierische Nahrungsmittel.[242]

Wenn ausreichend Kalorien aufgenommen und dabei proteinhaltige Speisen aus verschiedenen Lebensmittelgruppen gewählt werden (also z. B. grünes Blattgemüse, Hülsenfrüchte, Nüsse/Samen und Vollkorngetreide), ist es in der Regel kein Problem, den Bedarf an essenziellen Aminosäuren mit pflanzlichen Lebensmitteln zu decken. Entgegen früheren Einschätzungen müssen diese verschiedenen Proteinquellen nicht zwingend innerhalb einer Mahlzeit kombiniert werden; es genügt, wenn über den Tag verteilt Proteine aus verschiedenen Quellen verzehrt werden.[243]

**Proteinquellen**
Für Säuglinge kann es allerdings sinnvoll sein, wenn unterschiedliche pflanzliche Proteinquellen in einer Mahlzeit kombiniert werden[244], was in der Praxis ohnehin meist automatisch geschieht. Zu jeder Mahlzeit sollte eine gute Eiweißquelle angeboten werden, das sind in erster Linie Hülsenfrüchte wie Linsen und Bohnen, inklusive Sojaprodukte wie Tofu, Tempeh und Sojajoghurt. Nüsse/Nussmus und Samen/Samenmus sowie Vollkorngetreide (z. B. in Form von Flocken) tragen ergänzend zur Proteinversorgung bei.

Wenn tierische Nahrungsmittel angeboten werden, sind z. B. Eier, Quark und Geflügelfleisch hochwertige Proteinquellen. Es sollte aber darauf geachtet werden, den Anteil an tierischem Protein moderat zu halten, da eine hohe Proteinzufuhr im Säuglings- und Kindesalter mit einem erhöhten Risiko für Adipositas assoziiert ist. Hierbei ist primär das tierische und nicht das pflanzliche Protein relevant.[245]

## Omega-3- und Omega-6-Fettsäuren für das Gehirn

Unser Gehirn ist reich an der langkettigen Omega-3-Fettsäure Docosahexaensäure (DHA) und eine gute Versorgung mit DHA ist wichtig für die gesunde Entwicklung des Nervensystems, besonders in den ersten 2 Lebensjahren.[249] Muttermilch ist eine wichtige Quelle für DHA, wie hoch der Gehalt ist, wird durch die mütterliche Zufuhr bestimmt: Der DHA-Gehalt der Muttermilch von veganen Müttern, die nicht ausreichend DHA zugeführt haben, war in einigen Studien niedriger als bei nichtveganen Müttern[250], somit war auch die Versorgung ihrer Säuglinge schlechter.[251] Daher sollten stillende vegane Frauen bzw. stillende Frauen, die keinen Fisch essen, DHA supplementieren (Seite 101). Säuglingsformula ist entsprechend der EU-Verordnung zur Säuglingsnahrung immer mit DHA angereichert.[252]

**Omega-3-Quellen**
Der Breifahrplan sieht ab Beikoststart eine Fischmahlzeit pro Woche vor. Wenn hierfür fetter Seefisch (z. B. Lachs, Skipjack-Thun-

fisch, Sardinen, Hering) verwendet wird, kann damit der erhöhte DHA-Bedarf ab dem 2. Lebenshalbjahr gedeckt werden. Es sollte auf die Verwendung von quecksilberarmen Fischsorten geachtet werden, da sich eine hohe Quecksilber-Exposition negativ auf die Gehirnentwicklung auswirken kann. Reich an Quecksilber sind z. B. Makrelen und der Großaugen-Thunfisch.[253] Babys, die ohne Fisch ernährt werden oder deutlich seltener als einmal wöchentlich Fisch bekommen, sollten entsprechend den Zufuhrempfehlungen der EFSA[254] ab Beginn der Beikost ca. 100 mg DHA täglich (oder DHA in Kombination mit EPA) entweder in Form von Mikroalgenöl oder angereichertem Leinöl bekommen. Das Öl kann z. B. direkt in den Brei gegeben werden.

#### Omega-6-Quellen

Neben der langkettigen Omega-3-Fettsäure DHA spielt auch die langkettige Omega-6-Fettsäure Arachidonsäure (ARA) eine herausragende Rolle für das sich entwickelnde Gehirn. Sie findet sich in tierischen Nahrungsmitteln wie z. B. Eigelb, Butter, Fleisch und Fisch. Der Körper kann Arachidonsäure aus kurzkettigen Omega-6-Fettsäure Linolsäure (LA) synthetisieren.[255] Linolsäure findet sich in großen Mengen in pflanzlichen Fetten wie Nüssen, Samen und Pflanzenölen. Die Eigensynthese der Arachidonsäure ist im Säuglingsalter allerdings eingeschränkt.[256]

Muttermilch von vegan und vegetarisch lebenden Frauen enthält vergleichbare Konzentrationen an Arachidonsäure (ARA) wie von Mischköstlerinnen.[257] Wenn auf Säuglingsformula zurückgegriffen wird, sollte auf einen adäquaten Gehalt an Arachidonsäure (Verhältnis ARA:DHA mindestens 1:1) geachtet werden, da der Zusatz von Arachidonsäure für Hersteller nicht verpflichtend ist.[258]

### Vitamin B12 und Cholin für das Nervensystem

Vitamin B12 ist essenziell für die gesunde Entwicklung des kindlichen Nervensystems. Vitamin-B12-Mangel über einen längeren Zeitraum kann zu irreversiblen Schäden führen. Säuglinge, deren Mütter in der Schwangerschaft und/oder Stillzeit ein Defizit an Vitamin B12 hatten, können schon kurze Zeit nach der Geburt Symptome eines Vitamin-B12-Mangels zeigen, da sie nicht über adäquate Speicher in der Leber verfügen.[259] Die empfohlene Tageszufuhr an Vitamin B12 liegt bei Säuglingen im Alter von 4 bis 12 Monaten bei 1,4 µg.[260] Während der Zeit, in der das Baby voll gestillt wird (also im 1. Lebenshalbjahr), ist seine Versorgung gesichert, sofern die Mutter gut mit Vitamin B12 versorgt ist.

#### Vitamin-B12-Quellen

Neben Muttermilch liefern ausschließlich tierische Produkte (Fleisch, Fisch, Eier, Milchprodukte) Vitamin B12, es gibt

#### Gut zu wissen

Der Körper kann theoretisch DHA aus der kurzkettigen Omega-3-Fettsäure Alpha-Linolensäure (ALA) synthetisieren. Gute Quellen für ALA sind Leinöl, Rapsöl, Leinsamen, Chiasamen, Hanfsamen und Walnüsse. Allerdings kann die Umwandlungsrate von ALA zu DHA individuell stark schwanken. Aufgrund der großen Bedeutung von DHA für die kindliche Gehirnentwicklung raten wir aus Sicherheitsgründen zu einer Supplementierung mit DHA, wenn nicht mindestens einmal wöchentlich fetter Seefisch in der Beikost gegeben wird.

# Hülsenfrüchte, Nüsse und Samen

Diese hier beschriebenen Lebensmittel sind nicht nur lecker, sondern liefern auch viele wichtige Nährstoffe und haben ein großes präventives Potenzial.

Sowohl Hülsenfrüchte als auch Nüsse und Samen spielen eine wichtige Rolle in der Prävention von ernährungsmitbedingten Krankheiten. Ihr Verzehr ist beispielsweise mit einem niedrigeren Risiko für klassische Volkskrankheiten wie Herz-Kreislauf-Erkrankungen und Typ-2-Diabetes assoziiert.

## Hülsenfrüchte

Hülsenfrüchte spielten lange Zeit eine wichtige Rolle in unserer Ernährung. Man denke nur an typische Gerichte wie Bohneneintopf oder Linsen mit Spätzle. In der Nachkriegszeit wurden sie zunehmend verdrängt von Fleisch und Wurstwaren, denn durch die Intensivierung der Tierhaltung konnte Fleisch immer billiger produziert werden und wurde auch in größeren Mengen für die breite Bevölkerung bezahlbar. So gerieten die Hülsenfrüchte immer mehr in Vergessenheit. Aktuell liegt die durchschnittliche Verzehrmengen in Deutschland bei nur wenigen Gramm pro Tag. In vielen anderen Ländern spielen Hülsenfrüchte eine weitaus größere Rolle und sind ein fester Bestandteil des Speiseplans, vom indischen Linsencurry über mexikanisches Chili und italienische Minestrone bis zur orientalischen Falafel.

Im Rezeptteil dieses Buches stellen wir verschiedene, durch internationale Gerichte inspirierte Rezepte vor, die Lust darauf machen, diese sehr vielfältig einsetzbare Lebensmittelgruppe wieder regelmäßig auf den Teller zu bringen. Denn Hülsenfrüchte sind mehr als nur alternative Proteinlieferanten. Sie sind sehr vielseitig einsetzbar, äußerst gesund und können darüber hinaus zur nachhaltigen Lebensmittelproduktion beitragen.

Eine Publikation aus dem Jahr 2016, welches von der WHO und der Ernährungs- und Landwirtschaftsorganisation der Vereinten Nationen (Food and Agriculture Organization of the United Nations, FAO) als »Jahr der Hülsenfrüchte« deklariert wurde, postulierte, dass die Vernachlässigung der Hülsenfrüchte in der menschlichen Ernährung zu negativen Konsequenzen für die Gesundheit und für die nachhaltige Lebensmittelproduktion und Landwirtschaft führen kann.[246] Der Grund dafür: Hülsenfrüchte sind nicht nur sehr gesund, sondern machen eine Stickstoffdüngung überflüssig, indem sie durch Wurzelknöllchensymbiose mit bestimmten Bakterien den Stickstoff in Böden »fixieren«. »Getreide, welches auf dem gleichen Boden, wo früher Hülsenfrüchte waren, wächst, enthält mehr Protein«, so die Autoren. Hülsenfrüchte sind also nicht nur Kraftpakete in Bezug auf ihre Nährstoffe, sondern können kleine Wunder für unseren Böden bewirken und sogar den Kampf gegen den Klimawandel unterstützen, indem sie fossile Rohstoffe schonen und die biologische Vielfalt fördern.

## Nüsse und Samen

Aber nicht nur Hülsenfrüchte, auch Nüsse und Samen kommen als ergänzende pflanzliche Proteinquelle in der durchschnittlichen Ernährung in Deutschland viel zu kurz: Während gemäß den Empfehlungen der DGE sowie der Planetary Health Diet ein täglicher Verzehr von 25 g Nüssen und Samen erstrebenswert wäre, nimmt der deutsche Durchschnittsbürger derzeit nur 3 g/Tag zu sich. Auch hier bietet unser Rezeptteil vielfältige Inspirationen, wie man die kleinen Nährstoffbomben Nüsse und Samen vermehrt in den Speiseplan einbauen kann.

Egal, ob man sich rein pflanzlich, vegetarisch, flexitarisch oder klassisch mischköstlich ernährt: Wir alle profitieren von einem höheren Konsum an Hülsenfrüchten, Nüssen und Samen.

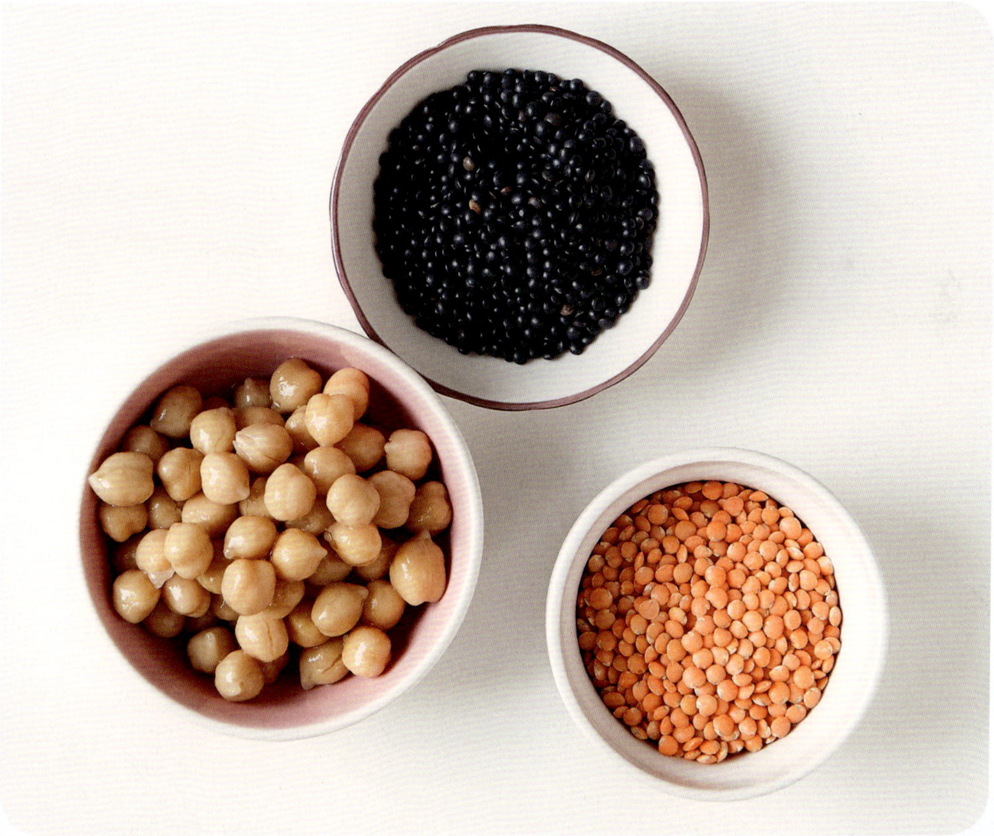

keine zuverlässigen pflanzlichen Vitamin-B12-Quellen. Daher benötigen Säuglinge, die rein pflanzlich ernährt werden, ab dem Zeitpunkt der Beikosteinführung ein Vitamin-B12-Supplement; hierfür werden 2-mal pro Tag 1(–2) µg oder 1-mal pro Tag 5 µg empfohlen.[261] Auch bei vegetarisch ernährten Säuglingen sollte eine Supplementierung mit Vitamin B12 in Erwägung gezogen werden. Ebenso können mit Vitamin B12 angereicherte Lebensmittel (Pflanzendrinks, -joghurts etc.) zur Vitamin-B12-Versorgung beitragen; wir empfehlen aber bei einer rein pflanzlichen Ernährung aus Sicherheitsgründen die Verwendung eines Supplements, da dies eine zuverlässigere Vitamin-B12-Zufuhr sicherstellt.

**Cholin**

Auch Cholin spielt für die Gehirnentwicklung eine bedeutende Rolle. Es ist ein sogenannter semiessenzieller Nährstoff, das heißt, ein Teil des Bedarfs wird durch Eigensynthese gedeckt und ein Teil muss über die Nahrung aufgenommen werden.

Eine Vielzahl an pflanzlichen (insbesondere die Sojabohne) und tierischen Nahrungs-

## Ballaststoffe: Nicht zu viel des Guten

Ballaststoffe kommen in großen Mengen in unverarbeiteten und wenig verarbeiteten pflanzlichen Lebensmitteln vor: in Gemüse, Obst, Vollkorngetreide und Vollkornprodukten, Hülsenfrüchten und Nüssen. Ballaststoffe machen schnell satt, regulieren den Stuhl und sind vorteilhaft für unser Darmmikrobiom.[247] Allerdings können Ballaststoffe die Aufnahme von einigen Mineralstoffen wie Eisen, Zink und Kalzium vermindern und da sie gut sättigen, können sie zu einer geringeren Kalorienaufnahme führen. Das kann für Erwachsene vorteilhaft sein kann, nicht aber für Säuglinge und Kleinkinder.[248] Denn diese haben durch das schnelle Wachstum vor allem in den ersten 2 Jahren einen hohen Energie-, Protein- und Nährstoffbedarf. Hier sind energiearme, ballaststoffreiche Lebensmittel in großen Mengen kontraproduktiv.

Vor allem bei Kindern, die eher wenig essen bzw. rasch gesättigt sind, sollte die Ballaststoffaufnahme in der pflanzenbasierten Kost im Auge behalten und evtl. reduziert werden. So kann man Obst, Gemüse und Hülsenfrüchte schälen und pürieren (was in den ersten Beikostmonaten ohnehin oft der Fall ist) und als Proteinquelle öfter auch Sojaprodukte wie Tofu und Sojajoghurt statt ganzen Hülsenfrüchten (wie Linsen und Bohnen) anbieten.

Statt Nüssen sollte Säuglingen und Kleinkindern ohnehin nur Nussmus (bzw. eingeweichte und pürierte Nüsse/Samen) gegeben werden, um die Gefahr des Verschluckens zu minimieren.

Statt Getreide in Form von ganzen Körnern sollten fein gemahlenes Vollkornbrot, Nudeln und Getreideflocken angeboten werden. Helle Nudeln, weißer Reis etc. können ab und zu verwendet werden, um den Ballaststoffgehalt zu reduzieren, allerdings sind diese natürlich weniger nährstoffreich als die Vollkornvarianten. Als Kompromiss kann man z. B. helle Nudeln oder weißen Reis zu gleichen Teilen mit den Vollkornvarianten mischen.

mitteln (Eier und Leber) enthalten Cholin. Für vegan ernährte Säuglinge sind vor allem Hülsenfrüchte (insbesondere Sojaprodukte), Haferflocken, Nüsse/Samen sowie Brokkoli und Blumenkohl relevante Cholinquellen; bei vegetarischen Säuglingen kommen Eier als gute Cholinquelle hinzu. Zudem stellt Muttermilch eine wichtige Cholinquelle dar (Seite 100). Säuglinge und Kleinkinder, die keine Muttermilch, sondern Formula bekommen, sind über die Formula mit Cholin versorgt: Es muss laut EU-Verordnung Säuglingsformula verpflichtend zugesetzt werden.[262]

## Vitamin D für gesunde Knochen

Vitamin D ist wichtig für die Knochengesundheit und das Immunsystem. Ein Vitamin-D-Mangel im Säuglingsalter kann eine Rachitis (Störung der Knochenmineralisierung) zur Folge haben. Bei ausreichender Sonnenlicht-/UVB-Exposition kann der Körper theoretisch seinen Vitamin-D-Bedarf über die Eigensynthese in der Haut decken. Da Babys aber nicht der Sonne ausgesetzt werden dürfen, bekommen alle Säuglinge, unabhängig von der Ernährungsweise, entsprechend den Empfehlungen der deutschen Fachgesellschaften bis zum 2. erlebten Frühjahr 400–500 I. E. Vitamin D als Rachitisprophylaxe.[263]

## Vitamin A für gesunde Augen und das Immunsystem

Vitamin A (Retinol) ist wichtig für ein normales Wachstum, die Zellteilung, das Immunsystem sowie für die Sehkraft und Hautgesundheit. Vitamin A kommt ausschließlich in tierischen Nahrungsmitteln vor bzw. in retinolangereicherten pflanzlichen Lebensmitteln wie Pflanzendrinks. Menschen, die keine tierischen Nahrungsmittel essen, decken ihren Vitamin-A-Bedarf über Betakarotin, das vom Körper in Vitamin A umgewandelt wird. Aber auch bei einer mischköstlichen Ernährung wird ein relevanter Teil des Vitamin-A-Bedarfs über Betakarotin gedeckt.

**Betakarotinquellen**

Betakarotin kommt vor allem in rotem, orangefarbenem und grünem Gemüse und Obst vor, wie Karotten, Süßkartoffeln, rote Paprika, Spinat, Mango und Aprikosen. Diese Gemüse- und Obstsorten sollten in der Beikostzeit vermehrt und regelmäßig (täglich) angeboten werden. Betakarotinreiches Gemüse sollte für eine bessere Aufnahme gekocht, püriert und mit Fett kombiniert werden.[264] Neben der Beikost ist Muttermilch (bzw. Formulanahrung) eine wichtige Quelle für Vitamin A.

## Eisen für die motorische und kognitive Entwicklung

Eisen ist insbesondere in den ersten Lebensjahren von großer Bedeutung. Es ist unter anderem Bestandteil des Hämoglobins, welches die Sauerstoffversorgung der Organe sicherstellt. Säuglinge benötigen besonders viel Eisen für die Versorgung des sich entwickelnden Gehirns und der wachsenden Organe. Das Baby legt während der Schwangerschaft, insbesondere im letzten Trimenon, seine Eisenvorräte an, von denen es in den ersten Lebensmonaten zehren kann.[265] Muttermilch ist »von Natur aus« sehr eisenarm und trägt kaum zur Eisenversorgung des Säuglings bei (wobei das wenige in der Muttermilch enthaltene Eisen in einer sehr gut bioverfügbaren Form vorliegt).

Mit etwa einem halben Jahr sind die Eisenspeicher beim Baby aufgebraucht.[266] Nun sind eisenreiche Lebensmittel aus der Beikost notwendig, um den Eisenbedarf weiter zu decken. Der »Ernährungsplan für das 1. Lebensjahr« (Seite 139) sieht vor, dem Baby fünfmal wöchentlich (rotes) Fleisch für die Eisenversorgung zu geben. Wie die Eisenversorgung bei fleischfreier Säuglingsernährung sichergestellt werden kann, besprechen wir weiter unten (Seite 143).

### Eisenmangel

Eisenmangel kann zu einer Anämie (»Blutarmut«) und ein ausgeprägter Eisenmangel zu einer verzögerten kognitiven und motorischen Entwicklung sowie Appetitlosigkeit führen.[267] Eisenmangel beim Säugling kann verschiedene Ursachen haben.

- Ein schwerer Eisenmangel der Mutter während der Schwangerschaft führt dazu, dass der Eisenspeicher des Säuglings nicht ausreichend gefüllt werden konnte.
- Da die Eisenspeicher beim Kind vor allem in den letzten Schwangerschaftswochen angelegt werden, haben Frühgeborene (insbesondere wenn sie vor der 32. Schwangerschaftswoche geboren wurden) ein erhöhtes Risiko für Eisenmangel, sodass sie üblicherweise vom Kinderarzt ein Eisensupplement zur Prophylaxe eines Eisenmangels verordnet bekommen.[268]
- Ebenso sind Kinder mit einem niedrigen Geburtsgewicht häufiger von einem Eisenmangel betroffen, da sie im Rahmen des Aufholwachstums viel Eisen benötigen.[269]
- Auch der Zeitpunkt des Abnabelns nach der Geburt spielt eine Rolle: Wird die Nabelschnur erst nach dem kompletten Auspulsieren abgeklemmt, gelangt mehr Blut und damit Eisen zum Säugling, von welchem dieser länger »zehren« kann.[270]
- Säuglinge, die gestillt werden, erhalten weniger Eisen über die Milch als Kinder, die Säuglingsformula bekommen, da diese mehr Eisen enthält als Muttermilch. Muttermilch ist sehr eisenarm (ca. 0,3 mg/Liter), enthält dafür aber eine sehr gut bioverfügbare Form von Eisen. Sie enthält zudem Lactoferrin, ein Protein, das die Eisenresorption verbessert.[271] Der Eisengehalt der Muttermilch kann nicht durch eine eisenreiche Ernährung oder die Einnahme eines Eisensupplements durch die stillende Mutter beeinflusst werden.[272]

### Eisenbedarf

Die empfohlene tägliche Eisenzufuhr liegt für Säuglinge im 2. Lebenshalbjahr bei 8 mg pro Tag. Das ist sehr viel, wenn man bedenkt, dass für einen erwachsenen Mann 10 mg täglich empfohlen werden! Wenn also mit ca. 6 Monaten begonnen wird, Beikost einzuführen, sollten so früh wie möglich eisenreiche Lebensmittel eingebaut werden. Entsprechend dem »Ernährungsplan für das 1. Lebensjahr« wird von deutschen Fachgesellschaften empfohlen, einem Säugling 5-mal wöchentlich einen fleischhaltigen Brei zu geben. Dies wird mit dem hohen Eisenbedarf von Säuglingen begründet und der Tatsache, dass Fleisch gut bioverfügbares Eisen enthält.

Fleisch ist allerdings nicht das Allheilmittel gegen Eisenmangel, als welches es oft angepriesen wird. Mit der empfohlenen Tagesmenge von 30 g Fleisch bekommt ein Säugling weniger Eisen als viele vielleicht denken: Rindfleisch enthält pro 30 g ca. 0,7 mg Eisen und Schweine- und Geflügelfleisch sogar noch weniger: ca. 0,3 mg. Somit ist es nicht allzu überraschend, dass die Eisenzufuhr eines gestillten Säuglings, welcher Beikost nach dem »Ernährungsplan für das 1. Lebensjahr« erhält, mit 3,7 mg/Tag weit unterhalb der empfohlenen Zufuhr von 8 mg/Tag liegt.[273]

2016 wurden die Ergebnisse einer Studie veröffentlicht, die die Eisenversorgung von Säuglingen in Deutschland untersuchte. Die Säuglinge wurden entsprechend den Empfehlungen des »Ernährungsfahrplans für das 1. Lebensjahr« ernährt. Bei über einem Drittel der Säuglinge waren im Alter von 10 Monaten die Eisenvorräte erschöpft.[274] Ein beachtlicher Teil der Säuglinge in dieser Studie, die, wie in Deutschland empfohlen, mindestens 5-mal wöchentlich Fleisch erhielten, hatten also entleerte Eisenspeicher.

**Eisenreiche pflanzliche Lebensmittel**
Sich mit dem Thema Eisen zu beschäftigen ist somit auch für Familien wichtig, die Fleisch in die Beikost integrieren. Denn auch mischköstlich ernährte Babys führen mengenmäßig den Großteil des Eisens über pflanzliche Lebensmittel zu. Somit sollten den Eltern einerseits gute pflanzliche Eisenquellen bekannt sein und andererseits auch das Wissen, wie die Bioverfügbarkeit von pflanzlichem Eisen optimiert werden kann.

Eisenreiche pflanzliche Lebensmittel (Seite 61) sind vor allem Hülsenfrüchte, Vollkorngetreide, Nüsse und Samen. In jeder Mahlzeit sollten mindestens eine, besser zwei dieser Lebensmittelgruppen vertreten sein. Unter den Hülsenfrüchten sind vor allem rote Linsen und Belugalinsen sehr eisenreich, aber auch Bohnen, Kichererbsen, Tofu und Tempeh stellen gute Eisenquellen dar. Linsen können gut als erste eisenreiche Beikost eingesetzt werden, da sie relativ leicht verdaulich sind (Seite 135). Unter den Getreidesorten sind vor allem Hafer und Hirse sehr eisenreich, unter den Nüssen/Samen sind es vor allem Kürbiskerne, Sesam und Cashew (als Mus oder gemahlen).

Um die Eisen-Bioverfügbarkeit zu optimieren, sollten diese Lebensmittel zusammen mit Vitamin-C-reichen Lebensmitteln (z. B. Brokkoli, Grünkohl, Rosenkohl, Spinat, rote Paprika, Kiwi, Orangen, Erdbeeren) angeboten werden. Hülsenfrüchte und Getreide sollten vor dem Kochen mehrere Stunden eingeweicht und ggf. gekeimt werden. Das Einweichwasser wird weggeschüttet. Gekeimtes Getreide bzw. gekeimte Hülsenfrüchte müssen nach dem Keimen gekocht werden, um potenzielle pathogene Keime abzutöten. Auch Getreideflocken sollten vor dem Verzehr mehrere Stunden eingeweicht werden.

## Zink für das Wachstum und das Immunsystem

Zink ist wichtig für die Funktion des Immunsystems und spielt eine besondere Rolle im Wachstum. Ein Zinkmangel kann mit einem beeinträchtigten Wachstum, Infektanfälligkeit und Geschmacksstörungen einhergehen.[275] Genauso wie Eisen kann Zink bei pflanzenbasiert ernährten Säuglingen und Kleinkindern potenziell kritisch sein, da die Bioverfügbarkeit von Zink aus pflanzlichen Lebensmitteln geringer ist als aus tierischen Nahrungsmitteln.[276] Muttermilch enthält während der Zeit, in der voll gestillt wird, also in den ersten sechs Lebensmonaten des Babys, knapp 3 mg Zink pro Liter. Danach fällt die Zinkkonzentration deutlich ab auf knapp 1 mg Zink pro Liter (Säuglingsformula enthält ca. 5 mg Zink pro Liter) und deckt somit in der Beikost nur noch einen Teil des Zinkbedarfs des Babys.[277]

Die empfohlene Zufuhr von Zink liegt bei 2,4 mg/Tag im 2. Lebenshalbjahr; dies bedeutet, dass zinkreiche Beikost nötig ist, um den Bedarf zu decken.

**Zinkquellen**

Unter den pflanzlichen Lebensmitteln gehören insbesondere Vollkorngetreide (vor allem Haferflocken), Hülsenfrüchte (vor allem Sojabohnen/Edamame, Linsen und Erbsen), Nüsse und Samen (vor allem Kürbiskerne) sowie Hefeflocken zu den guten Zinkquellen. Die Zinkaufnahme kann durch Einweichen (und ggf. Keimen) von Hülsenfrüchten und Getreide verbessert werden. Bei Brot sollte Sauerteigbrot bevorzugt werden, da durch die Milchsäuregärung, ähnlich wie beim Einweichen und Keimen, die Phytinsäure reduziert wird, was die Zinkresorption verbessert.[278] Wenn tierische Nahrungsmittel in die Beikost integriert werden, sind vor allem Fleisch und Hartkäse gute Zinkquellen. Austern sind übrigens die zinkreichsten Lebensmittel, sie liefern etwa 20 mg Zink pro 100 g.

## Jod für eine gesunde Schilddrüse und die kognitive Entwicklung

Jod ist wichtig für die normale Funktion der Schilddrüse und die kognitive Entwicklung. Schon ein milder Jodmangel kann zur Beeinträchtigung der Intelligenzentwicklung des Kindes führen.[279]

**Jodquellen**

Mögliche Quellen in der pflanzenbasierten Ernährung sind Meeresalgen mit einem moderaten Jodgehalt (Nori, <20 µg/g Jod) und Jodsalz. Allerdings sind diese Quellen für die Beikost nur bedingt (Norialgen) bzw. nicht (Jodsalz) geeignet. Der Jodgehalt von Algen kann stark schwanken und Kleinkinder gelten laut dem Bundesinstitut für Risikobewertung (BfR) als empfindliche Risikogruppe hinsichtlich eines Jodüberschusses[280], daher sind Algen zur Deckung des Jodbedarfs von Säuglingen nur unter Vorbehalt geeignet. Zudem kann gerade bei regelmäßigem Konsum eine relevante Schwermetallbelastung nicht ausgeschlossen werden. Auf Salz sollte im ersten Lebensjahr weitgehend verzichtet werden, sodass jodiertes Speisesalz in der Beikost als Jodquelle wegfällt.

Sofern die Mutter gut mit Jod versorgt ist, ist ab Beikoststart die Muttermilch (bzw. Formulanahrung) weiterhin eine wichtige Jodquelle. Falls Kuhmilchprodukte und Fisch gegeben werden, tragen diese auch zur Jodversorgung bei. Allerdings wird auch mit dem sogenannten Breifahrplan die Zufuhrempfehlung von 80 µg Jod/Tag im 2. Lebenshalbjahr nicht erreicht. Daher wird für gestillte Säuglinge, die selbst hergestellte Beikost erhalten (fertigen Breien wird teilweise Kaliumjodid zugesetzt), eine Supplementierung in Höhe von etwa 50 µg/Tag empfohlen.[281]

# Die Beikost-Praxis

Wie setzt man nun die Theorie zu Nährstoffen und zur Gestaltung einer pflanzenbasierten Beikost in die Tat um? Darum geht es in diesem Kapitel.

Wie startet man am besten mit der Beikost? Welche Lebensmittel eignen sich besonders gut für die pflanzenbasierte Beikost? Sollte man lieber Brei oder Fingerfood geben? Gibt es eine bestimmte Reihenfolge, in der man die unterschiedlichen Lebensmittel einführen sollte?

## Allgemeine Richtlinien

Eltern haben meistens viele Fragen zum Beikoststart und obwohl es durch »Beikostfahrpläne« suggeriert wird, gibt es keine für alle Babys passenden Antworten. Die Beikosteinführung ist eine sehr individuelle Angelegenheit, denn jedes Kind is(s)t anders. Dennoch gibt es ein paar allgemeingültige Richtlinien für die Beikost:

- Dem Säugling sollte eine große Auswahl von Lebensmitteln mit unterschiedlichen Geschmacksrichtungen und Konsistenzen angeboten werden.[282]
- Die WHO empfiehlt, in den ersten Monaten der Beikost vor allem pürierte, zerstampfte und halbfeste Beikost anzubieten. Mit etwa 8 Monaten können die meisten Babys schon selbstständig Fingerfood essen und mit 12 Monaten sind die Kinder in der Lage, das Essen vom Familientisch mitzuessen, vorausgesetzt, es ist nährstoffdicht und nicht zu salzig.[283] Es gibt aber auch Babys, die von Anfang an Fingerfood pürierten Speisen vorziehen. Eine auf Fingerfood basierende Beikost ist von Anfang an möglich, sofern einige Punkte beachtet werden, wie im Kapitel über Baby-led Weaning (Seite 148) beschrieben.
- Muttermilch (bzw. Säuglingsfomula bei nicht gestillten Kindern) bleibt auch mit Beginn der Beikost eine sehr wichtige Nährstoffquelle mindestens bis zum 1. Geburtstag, sowohl bei Breikost als auch bei Baby-led Weaning.
- Lebensmittel, die eine Verschluckungsgefahr darstellen (z. B. ganze Nüsse), sind zu vermeiden (Ungeeignete Lebensmittel, Seite 137).

### Die Bedürfnisse des Babys

Optimal ist es, auch nach dem 6. Lebensmonat weiterhin nach Bedarf zu stillen (bzw. Formulanahrung anzubieten) und die Beikost in den Mengen und auch in der Form zu geben, die für das jeweilige Baby am besten geeignet ist.

### Brei oder kein Brei?

Bei der Frage nach der »besten« Form der Beikost bilden sich teilweise zwei Lager, die ihre jeweilige Position leidenschaftlich verteidigen: die Befürworter der breiförmigen Beikost auf der einen Seite und die Verfechter des »Baby-led Weaning« (BLW), auch »breifreie« Beikost genannt, auf der anderen Seite.

Wir plädieren an dieser Stelle für Pragmatismus: Strenge Kategorien wie »Breikost« ODER »BLW/breifrei« sind unserer Ansicht nach nicht nötig. Beide Methoden können gut kombiniert werden.[284] Auch die WHO empfiehlt für die Beikost eine Kombination aus Lebensmitteln mit unterschiedlichen Konsistenzen. Es ist also weder nötig, nur fein pürierte Breie zu geben, noch von Anfang an konsequent auf breifreie Beikost (Fingerfood) zu setzen. Vielmehr sollte auf die Signale und Bedürfnisse des Babys geachtet werden. Manche Babys sind große Breifans, andere rühren Brei nicht an, essen aber mit viel Freude Fingerfood. Und wieder andere lassen sich für beides begeistern. Und manchmal braucht es auch einfach mehrere Anläufe, bis bestimmte Lebensmittel und Konsistenzen vom Baby für gut befunden werden.

Der sogenannte Breifahrplan bietet einen Leitfaden für die Einführung der Beikost, der aber nicht als Gesetz missverstanden werden sollte, und er sollte niemanden, weder die Eltern noch das Kind, unter Druck setzen.

## Wie wird die Beikost eingeführt?

Ob Brei gegeben wird oder Fingerfood oder eine Mischung aus beidem – die Grundprinzipien für die Beikosteinführung sind die gleichen.

### Wann bekommt das Kind Beikost?

Dem Baby wird am besten dann Beikost angeboten, wenn es zwar Appetit hat, aber nicht übermäßig hungrig oder müde ist, also z. B. zwischen den Muttermilchmahlzeiten. Es bietet sich an, neue Lebensmittel am Vormittag oder am frühen Nachmittag und nicht kurz vor dem Schlafengehen anzubieten, um das Baby danach beobachten zu können, falls z. B. allergische Reaktionen auftreten sollten.

### Was wird als Beikost gegeben?

Als erste Beikost hat sich gedünstetes Gemüse bewährt (z. B. Karotte, Kürbis, Süßkartoffel, Fenchel, Blumenkohl, Brokkoli), und zwar püriert, zerstampft oder in Stücken, die das Baby gut mit der ganzen Hand greifen kann. Auch weiches Obst wie Kiwi oder Mango kann gut als erste Beikost dienen.

### Wie viel Beikost wird angeboten?

Man fängt mit einer kleinen Menge Beikost an, z. B. etwas Gemüse wie 1 gedünstetes Brokkoliröschen oder 1 EL pürierte Karotte und steigert die Menge in den Folgetagen je nach Bedarf des Babys. Die Gemüsesorten können gerne bereits in den ersten Tagen variieren. Am Anfang werden im Magen des Babys – wenn überhaupt – nur kleine Mengen landen. Das ist ganz normal!

### Wie geht es weiter?

Wenn das Baby einige Tage Gemüse (inklusive Kartoffeln/Süßkarotoffeln) und/oder Obst bekommen hat, sollte zeitnah damit gestartet werden, eisenreiche Lebensmittel einzuführen. Hierfür wird gemäß dem Breifahrplan Fleisch eingesetzt. Für die vegetarische/vegane Variante eigenen sich Getreideflocken, wie Hirse- oder Haferflocken, und vor allem Hülsenfrüchte. Wir empfehlen, mit den leicht verdaulichen roten Linsen zu beginnen. Diese sollten über Nacht in Wasser eingeweicht werden und am nächsten Tag nach dem Spülen sehr weich gekocht und dann mit dem Gemüse zu Brei püriert werden. Am besten mit einer kleinen Menge (z. B. 1 TL gekochte Linsen) beginnen und Menge dann steigern. Zudem sollte dem Brei etwa 1 Teelöffel (DHA-angereichertes) Lein- oder Rapsöl hinzugefügt werden. Im weiteren Verlauf wird die Menge an eisenreichem Getreide und Hülsenfrüchten erhöht und Nuss-/Samenmus hinzugefügt. Als eisenreiches erstes Fingerfood eignen sich z. B. in Olivenöl gebackene Pfannkuchen aus roten Linsen, zusammen mit etwas gedünstetem Gemüse oder weichem Obst.

## Empfohlene Lebensmittel für die plantbased Beikost

Grundsätzlich sind alle Lebensmittel der 5 pflanzlichen Lebensmittelgruppen (Gemüse inklusive Pilze und Kräuter, Obst, Hülsenfrüchte, Getreide, Nüsse und Samen), abgesehen von der Liste der ungeeigneten Produkte (Seite 137), für die Beikost geeignet. Bei Obst und Gemüse sollte, wenn möglich, auf Saisonalität und Regionalität geachtet werden. Saisonalität und kurze Transportwege bedeuten meistens einen höheren Gehalt an Nährstoffen. Bio-Lebensmittel sind zwar seltener mit Rückständen belastet, aber auch die Belastung konventionell erzeugter Lebensmittel aus Deutschland und anderen EU-Ländern ist in der Regel niedrig.[285] Beim Einkaufen sollte zudem auf die Frische geachtet werden (wichtig für den Nährstoffgehalt und den Geschmack) und Gemüse und Obst sollten richtig gelagert werden (i. d. R. dunkel und kühl), um Nährstoffverluste gering zu halten.

### Auswahl an pflanzenbasierten Beikost-Favoriten

**Gemüse:** Kürbis, Süßkartoffel, Zucchini, Fenchel, Brokkoli, Karotte, Kohlrabi (gedünstet).

**Obst:** Apfel (gedünstet), Banane, Pflaume, Avocado, Birne (reif), Melone, Pfirsich, Aprikose, Mango, Beeren (prall-elastische Beeren

#### Achtung Nüsse

Bestimmte Faktoren sind mit einem erhöhten Risiko für Nahrungsmittelallergien beim Baby assoziiert, dazu zählen allergische Erkrankungen bei den Eltern und vor allem eine atopische Dermatitis (Neurodermitis) beim Baby. In diesen Fällen sollen Nüsse und vor allem Erdnüsse erst nach Rücksprache mit dem Kinderarzt/der Kinderärztin und ggf. allergologischer Diagnostik in die Beikost eingeführt werden (siehe unten, Seite 136)!

wie Heidelbeeren mit der Gabel zerdrücken wegen Aspirationsgefahr). In Maßen können auch eingeweichte Trockenfrüchte wie Trockenpflaumen oder Pflaumenmus (kann bei Verstopfung hilfreich sein), getrocknete Aprikosen (eisenreich) und getrocknete Feigen (kalziumreich) angeboten werden.

**Getreideprodukte/Kartoffeln:** Gegarte/Gebackene (Süß-)Kartoffeln sowie alle Getreidesorten, wie Hirse, Hafer, Reis, Roggen, Dinkel (als Flocken, Brot). Bei Brot sollte Sauerteigbrot bevorzugt werden. Die Sauerteigführung entspricht einem Fermentationsprozess, der den Phytinsäuregehalt des Getreides reduziert und somit die Mineralstoffe aus Sauerteigbrot besonders gut bioverfügbar macht. Wer selbst Brot backt, kann dieses salzfrei herstellen. Glutenhaltiges Getreide sollte am Anfang in kleinen Mengen angeboten und mit nicht glutenhaltigen Getreidesorten abgewechselt werden.

**Hülsenfrüchte:** Linsen, Bohnen, Kichererbsen, Erbsen (eingeweicht, evtl. gekeimt, gekocht und püriert), ca. 50 g gekochte Hülsenfrüchte pro Mahlzeit); Sojaprodukte wie Tofu und Tempeh (20–30 g pro Mahlzeit); bei Sojaprodukten auf Salzgehalt achten.

**Nüsse und Samen** in Form von Nuss-/Samenmus (als Brotaufstrich, Dip) oder gemahlen. Vor allem Samen (Kürbiskerne, Sonnenblumenkerne, Sesam) sind reich an Eisen und Zink; Menge: ca. 5–10 g pro Mahlzeit.

**Fette/Öle:** Kaltgepresstes Raps-, Lein- und Walnussöl ist reich an Omega-3-Fettsäuren, auch Oliven-, Macadamia-, Avocadoöl ist zu empfehlen. Besonders empfehlenswert ist DHA-angereichertes Leinöl; man findet es im Kühlregal, z. B. in Reformhäusern und Bioläden.

## Hinweise zum Allergierisiko

Ein vielfältiges Nahrungsmittelangebot im 1. Lebensjahr kann das Allergierisiko senken. Auch Lebensmittel, die zu den häufigen Auslösern von Nahrungsmittelallergien gehören, sollten im ersten Lebensjahr neben dem Stillen (»unter dem Schutz der Muttermilch«) angeboten werden. Bei den pflanzlichen Nahrungsmitteln sind das vor allem: Weizen, Soja, Baumnüsse (Walnüsse, Haselnüsse, Cashews), Erdnüsse und Sesam. Bei den tierischen Nahrungsmitteln sind das Kuhmilch, Eier und Fisch.[287]

In einigen Fällen ist vor Beikost-Start eine Rücksprache mit dem behandelnden Kinderarzt oder der Kinderärztin notwendig:

- Wenn bei dem Kind bereits Allergien und/oder atopische Dermatitis (Neurodermitis) bestehen, sollte die Auswahl der Nahrungsmittel mit dem Kinderarzt/der Kinderärztin besprochen werden, ebenso wenn die Eltern unter atopischen Erkrankungen (Pollen-/Hausstaubmilbenallergie, Nahrungsmittelallergien, allergisches Asthma, atopische Dermatitis).
- Insbesondere gilt Vorsicht vor der Einführung von Erdnuss bei einer atopischen Dermatitis beim Kind.
- Bei veganer Ernährung und erhöhtem Allergierisiko beim Kind sollte die mögliche Einführung tierischer Nahrungsmittel im Sinne der Allergieprävention mit dem Kinderarzt oder Kinderärztin besprochen werden.

## Pseudogetreide für Babys?

Manche Quellen raten von der Verwendung von Pseudogetreide – Quinoa, Amaranth, Buchweizen – für Säuglinge und Kleinkinder ab. Sie beziehen sich auf eine Einschätzung des Bundesinstituts für Risikobewertung (BfR) zur Eignung von Pseudogetreide in der Kinderernährung. Dort werden verschiedene sekundäre Pflanzenstoffe in Pseudogetreide genannt, die für Säuglinge und Kleinkinder gesundheitsschädlich sein können: Gerbstoffe und Saponine, welche sich z. B. in Quinoa und Amaranth finden können, sowie Phytate, Oxalate (diese Stoffe können die Mineralienaufnahme hemmen) und Fagopyrin, welches sich in der Fruchtschale von Buchweizen befindet und Hautirritationen sowie eine erhöhte Lichtempfindlichkeit verursachen kann.[286]

Andererseits hat Pseudogetreide einen hohen Gehalt an essenziellen Aminosäuren und enthält viele Mineralstoffe. Zudem kann durch technologische Verfahren der Gehalt an Gerbstoffen und Saponinen fast vollständig eliminiert werden. Inwieweit dies bei handelsüblichen Produkten geschieht, ist allerdings nicht bekannt. Fagopyrin wird durch das Schälen der Buchweizenfrüchte sowie durch Erhitzen unschädlich gemacht und ist in geschältem Buchweizen nicht zu finden. Oxalate und Phytate können durch Einweichen, Keimen und Kochen reduziert werden.

Das BfR rät nicht prinzipiell vom Verzehr von Pseudogetreide im Säuglings- und Kindesalter ab, sondern stellt lediglich fest, dass es derzeit keine Daten zum Gehalt der erwähnten Inhaltsstoffe gibt und daher keine verlässliche Aussage zur Eignung von Pseudogetreide für Säuglinge und Kleinkinder vorliegt.

### Unsere Empfehlung

Da Pseudogetreide hochwertige Nährstofflieferanten sind und in anderen Ländern seit Jahrhunderten problemlos als erste Beikost-Lebensmittel eingesetzt werden, können diese z. B. 1- bis 2-mal wöchentlich in den Speiseplan eingebaut werden. Wir empfehlen, das Pseudogetreide vor dem Kochen einzuweichen (mind. 2 Stunden), danach das Einweichwasser wegzuschütten und nochmals gründlich durchzuspülen. Durch diese Methoden und das anschließende Kochen kann der Gehalt an unerwünschten Inhaltsstoffen reduziert werden. Hirse zählt übrigens nicht zum Pseudogetreide und kann ohne Einschränkungen gegeben werden.

## Ungeeignete Lebensmittel im 1. Lebensjahr

- Rohe tierische Produkte: rohes Fleisch wie Tartar, roher Fisch, Rohmilch, rohe Eier aufgrund der Kontaminationsgefahr mit Bakterien wie Salmonella oder Listerien
- Honig, Ahornsirup: mögliche Ansteckungsquellen für Säuglingsbotulismus
- Salz: kein zugesetztes Salz, Salzmenge max. 1 g/Tag; geringe Salzmengen, wie sie z. B. in manchen Pflanzendrinks enthalten sind, sind unproblematisch; bei Brot, Aufstrichen etc. die Gesamtsalzmenge über den Tag im Blick behalten
- Ganze Salatblätter: können am Gaumen kleben bleiben
- Nüsse, Rosinen, kleine, harte Beeren: Verschluckungsgefahr. Geeignete Alternativen: Nuss-/Samenmus, gemahlene Nüsse/Samen und zerkleinerte, zerquetschte oder pürierte Beeren
- Zugesetzter bzw. konzentrierter Zucker, vor allem gesüßte Getränke, Fruchtsäfte
- Zuckeraustauschstoffe, Geschmacksverstärker
- Koffein, Alkohol
- Fettreduzierte Lebensmittel
- Stark verarbeitete Lebensmittel (Snacks)

## Selbst kochen oder fertige Beikost kaufen?

Die Drogerie- und Supermarktregale sind voll mit unterschiedlichen Baby-Gläschen und anderen Beikostprodukten wie z. B. »Quetschies«. Sind solche Produkte empfehlenswert?

### Fertige Beikost – streng kontrolliert

Die industriell hergestellten Beikostprodukte unterliegen grundsätzlich der Diätverordnung und werden strenger auf Rückstände und Kontaminanten kontrolliert als andere Nahrungsmittel. Wenn die Familienkost aus dem einen oder anderen Grund nicht für das Baby geeignet ist, können Gläschen also eine gute, sichere Alternative bieten. Auch bei Zeitmangel oder unterwegs können sie eine praktische Alternative zu selbst gekochten Mahlzeiten sein.

Wenn man sich für Gläschen entscheidet, sollte man die Varianten mit möglichst kurzer Zutatenliste wählen: z. B. Vollkorngetreide, Hülsenfrüchte und Obst oder Gemüse. Indem man selbst nährstoffreiche Zutaten ergänzt, können die Gläschenbreie »aufgewertet« werden. Und man spart ein bisschen Zeit, indem man z. B. fertige Obstbreie zu frischem Getreidebrei gibt oder selbst gekochte Kartoffeln und Bohnen mit Gemüsemus aus Gläschen ergänzt.

#### Unerwünschte Zutaten

Manche Gläschen enthalten unerwünschte Zutaten, wie Zucker oder Schokolade, die in der Beikost nicht zum Speiseplan gehören sollten. Auch bei den beliebten »Quetschies« sollte bedacht werden, dass diese meist zu einem großen Teil aus Apfelpüree bestehen und somit sehr süß und zugleich nicht besonders nährstoffreich sind. Das Nuckeln an den süßen »Quetschies« kann außerdem schädlich für die Zähne sein und die Kariesentstehung fördern.

### Selbst gekochte Beikost – nicht standardisiert

Selbst hergestellte Beikost bedeutet zwar etwas mehr Aufwand, dafür enthalten frisch gekochte Mahlzeiten mehr Nährstoffe und schmecken immer unterschiedlich und nicht standardisiert, sodass sich das Baby von Anfang an den Geschmack der Familienküche gewöhnen kann. Damit sich der zeitliche Aufwand in Grenzen hält, können die pürierten Zutaten in kleinen Förmchen (z. B. für Eiswürfel) eingefroren werden. So lassen sich Mahlzeiten für mehrere Wochen im Voraus zubereiten.

## Fazit

Sowohl fertige, industriell hergestellte Gläschenkost als auch selbst gekochte Beikost hat ihre Berechtigung. Wir empfehlen, wenn möglich, dem Baby in erster Linie selbst gekochte Mahlzeiten anzubieten. Basiert die Beikost überwiegend auf Gläschenkost, wäre es wünschenswert, wenn zumindest ein Teil der Mahlzeiten mit nährstoffreichen Komponenten wie Hülsenfrüchten und Nussmusen ergänzt wird, da diese Lebensmittelgruppen in üblicher Gläschenkost nicht oder nur in recht geringen Mengen enthalten sind. Auch die Zugabe von ein paar Gewürzen (außer Salz) und frischen Kräutern kann Gläschenkost gerade hinsichtlich der Geschmacksvielfalt aufwerten. Ebenso sollte man auf die Zutatenliste der Gläschen achten, um unerwünschte Zusatzstoffe wie Zucker zu vermeiden.

# Essen nach dem Breifahrplan

Der »Ernährungsplan für das 1. Lebensjahr«, von dem bereits die Rede war, basiert auf einer mischköstlichen Ernährung. Wir zeigen hier, wie er in eine plantbased Variante »übersetzt« werden kann.

Der »Ernährungsplan für das 1. Lebensjahr« wurde vom Forschungsdepartement Kinderernährung (FKE) entworfen. Er ist in Deutschland weit verbreitet und bildet die Grundlage für die Ernährungsempfehlungen der Deutschen Gesellschaft für Kinder- und Jugendmedizin (DGKJ) und für die Handlungsempfehlungen des Netzwerks Junge Familie.[288] Der Ernährungsplan, der auch als »Breifahrplan« oder »Beikostfahrplan« bezeichnet wird, wird oftmals als »Goldstandard« der Säuglingsernährung wahrgenommen, dessen Einhaltung notwendig ist, um den Nährstoffbedarf von Säuglingen zu decken.

## Aktualität des Breifahrplans

Laut der Publikation »Empfehlungen für die Säuglingsernährung – Der aktualisierte Ernährungsplan für das 1. Lebensjahr«[289] besteht die Beikost in Deutschland »traditionell aus drei Mahlzeiten«: einem Gemüse-Kartoffel-Fleisch-Brei, einem Milch-Getreide-Brei und einem Getreide-Obst-Brei. Dieses Schema habe sich »seit Jahren als praktikabel erwiesen«. Die deutschen Richtlinien zur Säuglingsernährung können, so die Autoren, »auf Pionierarbeiten deutscher Kinderärzte vor etwa 120 Jahren zurückgeführt werden«. Weiter heißt es in der Publikation: »Diese anfänglichen Regeln wurden kontinuierlich weiterentwickelt und vor einigen Jahrzehnten vom FKE (...) zu einem Gesamtkonzept als sogenannter Ernährungsplan für das 1. Lebensjahr zusammengefügt.«

In der Publikation »Einführung und Zusammensetzung der Beikost – Wissenschaftliche Evidenz und praktische Empfehlungen«[290] wird festgestellt, dass es derzeit keine aus wissenschaftlichen Studien abgeleitete Evidenz für die Beikost gibt (und dies ist laut den Autoren auch nicht zu erwarten). Die Gründe hierfür liegen den Autoren zufolge in der länder- und kulturspezifischen Lebensmittelauswahl für die Beikost und den komplexen Zusammenhängen von Nährstoffen und Lebensmitteln in einer gemischten Kost. Der vom Forschungsdepartement Kinderernährung entwickelte Ernährungsplan für das 1. Lebensjahr »reflektier[t] ein Zusammenspiel von wissenschaftlicher Evidenz, einem großen Anteil Empirie und gelegentlichem Pragmatismus«, so die Autoren.

Mit anderen Worten: Auch wenn viele Eltern (und Fachkräfte) den Eindruck haben, nur durch den Beikostplan mit seinen drei klassischen Breimahlzeiten kann eine gesunde Entwicklung des Säuglings sichergestellt werden, so ist dieser tatsächlich nur EINE mögliche Beikost-Option.

Der Ernährungsplan für das 1. Lebensjahr des Forschungsdepartement Kinderernährung, Bochum

## Nicht mehr ganz zeitgemäße Nahrungsmittelauswahl

Die Nahrungsmittelzusammensetzung der vom FKE empfohlenen klassischen drei Säuglings-Breie ist seit Jahrzehnten weitestgehend gleich und hat so gut wie keine Veränderungen bzw. Anpassungen erfahren. Die verwendeten Nahrungsmittel sind: Fleisch, Fisch, Kuhmilch, Gemüse, Obst, Getreide, Pflanzenöl. In Publikationen des FKE wird betont, dass bei der Erstellung der Breie auf »hierzulande übliche« Nahrungsmittel Wert gelegt werde. Dass die Vielfalt an in Deutschland verfügbaren Nahrungsmitteln in den letzten Jahrzehnten deutlich zugenommen hat und in der Zwischenzeit andere und mehr Nahrungsmittel als noch vor 20 Jahren als »hierzulande üblich« bezeichnet werden können, floss leider auch in die neuesten Überarbeitungen des Ernährungsplans im Jahr 2021 nicht mit ein.

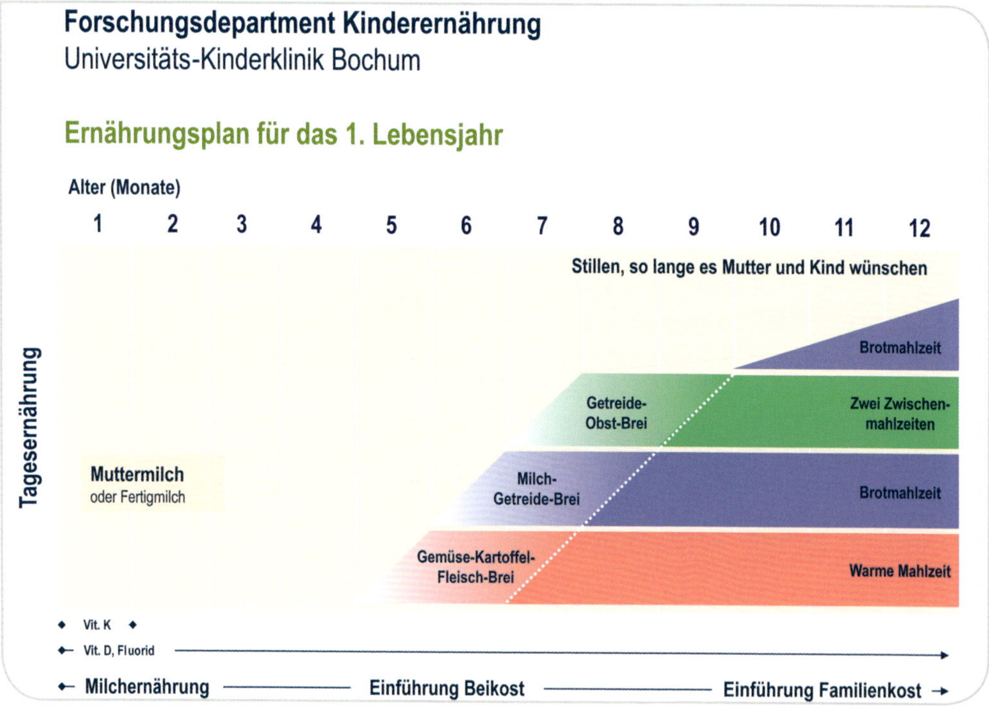

### Wichtige Lebensmittelgruppen fehlen

Die präventionsmedizinisch wichtigen Lebensmittelgruppen Hülsenfrüchte und Nüsse/Samen fanden und finden im »Ernährungsplan für das 1. Lebensjahr« keine eigene Erwähnung. In Deutschland werden wenig Hülsenfrüchte konsumiert, der tägliche Durchschnittsverzehr liegt bei lediglich 2–5 g (!), wobei laut dem 14. DGE-Ernährungsbericht zuletzt ein leichter Trend zu erhöhtem Hülsenfrüchteverzehr verzeichnet wurde.[291] Noch vor einigen Jahrzehnten waren Hülsenfrüchte in Deutschland ein Grundnahrungsmittel, sie wurden aber mehr und mehr durch tierische Nahrungsmittel, vor allem Fleisch, als Proteinlieferanten verdrängt.

Wie bereits im Eingangskapitel besprochen (Seite 16), werden Geschmacksvorlieben und das Ernährungsmuster im frühen Kindesalter geprägt. Eine pflanzlichere Gestaltung der Beikost, die auch vermehrt pflanzliche, nachhaltige Proteinquellen wie Hülsenfrüchte, Nüsse und Samen beinhaltet, kann somit dazu beitragen, ein gesundes Ernährungsmuster von Anfang an zu prägen.

### Plantbased Beikost nach dem Breifahrplan

Trotzdem ist der Breifahrplan prinzipiell ein guter Leitfaden für die (mischköstliche) Beikosteinführung. Wir haben ihn etwas abgewandelt, damit er unseren Anspruch an eine gesunde pflanzenbasierte Beikost erfüllt. Das ist nicht kompliziert, es erfordert nur ein paar Tricks, damit die pflanzenbasierte Variante eine ähnliche Nährstoffversorgung wie der mischköstliche Breifahrplan gewährleistet. Wir zeigen Schritt für Schritt, wie die 3 Breimahlzeiten pflanzlich(er) gestaltet werden können.

## Erster Brei: Gemüse-Kartoffel-Fleisch-Brei

Die Beikost startet beim Breifahrplan mit dem ersten Brei, den das Kind mit ca. 6 Monaten bekommt. Ein guter Zeitpunkt für das Anbieten des ersten Breis ist z. B. mittags.

Als erster Brei wird gemäß dem Breifahrplan der eisenreiche Gemüse-Kartoffel-Fleisch-Brei eingeführt. Zuerst wird einige Tage ein reiner Gemüsebreie (plus Öl) gefüttert, dann werden zunächst Kartoffeln und nach einigen weiteren Tagen wird Fleisch hinzugefügt. Der Gemüse-Kartoffel-Fleisch-Brei hat in erster Linie eine Funktion als Eisenlieferant, weshalb für die Zubereitung überwiegend rotes Fleisch (welches eisenreicher ist als weißes Fleisch) empfohlen wird.

### Vegetarische Alternative im Breifahrplan

Der Breifahrplan beinhaltet auch eine vegetarische Alternative zum Gemüse-Kartoffel-Fleisch-Brei, den Gemüse-Kartoffel-Getreide-Brei. Laut dem Forschungsdepartment Kinderernährung (FKE) ist dieser ein »ersatzweiser Kompromiss« zum fleischhaltigen Brei.[292] Leider ist dieser Kompromiss nicht besonders gut: Der Gemüse-Kartoffel-Getreide-Brei enthält nicht nur deutlich weniger Protein, sondern auch weniger Zink und Eisen als der fleischhaltige Brei. Bezüglich Eisen und Zink ist dies bei einer pflanzenbasierten Ernährung problematisch, da diese Mineralstoffe aus pflanzlichen Quellen schlechter als aus Fleisch aufgenommen werden können. Das US-amerikanische NIH empfiehlt aus diesem Grund eine etwa 1,8-fache Eisenzufuhr bei vegetarisch lebenden Personen.[293] Das heißt, dass der Eisen-

und Zinkgehalt des vegetarischen Breis nicht nur mindestens so hoch sein sollte wie der des fleischhaltigen Breis, sondern im Grunde genommen sogar höher.

In der Tabelle sind ausgewählte wichtige Nährstoffe im Gemüse-Kartoffel-Fleisch-Brei im Vergleich zum Gemüse-Kartoffel-Getreide-Brei aufgeführt.

## So wird der plantbased Brei nährstoffreicher

Es erfordert ein paar Anpassungen, damit der pflanzenbasierte Brei ähnlich viele Nährstoffe wie der fleischhaltige Brei liefert:

- Man kann den Getreideanteil erhöhen (und ggf. den Kartoffelanteil etwas reduzieren), da Getreide eisenreicher ist als die Kartoffel.
- Noch besser ist es, das Getreide mit Hülsenfrüchten und/oder Nüssen/Samen zu ergänzen.
- Oder man ersetzt das Getreide ganz durch Hülsenfrüchte und Nüsse/Samen.
- Selbstverständlich ist auch eine Kombination all dieser Maßnahmen möglich und sinnvoll, sodass man abwechselnd einen Gemüse-Kartoffel-Getreide-Brei, einen Gemüse-Kartoffel-Hülsenfrüchte-Nüsse/Samen-Brei etc. zubereiten kann.

Generell empfehlen wir, in der pflanzenbasierten Beikost neben getreidehaltigen Mahlzeiten mindestens einmal täglich, besser mehrmals täglich, Hülsenfrüchte (dies schließt Tofu/Tempeh mit ein) in den Speiseplan einzubauen und mit Nuss- und Samenmusen zu ergänzen. Diese Lebensmittelgruppen liefern hochwertiges Eiweiß (vor allem die für das Wachstum essenzielle Aminosäure Lysin, welche in Getreide in relativ geringen Mengen vorkommt), Eisen, Zink und Cholin.

| | **Gemüse-Kartoffel-Fleisch-Brei** | **Gemüse-Kartoffel-Getreide-Brei** |
|---|---|---|
| Energie (kcal) | 143 | 199 |
| Protein (g) | 11 | 6 |
| Lysin (mg) | 772 | 282 |
| Eisen (mg) | 2,4 | 2,3 |
| Zink (mg) | 2,1 | 1,2 |
| Kalzium (mg) | 110 | 124 |
| Vit. A (Retinol-Ä.) (µg) | 177 | 203 |
| Vit. B2 (µg) | 221 | 195 |

Für die Nährstoffberechnung wurden folgende Rezepturen zugrunde gelegt:
**Gemüse-Kartoffel-Fleisch-Brei (FKE):** 100 g Gemüse (hier: Brokkoli), 50 g Kartoffeln, 30 g Fleisch (hier: Rinderfilet), 5 g Rapsöl
**Gemüse-Kartoffel-Getreide-Brei (FKE):** 100 g Gemüse (hier: Brokkoli), 50 g Kartoffeln, 10 g Getreide (hier: Hafer), 30 g Obstsaft (hier: Orangensaft), 10 g Rapsöl

## Plantbased Variante des ersten Breis im Breifahrplan

Wir stellen im Folgenden eine Variante des offiziellen vegetarischen Breis im Breifahrplan vor. Dabei setzen wir Hülsenfrüchte (z. B. Linsen) und Samen (z. B. Kürbiskernmus) ein.

### Abwandeln ist erwünscht

Diese Rezeptur kann und soll natürlich abgewandelt werden, was hinsichtlich der Lebensmittelvielfalt auch gewünscht ist. So können die Linsen gegen Kichererbsen, Bohnen, grüne Erbsen oder Tofu/Tempeh ausgetauscht werden, Kürbiskernmus kann durch andere Nuss-/Samenmuse wie z. B. Tahini, Mandelmus, Cashewmus oder Erdnussmus ersetzt werden. Statt Süßkartoffeln können auch Kartoffeln verwendet werden (wobei das den Gehalt an Betakarotin reduziert) oder sie können ganz oder teilweise durch Getreide wie Hirse oder Hafer ersetzt werden. Im Rezeptbeispiel wurde Brokkoli verwendet, aber natürlich ist auch jedes andere Gemüse möglich, z. B. Zucchini, Fenchel, Grünkohl oder Wirsing.

### Gesunde Fettsäuren

Dem traditionellen vegetarischen Gemüse-Kartoffel-Getreide-Brei des FKE wird, wie auch dem fleischhaltigen Brei, Rapsöl aufgrund der darin enthaltenen kurzkettigen Omega-3- und Omega-6-Fettsäuren ALA und LA beigefügt. In der hier vorgestellten Variante des eisenreichen vegetarischen Breis findet sich kein Öl, es wurde durch das nährstoffreichere Samenmus als Fettquelle ersetzt. Die Rezeptur wurde so gestaltet, damit sie, auch hinsichtlich des Energiegehaltes, möglichst gut mit der traditionellen Rezeptur vergleichbar ist.

Wenn der Säugling keinen Fisch bekommt, empfehlen wir ohnehin eine Supplementierung mit DHA, sodass die Zugabe von Rapsöl für die Omega-3-Versorgung nicht unbedingt notwendig ist. Die DHA-Supplementierung kann, muss aber nicht zusammen mit der Gabe des eisenhaltigen Breis erfolgen. Es ist allerdings sinnvoll, DHA zusammen mit einer fetthaltigen Mahlzeit einzunehmen, um die Resorption zu verbessern. Hierfür kann z. B. etwas DHA-angereichertes Leinöl oder auch DHA in Form von Mikroalgenöl dem eisenreichen Brei beigefügt werden. Die Zufuhr der Omega-6-Fettsäure Linolsäure über das Nuss-/Samenmus ist vergleichbar hoch wie über Rapsöl.

Die Rezepturen für die »klassischen« Breie sind z. B. auf der Website des Netzwerks »Gesund ins Leben« zu finden.[294]

In der Tabelle wird der Gehalt an ausgewählten Nährstoffen der beiden Breie des FKE mit unserem nährstoffoptimierten fleischfreien Brei verglichen.

### Verschiedene Geschmacksrichtungen anbieten

Dem Brei können nach Belieben auch milde Gewürze und Kräuter (kein Salz) hinzugefügt werden, vorzugsweise jene, die auch in der Familie gerne gegessen werden. Am besten mit kleinen Mengen anfangen und die Reaktion des Babys beobachten. Die Zugabe von Gewürzen und Kräutern wie Kreuzkümmel, Kümmel, Ingwer und Basilikum kann die Verdauung unterstützen und Blähungen reduzieren. Auch Kräuter wie Thymian, Rosmarin und Bohnenkraut können gegen Blähungen helfen. Frische Kräuter wie Basilikum und Petersilie liefern zusätzlich Vitamin C. Auch weitere intensiv schmeckende Lebensmittel dürfen gerne in die Beikost mit eingebaut werden: Zwiebeln, Knoblauch, Ingwer und auch bitter und sauer schmeckende Lebensmittel wie Zitrusfrüchte inklusive Grapefruits, Chicorée etc.

Die schrittweise Einführung von in der Familie häufig genutzten Gewürzen, Kräutern und Lebensmitteln erhöht die Geschmacksvielfalt und bereitet das Baby auf die gemeinsame Familienkost vor. Da Säuglinge insbesondere zwischen dem 4. und 7. Lebensmonat sehr offen sind für neue Geschmäcker, kann und sollte man dieses Zeitfenster nutzen und eine Vielzahl an unterschiedlichen Geschmacksrichtungen anbieten.

Aber auch hier gilt natürlich wie immer, auf die Reaktion des Babys zu achten: Manche Säuglinge essen schon begeistert mild gewürzte (natürlich salzfreie!) Speisen wie ein mildes Linsencurry, andere möchten nur sehr »einfache« Gerichte ohne zugesetzte Gewürze und Kräuter. Grimassen ziehen, Ausspucken oder auch eine initial (scheinbar) ablehnende Reaktion beim Probieren eines neuen (intensiven) Geschmacks bedeutet übrigens nicht, dass das Baby diesen Geschmack nicht bzw. nie mögen wird! Auch wir verziehen ein bisschen das Gesicht, wenn wir in eine bittere Grapefruit beißen, auch wenn wir deren Geschmack mögen.

Zu Beginn der Beikost spucken Babys das Essen oftmals wieder aus, was nicht heißt, dass es ihnen nicht schmeckt. Es ist eher ein Zeichen der (initialen) sensorischen Überforderung, da das Baby ja bis dato nur flüssige Nahrung in Form von Milch kannte. Und so gilt auch bei intensiv schmeckenden Lebensmitteln, Gewürzen, Kräutern etc.: Säuglinge brauchen oft mehrere Anläufe, bis sie sich mit einem neuen Geschmack anfreunden. Die wenigsten Erwachsenen haben sich beim ersten Mal in den Geschmack von Kaffee oder Oliven verliebt …

| | **Gemüse-Kartoffel-Fleisch-Brei** | **Gemüse-Kartoffel-Getreide-Brei** | **Gemüse-(Süß-)Kartoffel-Hülsenfrüchte-Samen-Brei** |
|---|---|---|---|
| Energie (kcal) | 143 | 199 | 186 |
| Protein (g) | 11 | 6 | 12 |
| Lysin (mg) | 772 | 282 | 781 |
| Eisen (mg) | 2,4 | 2,3 | 4 |
| Zink (mg) | 2,1 | 1,2 | 1,9 |
| Kalzium (mg) | 110 | 124 | 134 |
| Vit. A (Retinol-Ä.) (µg) | 177 | 203 | 807 |
| Vit. B2 (µg) | 221 | 195 | 273 |

**Nährstoffberechnung des Gemüse-(Süß-)Kartoffel-Hülsenfrüchte-Samen-Breis mit folgender Rezeptur:** 100 g Gemüse (hier: Brokkoli), 50 g Süßkartoffel, 25 g Hülsenfrüchte, Trockengewicht (hier: Linsen), 5 g Samen (hier: Kürbiskerne), 15 g Obstsaft (hier: Zitronensaft)

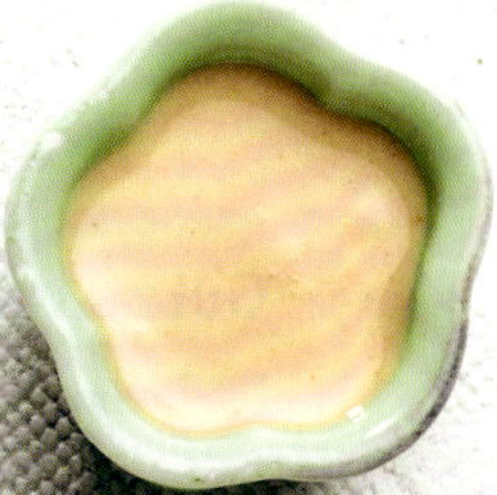

## Nährstoffoptimierte, eisenreiche Variante: Gemüse-Kartoffel-Getreide-Brei

**Für 1 Portion**

10 Min. + 15 Min. Kochzeit + evtl. 8–12 Std. Einweichzeit

- ca. 50 g gegarte Hülsenfrüchte (aus 25 g getrockneten Hülsenfrüchten), z. B. rote Linsen, Belugalinsen, Kichererbsen, grüne Erbsen, Kidneybohnen, oder 20–30 g Tofu (salzarm/salzfrei)
- 100 g Gemüse, z. B. Brokkoli oder Fenchel
- 50 g (Süß-)Kartoffeln
- 5–10 g Nuss-/Samenmus, z. B. Kürbiskernmus, Tahini, Mandelmus, Cashewmus
- evtl. 15–20 g Obstsaft, z. B. Orangensaft oder Zitronensaft (empfohlen, wenn Vitamin-C-ärmeres Gemüse verwendet wird, Seite 26)
- evtl. DHA-angereichertes Leinöl oder Mikroalgenöl

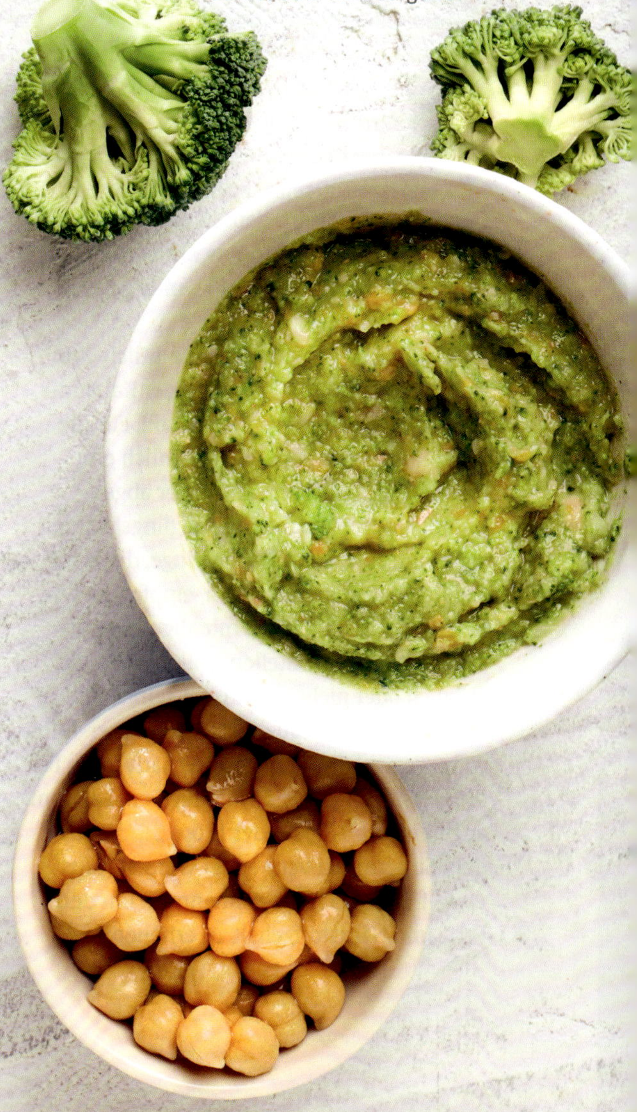

- Die Hülsenfrüchte 8–12 Stunden einweichen, Einweichwasser wegschütten, Hülsenfrüchte gut durchspülen und danach weich garen (optimalerweise werden die Hülsenfrüchte nach dem Einweichen für 1–2 Tage gekeimt und dann gegart). Tofu/Tempeh kann direkt aus der Packung genommen und unter den Brei gemischt oder zuvor in etwas Öl leicht angebraten werden. Es können natürlich auch Bohnen oder Kichererbsen aus der Dose oder dem Glas verwendet werden (möglichst salzarme Produkte wählen). Diese sollten gut unter fließendem Wasser gespült werden, bevor sie dem Brei zugesetzt werden.

- Gemüse und (Süß-)Kartoffeln putzen und garen.

- Hülsenfrüchte, Gemüse und (Süß-)Kartoffeln pürieren, Nuss-/Samenmus untermischen. Ggf. Obstsaft und DHA-angereichertes Leinöl oder Mikroalgenöl zugeben.

**Tipp** Hülsenfrüchte können in größeren Mengen vorgekocht und dann in kleinen Portionen eingefroren werden. Grüne Erbsen gibt es bereits fertig gegart im Tiefkühlregal und müssen nur noch wenige Minuten im kochenden Wasser erhitzt werden.

# Baby-led Weaning: Der alternative Beikostweg

Die Beikost muss nicht unbedingt dem Breifahrplan folgen. Eine Alternative bietet das Baby-led Weaning (BLW), oft auch als »breifreie« Beikost bezeichnet.

Der Begriff Baby-led Weaning (BLW) heißt übersetzt so viel wie »Vom Baby geführte Entwöhnung«. Das Grundprinzip des BLW ist, dass das Baby von Anfang an am Familientisch mitisst. Das Baby kann also an den Familienmahlzeiten teilhaben, sofern es keine salzigen, stark verarbeiteten und gezuckerten Gerichte, also ungeeigneten Lebensmittel (Seite 137) gibt. Oft wird dem Baby aber gezielt Fingerfood angeboten, zuerst in größeren, später, wenn mit ca. 10 Monaten der sogenannte Pinzettengriff beherrscht wird, in kleineren Stücken. Pro Mahlzeit sollten mehrere Lebensmittel aus den unterschiedlichen Lebensmittelgruppen angeboten werden, z. B.: Gemüsesticks wie gebackene Süßkartoffeln oder Brokkoli-Röschen, Vollkornnudeln und Tofuwürfel. So kann das Baby frei wählen. Gestillt wird weiterhin nach Bedarf (bzw. Gabe von Formulanahrung), möglichst bis zum Ende des 2. Lebensjahres oder länger, wenn gewünscht.

## So funktioniert Baby-led Weaning

BLW wird in Deutschland oft als »breifreie« Beikost betitelt. Allerdings widersprechen breiförmige Gerichte nicht grundsätzlich dem Prinzip des Baby-led Weaning. Auch wenn Fingerfood eine wichtige Rolle spielt, kann das Baby ebenso pürierte oder andere breiartige Gerichte bekommen, wie cremige Suppen, Porridge, Joghurt etc. Das Baby kann diese mit eigenem Besteck essen und die Eltern können bei Bedarf dabei helfen. Es geht bei BLW nicht darum, auf keinen Fall mit dem Löffel zu füttern, sondern dem Baby – wie beim Stillen nach Bedarf – die führende Rolle zu überlassen und es selbstbestimmt essen zu lassen.

Häufig wird im Zusammenhang mit BLW das Aspirations- (Verschluckungs-) Risiko genannt. Verschlucken ist allerdings kein spezifisches BLW-Problem, sondern kann prinzipiell auch bei Breikost vorkommen. Daher ist es grundsätzlich wichtig, das Baby nie unbeaufsichtigt essen zu lassen und keine Lebensmittel anzubieten, die ein erhöhtes Aspirationsrisiko darstellen. Hierzu zählen insbesondere kleine, runde Lebensmittel wie ganze Blaubeeren, Bohnen, ganze Nüsse und Stücke von rohem, hartem Gemüse (z. B. Karottenstückchen).

### Vorteile von Baby-led Weaning

Ein Vorteil von BLW gegenüber der Beikost nach dem klassischen Breifahrplan ist, dass nicht extra für das Baby gekocht oder eingekauft werden muss (keine Gläschen etc.). So spart man Zeit und Geld. Es ist z. B. auch kein Problem, mit dem Baby auswärts essen zu gehen.

Die Beikosteinführung ist prinzipiell sehr flexibel. Viele Eltern fühlen sich von den Vorgaben des Breifahrplans unter Druck gesetzt, was beim BLW wegfällt (es gibt keinen Plan, wie viel und was genau das Baby essen soll). Laut Befürwortern der Methode soll BLW auch späterem Übergewicht vorbeugen, weil die Babys eine bessere Appetitkontrolle lernen. Die Studien dazu liefern allerdings keine eindeutige Evidenz für diese Annahme.[295]

### Kritik an Baby-led Weaning

Häufige Kritikpunkte sind, dass BLW nicht genug Nährstoffe, vor allem Eisen, liefert und eine erhöhte Verschluckungsgefahr be-

## Der Unterschied zwischen Würgen und Verschlucken

Mit der Einführung von Beikost verbunden ist die Sorge vieler Eltern, dass ihr Kind sich beim Essen verschlucken könnte. Beim Verschlucken (medizinisch: Aspiration) gelangt die Speise in die Luftröhre anstatt in die Speiseröhre. Wird die verschluckte Speise nicht durch reflexartige, adäquate Hustenstöße wieder aus der Luftröhre befördert, kann im ungünstigsten Falle die Luftröhre verlegt werden (und zum Ersticken führen). Oftmals sind die Eltern aber bereits alarmiert, wenn ihr Kind beim Essen würgt und spuckt. Hier ist es wichtig, den Unterschied zwischen Würgen und Verschlucken zu kennen:
**Würgen** ist ein normaler und nicht lebensbedrohlicher Vorgang, der zum Prozess des Essenlernens dazugehört. Er kann begleitet sein von Grimassenziehen, Weinen, Spucken und Erbrechen. Dies sind normale Reaktionen des Körpers, um Verschlucken zu vermeiden. In dieser Situation ist es wichtig, ruhig zu bleiben und nicht zu versuchen, mit dem Finger die Speise aus dem Mund des Babys zu befördern. Dabei besteht nämlich die Gefahr, dass die Speise tatsächlich in die Luftröhre geschoben wird.
**Verschlucken** ist ein potenziell lebensbedrohlicher Vorgang, wenn der körpereigene Schutzmechanismus mit kräftigen Hustenstößen nicht bzw. nicht ausreichend funktioniert. Wenn das Baby plötzlich still wird oder nur noch leise Töne von sich gibt und/oder sich das Gesicht blau verfärbt, muss unverzüglich reagiert werden, da hier Erstickungsgefahr droht. Um für einen solchen (seltenen) Fall bestmöglich vorbereitet zu sein, empfehlen wir, einen Erste-Hilfe-Kurs für Babys zu absolvieren (unabhängig von der Art der gewählten Beikost-Form).

steht. Wie schon erwähnt, ist Verschlucken jedoch kein BLW-spezifisches Problem und das Risiko kann minimiert werden, wenn man ein paar Regeln beachtet. Was die Nährstoffzufuhr bei BLW angeht, ist die Lage nicht ganz so einfach zu beurteilen. Laut Studien ist die Eisenzufuhr bei BLW-ernährten Babys tatsächlich teilweise ungenügend[296], allerdings gilt das auch für Breikost (siehe oben). In einer Studie, die die Nährstoffaufnahme von BLW-Babys und mit Brei gefütterten Babys verglichen hat, wurde bei BLW-Babys eine sehr niedrige Eisenzufuhr festgestellt (1,6 mg/Tag); die Eisenzufuhr in dieser Studie war aber auch bei den »Brei-Babys« relativ gering (3,6 mg/Tag). Zur Erinnerung: Die empfohlene tägliche Zufuhr im Beikostalter liegt bei 8 mg/Tag.[297]

### Variante von Baby-led Weaning: BLISS

Um unter anderem das Problem der niedrigen Eisenzufuhr bei BLW zu lösen, wurde eine modifizierte Version des BLW vorgeschlagen: das »Baby-led Introduction to SolidS«, kurz »BLISS«.[298] Das heißt übersetzt so viel wie »Vom Baby geführte Einführung von fester Nahrung«. Der Unterschied zwischen BLW und BLISS liegt vor allem darin, dass bei BLISS explizit eisenreiche Lebensmittel priorisiert werden. In der pflanzenbasierten Beikost sind dafür eisenreiches Getreide (Hafer, Hirse) sowie Hülsenfrüchte inkl. Sojaprodukte am besten geeignet. Außerdem wird ausdrücklich empfohlen, weiches (z. B. gedünstetes und weniger rohes) Gemüse und große Stücke anzubieten, um das Verschlucken von kleinen, harten Lebensmitteln zu vermeiden.

BLISS kann eine ähnliche Nährstoffzufuhr wie traditionelle Breikost erzielen.[299] Darüber hinaus scheinen BLISS-ernährte Kinder mit 2 Jahren, also in einem Alter, in dem viele Kinder beim Essen sehr wählerisch sind, mehr unterschiedliche Obst- und Gemüsesorten zu essen als gleichaltrige Kinder, die klassische Breikost bekommen.[300]

### Kein Ersatz der Muttermilch bzw. Formulanahrung

Wichtig beim BLW ist, dass es nicht die Muttermilch-Mahlzeiten ersetzen soll oder kann. Das Baby bleibt weiterhin überwiegend durch die Muttermilch bzw. Formulanahrung versorgt. Die Mengen der Beikost, die das Baby zu sich nimmt, sind zumindest initial meist geringer als bei Breikost, sodass die Beikosteinführung insgesamt langsamer abläuft. Gerade wenn BLW mit pflanzenbasierter Ernährung kombiniert wird, muss ganz besonders auf ein ausreichendes Angebot an eisen- und proteinreichen Speisen geachtet werden, ergänzt durch hochwertige Fettquellen wie Avocado und Nussmuse.

### Geeignete Lebensmittel bei pflanzenbasiertem BLW

- Gedämpfte Gemüsesticks, besprüht mit etwas DHA-angereichertem Leinöl
- Im Ofen in Olivenöl gebackenes Gemüse (nicht zu dunkel werden lassen)
- Gedämpfte Gemüsesticks mit einem Dip aus Kichererbsen (Hummus) oder Linsen, Erbsen oder Bohnen. Den Hülsenfrüchte-Dip mit Öl, Zitronensaft und gerne auch Kräutern und Gewürzen (Kreuzkümmel, Petersilie etc.) zubereiten
- Bohnen und Kichererbsen »pur« aus dem Glas/der Dose; gut spülen, möglichst salzarme Produkte wählen und unbedingt mit der Gabel zerdrücken (Aspirationsrisiko bei ganzen Bohnen/Kichererbsen!)

- Gedämpftes bzw. weiches Obst mit (Soja-) Joghurt
- Pfannkuchen auf Basis von Linsen oder Kichererbsenmehl, ausgebacken in Olivenöl oder (erhitzbarem) Rapsöl
- Toast, (selbstgebackenes) Brot oder gegarte Süßkartoffelsticks, bestrichen mit Frischkäse oder Nussmus
- Tofu- oder Tempeh-Sticks, leicht in etwas Olivenöl angebraten oder im Ofen gebacken (Salzgehalt beachten)
- Toast mit selbst gemachtem Aufstrich aus Hülsenfrüchten (Linsen, Kichererbsen, Bohnen etc.), Zitronensaft, DHA-angereichertem Leinöl, ggf. etwas Knoblauch und Gewürzen wie Kümmel, Koriander, Paprikapulver, Majoran
- Nudeln aus Vollkornmehl oder aus Hülsenfrüchten (Linsen, Kichererbsen)
- Avocado in Sesam-, Chia- oder geschälten Hanfsamen gewälzt
- Falls tierische Produkte angeboten werden: hartgekochte Eier, Omelette
- Herzhafte und süße Muffins und Waffeln mit Gemüse, Kichererbsenmehl, evtl. Eiern

## Beikost nach Bedarf: feinfühlig füttern

Bei aller Planung der Eltern: Letzten Endes wird das Baby selbst entscheiden, für welche Beikostform es sich begeistern kann. Manche Babys mögen Brei, andere bevorzugen Fingerfood. Und, wie schon erwähnt, auch Mischformen von BLW und Breikost sind möglich und sinnvoll. Wichtig ist bei jeder Beikostform das sogenannte responsive feeding (bedarfsgerechtes Füttern).

- Das Essen sollte dem Baby in einer entspannten Atmosphäre, möglichst zusammen mit den Eltern (und ggf. Geschwistern) im Rahmen einer Familienmahlzeit, angeboten werden.
- Das Essen sollte zu Zeiten angeboten werden, in denen das Baby nicht übermüdet und nicht übermäßig hungrig ist. Beides würde dazu führen, dass das Baby eher kein Interesse am Essen haben und Milchnahrung bevorzugen wird.
- Der Augenkontakt beim Füttern bzw. Essenanbieten ist wichtig, um die Signale des Babys stets im Blick zu haben. Dreht das Baby sein Gesicht weg und verschließt den Mund, möchte es wahrscheinlich nichts mehr essen. Es sollte dann nicht versucht werden, »noch ein Löffelchen für Mama« unterzubringen oder mit anderen Mitteln wie Ablenkung durch Fernseher/Tablet etc. die Essensmenge zu erhöhen.
- Die vom Baby gegessenen Mengen sollten nicht bewertet und weder mit Lob noch mit Tadel kommentiert werden.
- Das Interesse am Essen kann durch ein vielfältiges Angebot unterschiedlicher Lebensmittel und Konsistenzen und vor allem durch Vorleben und gemeinsame, entspannte Familienmahlzeiten unterstützt werden.

# FAQ: Beikost

Breifahrplan oder BLW? Was kann ich tun, um das Risiko von Allergien zu senken? Wie viel darf oder soll mein Kind essen? Kann ich meinem Kind ohne Bedenken Sojaprodukte geben?

Die Beikosteinführung ist eine aufregende Zeit und es gibt einiges zu bedenken. Auf den folgenden Seiten beantworten wir die Fragen, die uns in unserer Beratungspraxis häufig gestellt werden.

**Muss ich nach Einführung eines Nahrungsmittels wirklich immer mehrere Tage warten, bis ich ein neues einführen kann?**
Es gibt keine wissenschaftlichen Belege für die Sinnhaftigkeit dieser Empfehlung. Grundsätzlich können jeden Tag neue Lebensmittel in die Beikost integriert werden. Das sehr langsame Einführen neuer Nahrungsmittel kann unter Umständen sogar kontraproduktiv sein: Wenn man über Wochen hinweg nur mit der Einführung neuer Gemüsesorten beschäftigt ist, kommen ggf. eisenreiche Lebensmittel wie Hülsenfrüchte zu kurz und werden dem Kind erst sehr spät gegeben. Auch im Sinne der Geschmacksprägung ist es wünschenswert, gerade zu Beginn des zweiten Lebenshalbjahres eine große Vielzahl an verschieden schmeckenden Lebensmitteln anzubieten.

**Wie problematisch ist Salz für Babys?**
Kinder unter 1 Jahr sollten möglichst kein zugesetztes Salz konsumieren. Das heißt, wenn Babygerichte zubereitet werden oder Familienmahlzeiten, von denen das Baby isst, sollten diese ohne Salz gekocht werden. Bei den Familienmahlzeiten kann nach der Fertigstellung die Babyportion zur Seite gestellt und im Nachhinein gesalzen werden.

Säuglinge sollten vor allem aufgrund der Geschmacksprägung kein zugesetztes Salz bekommen, bis zu 1 g Salz pro Tag ist aber in Ordnung. Wenn also z. B. Nudeln für die ganze Familie in leicht gesalzenem Wasser gekocht werden, darf das Baby davon essen. Gleiches gilt für Brot. Hier darf Brot vom Bäcker gegeben werden, das Salz enthält. Das Baby wird ohnehin nur kleine Mengen davon essen, so wird eine Salzzufuhr von 1 g nicht überschritten. Auf stark gesalzene Produkte wie Hartkäse, Wurstwaren, pflanzliche Wurst-, Käse- und Fleischalternativen, Snacks etc. sollte aber im Säuglingsalter verzichtet werden. Übrigens enthalten Pflanzendrinks meist geringe Mengen an Salz. Es ist entweder natürlichen Ursprungs, weil es im Haferkorn oder der Sojabohne vorkommt, oder wird vom Hersteller zugesetzt. Der Salzgehalt entspricht in diesen Fällen aber dem natürlichen Salzgehalt von Kuhmilch (ca. 0,1 g/100 ml) und ist unproblematisch.

**Stimmt es, dass ich schneller abstillen kann, wenn wir Brei füttern?**
Leider suggeriert der Breifahrplan, dass es wünschenswert ist, zügig ganze Muttermilchmahlzeiten durch Breie zu ersetzen. Aber: Beikost, ob mit Brei oder BLW, ist kein schneller Abstill-Weg! Muttermilch soll entsprechend der Empfehlung der WHO als primäre Nahrungsquelle für den Säugling im gesamten ersten Lebensjahr dienen: Es darf und soll also auch ab Beginn der Beikost weiterhin tagsüber und nachts bei Bedarf gestillt werden.[301] Auch nach dem 1. Geburtstag ist es sinnvoll, weiter nach Bedarf und Wunsch von Mutter und Kind zu stillen.

**Ist es wahr, dass der Abendbrei das Baby besser schlafen lässt?**
Manche Eltern möchten Beikost so früh wie möglich einführen, weil sie vermuten und hoffen, das Baby werde dadurch besser schlafen.[302] Die Studienlage bestätigt diese Vermutung allerdings nicht: Der Zeitpunkt der Beikosteinführung hat keinen Einfluss auf den kindlichen Schlaf.[303]

**Welches Öl ist für die Beikost geeignet?**
Gut für die Beikost sind Öle geeignet, die sowohl die kurzkettige Omega-3-Fettsäure Alpha-Linolensäure (ALA) als auch die kurzkettige Omega-6-Fettsäure Linolsäure (LA) liefern. Gut geeignet sind somit vor allem Rapsöl und Leinöl. Leinöl darf nicht erhitzt werden und Rapsöl nur, wenn es auf der Flasche explizit angegeben ist. Für Babys, die keinen Fisch essen, empfehlen wir ein mit Docosahexaensäure (DHA) angereichertes Leinöl (darf nicht erhitzt werden!).

Weitere geeignete Öle sind Öle, die arm an mehrfach ungesättigten Fettsäuren (Omega-3/6-Fettsäuren) und reich an einfach ungesättigten Fettsäuren sind. Diese können gut erhitzt und somit zum Dünsten und schonenden Anbraten und zum Backen von Speisen verwendet werden. Zu diesen Ölen zählen Olivenöl, Macadamiaöl, Avocadoöl sowie ein spezielles Sonnenblumenöl, das High-Oleic-Sonnenblumenöl.

**Kann ich das Risiko, eine Nahrungsmittelallergie zu entwickeln, mit der Beikost beeinflussen?**
Die häufigsten Nahrungsmittelallergien bei Kindern in Deutschland sind Allergien gegen Hühnereiweiß und gegen Kuhmilch. Aber auch Allergien gegen Nüsse, Erdnüsse, Weizen und (seltener) Fisch sind verbreitet.[304]

Nahrungsmittelallergien entstehen auf dem Boden einer genetischen Prädisposition für atopische Erkrankungen und dementsprechend haben Kinder von Eltern, die an allergischen Erkrankungen leiden, ein erhöhtes Risiko, eine Lebensmittelallergie zu entwickeln. Ein weiterer wichtiger Risikofaktor für die Entstehung einer Nahrungsmittelallergie ist eine atopische Dermatitis (Neurodermitis) beim Säugling.

Neben der genetischen Prädisposition gibt es aber auch Faktoren, auf die ein gewisser Einfluss ausgeübt werden kann und die die Wahrscheinlichkeit des Auftretens einer Nahrungsmittelallergie beeinflussen können:

- Stillen über mindestens 4, besser 6 Monate ist mit einem reduzierten Allergierisiko beim Kind assoziiert. Während des

Stillens sollte die Mutter alle Lebensmittel essen, die sie mag und verträgt und NICHT aus vermeintlichen Gründen der Allergieprävention bestimmte Lebensmittel meiden.[305]

- Die frühere Annahme, dass man potenziell allergieauslösende Lebensmittel, wie Erdnüsse, Fisch, Soja, oder glutenhaltiges Getreide in der Beikost meiden sollte, gerade bei Kindern mit erhöhtem Allergierisiko, wurde durch zahlreiche Studien widerlegt. Es konnte unter anderem gezeigt werden, dass die frühe Einführung von Erdnüssen in der Beikost mit einem verminderten Risiko für eine Erdnussallergie im Kindesalter assoziiert ist.[306] Für die meisten anderen potenziellen Allergene gibt es (noch) keine so klare Evidenz für einen solchen vorbeugenden Effekt[307], wobei vermutet werden kann, dass auch bei anderen Lebensmitteln ein ähnlicher Effekt zu erwarten ist. Interessanterweise scheint Fischverzehr einen gewissen Schutz vor allergischen Erkrankungen allgemein zu bieten[308], was möglicherweise mit der in fettem Seefisch vorkommenden langkettigen Omega-3-Fettsäure Docosahexaensäure (DHA) zusammenhängt.
- Gemäß den aktuellen Empfehlungen zur Allergieprävention sollte in der Beikost eine große Vielfalt an Lebensmitteln angeboten werden, inklusive Nahrungsmittel mit hohem allergenem Potenzial. Zu diesen zählen neben Kuhmilchprodukten vor allem Eier und Weizen, aber auch Soja und Fisch. Eier sollten im ersten Lebensjahr aufgrund der Infektionsgefahr mit Keimen wie Salmonellen nur gut durcherhitzt angeboten werden.
- Entsprechend der Leitlinie zur Allergieprävention sollten auch Erdnüsse (und Baumnüsse), sofern sie in der Ernährung der Familie eine Rolle spielen, frühzeitig eingeführt werden, in Form von Nussmusen.[309] Wie in diesem Buch bereits mehrfach erwähnt, spielen in einer pflanzenbasierten Ernährung Nüsse und Samen eine wichtige Rolle und sollten daher ab Beikoststart angeboten werden.

**Wichtig**

Bei Säuglingen mit erhöhtem Allergierisiko und insbesondere bei Säuglingen mit einer atopischen Dermatitis (Neurodermitis) sollte vor der Einführung von Nüssen unbedingt mit dem Kinderarzt oder der Kinderärztin Rücksprache gehalten werden. Diese Kinder haben ein erhöhtes Risiko, bereits bei der ersten Gabe von Nüssen/Erdnüsse allergisch zu reagieren und diese Lebensmittelgruppe kann ausgeprägte allergische Reaktionen hervorrufen. Daher muss im Vorfeld abgeklärt werden, ob evtl. eine allergologische Diagnostik indiziert ist.

Übrigens konnte in einer norwegischen Studie aus dem Jahr 2022 gezeigt werden, dass die mehrfach wöchentliche Gabe sehr kleiner Mengen von Erdnüssen, Eiern, Kuhmilch und Weizen bereits im Alter von 3 bis 4 Monaten das Risiko für die Entstehung einer Allergie gegen diese Nahrungsmittel signifikant reduzierte. Wichtig: Es handelte sich hier nicht um eine verfrühte Beikosteinführung, sondern den Kindern wurden minimale Mengen dieser Nahrungsmittel gegeben (z. B. Nuckeln an Finger der Eltern, der in Milch gedippt wurde).[310] Gerade bei Kindern mit erhöhtem Allergierisiko könnte ein solches Vorgehen sinnvoll sein und sollte mit dem Kinderarzt oder der Kinderärztin ggf. abgesprochen werden.

**Ich lebe vegan. Soll ich meinem Kind im Sinne der Allergieprävention tierische Nahrungsmittel anbieten?**

Viele vegan lebenden Eltern stellen sich die Frage, ob sie ihrem Baby tierische Nahrungsmittel anbieten sollten, um einer Allergie vorzubeugen. Auf diese Frage gibt es derzeit keine einfache und eindeutige Antwort, gerade bei Kindern, bei denen das Risiko für eine Lebensmittelallergie *nicht* erhöht ist.

Wenn das Risiko aber erhöht ist, wenn also

- einer der beiden Elternteile – oder beide – an einer atopischen Erkrankung leidet (Neurodermitis, Nahrungsmittelallergie, Allergie gegen Pollen, Hausstaubmilben oder Tierhaare, allergisches Asthma),
- und/oder wenn das Baby eine atopische Dermatitis (Neurodermitis) hat,

sollte – ggf. in Rücksprache mit dem Kinderarzt oder der Kinderärztin – eine Exposition gegenüber tierischen Nahrungsmittelallergenen in Erwägung gezogen werden.

**Mein Baby isst nichts oder isst sehr wenig. Ist das ein Grund zur Sorge?**

In dieser Situation kann es zunächst helfen, die eigenen Vorstellungen von der »idealen« Beikosteinführung und dem »richtigen« Essverhalten des Kindes zu hinterfragen. Ein

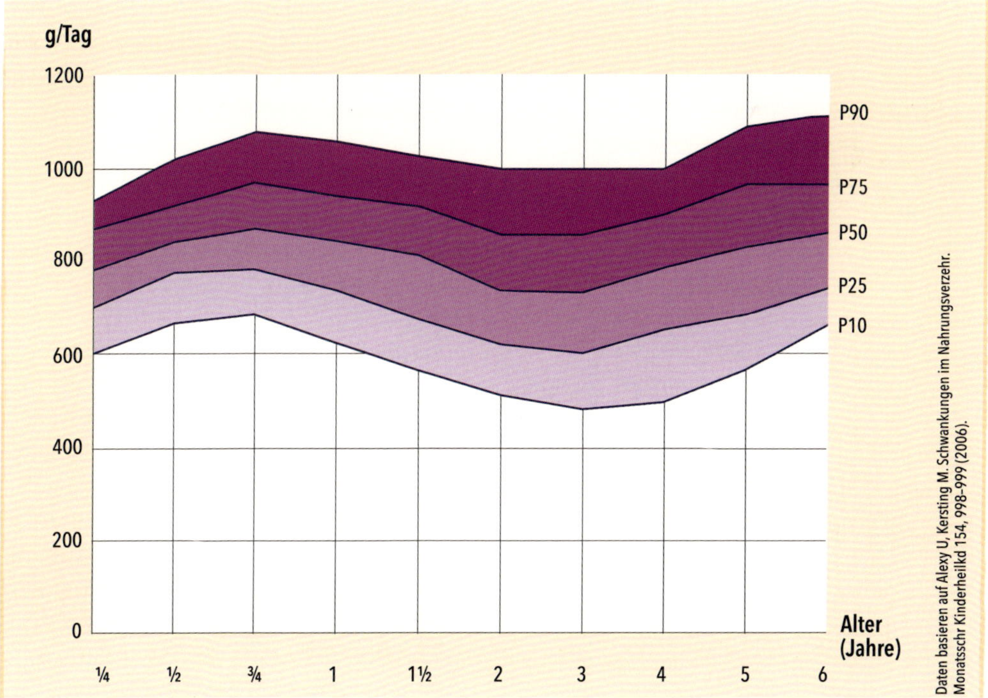


Perzentilen-Darstellung der unterschiedlichen Verzehrmengen in Gramm pro Tag (y-Achse) von Kindern im Alter von 0 bis 6 Jahren (x-Achse). Gesunde Kinder können unterschiedliche Mengen pro Tag essen.

Baby mit 6 Monaten, welches noch nicht sonderlich an Beikost interessiert ist und lieber gestillt werden möchte, ist nichts Ungewöhnliches. Nicht jedes Baby ist mit genau 6 Monaten bereit für die Beikost, bei manchen Säuglingen dauert es auch ein paar Wochen länger, bis die Akzeptanz einsetzt. Viele Babys essen am Anfang nur sehr kleine Mengen Beikost, manche lassen sich sogar erst ab dem 2. Lebensjahr wirklich für Essen begeistern. Solange das Baby gut gedeiht und sich altersgerecht entwickelt, ist wahrscheinlich alles in bester Ordnung.

Übrigens schwanken die Verzehrmengen gesunder Säuglinge und Kinder stark. Im Rahmen der sogenannten Donald-Studie wurden 3-Tage-Wiege-Ernährungsprotokolle von 396 gesunden Säuglingen und Kindern im Alter von 3 Monaten bis 6 Jahren ausgewertet. Getränke (Tee, Wasser, Saft) wurden bei der Berechnung der Verzehrmengen nicht berücksichtigt, Muttermilch/Formulanahrung hingegen stellt ein Lebensmittel und kein Getränk dar und wurde mitberechnet. In allen Altersgruppen zeigte sich eine große interindividuelle Streuung bei den verzehrten Lebensmittelmengen pro Tag, berechnet als individuelle Mittelwerte aus 3 Tagen (siehe Abbildung (Seite 155)). Die Autoren wiesen darauf hin, dass der Appetit bzw. die verzehrten Nahrungsmittelmengen kein zuverlässiger Gradmesser für das Gedeihen eines Kindes sind. Anstatt zu kontrollieren, wie viel ihr Kind zu sich nimmt, sollten Eltern darauf achten, ob es gesund, zufrieden und aktiv ist. Zudem ist ein perzentilengerechtes Gedeihen und Wachsen ein wichtiger Gradmesser für eine ausreichende Nahrungszufuhr.[311]

Wichtig ist, keinen Druck beim Essen auszuüben und die Hunger-, aber auch Sättigungssignale des Babys wahrzunehmen und zu respektieren. Manchmal kann es auch schon helfen, kleinere Portionsgrößen anzubieten, da sich manche Babys beim Anblick eines vollen Tellers schlicht überfordert fühlen. Viele Eltern haben Sorge, dass es durch die wenige Beikost zu Nährstoffdefiziten kommen könnte. In dieser Situation hilft es, sich daran zu erinnern, dass über die Milchnahrung ein Großteil des Nährstoffbedarfs gedeckt werden kann. Sollte es aber Hinweise für ein Nährstoffdefizit, z.B. einen Eisenmangel, geben, sollte dies mit dem Kinderarzt oder der Kinderärztin besprochen werden. Bei Bedarf kann eine entsprechende Diagnostik in die Wege geleitet werden.

Manche Eltern haben das starke Gefühl, dass »etwas nicht stimmt« mit dem Essverhalten ihres Babys, und die Mahlzeiten sind mit großem Stress für Baby und Eltern verbunden. Auch dies sollte mit dem Kinderarzt oder der Kinderärztin besprochen werden. Entweder können die Sorgen dann rasch aus dem Weg geräumt bzw. eventuelle Probleme behoben werden oder es kann bei Bedarf Unterstützung (z.B. bei Fütterungsstörungen) organisiert werden. In jedem Fall sollte fachlicher Rat eingeholt werden, wenn das Baby Entwicklungsauffälligkeiten zeigt oder nicht normal wächst und gedeiht.

**Braucht mein Baby Zwischenmahlzeiten?**
Wenn Babys früh, also mit etwa 6 Monaten oder schon etwas davor, mit der Beikost beginnen und sich zu leidenschaftlichen Essern entwickeln, sind teilweise bereits mit 9–10 Lebensmonaten drei Hauptmahlzeiten etabliert. In diesem Fall können dann entweder weiterhin Stillmahlzeiten (bzw. Säuglingsformula) zwischen den Hauptmahlzeiten angeboten werden oder auch Zwischenmahlzeiten mit fester Nahrung.

Hierfür eignet sich z. B. (möglichst salzarmes) Brot mit z. B. Hummus, Frischkäse oder Nussmus. Aber auch Pfannkuchen, Waffeln, Joghurt mit Obst etc. Es sollte darauf geachtet werden, dass auch die Zwischenmahlzeiten der Eisenversorgung dienen, da Eisen der kritischste Nährstoff in der Säuglings- und Kleinkindernährung ist. Das heißt, Reiswaffeln, Maisstangen etc. dürfen zwar auch ab und zu mal sein, sind aber keine sehr nährstoffreiche Zwischenmahlzeit.

**Mein Baby mag keinen Brei. Was mache ich jetzt?**
Es gibt Babys, die von Anfang an nur selbstständig und am liebsten Fingerfood essen möchten. In diesem Fall ist der Breifahrplan (zunächst) eher keine Option und BLW der passendere Weg. Manche Babys bleiben dann bei Fingerfood, andere freunden sich im weiteren Verlauf doch noch mit Breikost an. Das Gleiche gilt auch umgekehrt: Wenn das Baby lange nur Brei essen möchte, ist auch das in Ordnung (solange es kein Zeichen einer nicht altersgerechten motorischen Entwicklung oder Schluckstörung ist). In diesem Fall kann man trotz der bisherigen Ablehnung weiterhin zu den Breimahlzeiten Fingerfood anbieten und auch graduell die Breikost stückiger gestalten, indem der Brei immer weniger fein püriert wird.

**Wie kann ich meinem Baby bei Bauchweh/ Verstopfung helfen?**
Beikost verändert den Stuhlgang und ist meistens fester als der Muttermilchstuhl. Bei manchen Babys kann es auch zu Verstopfung kommen. Pflaumen- oder Birnenmus sowie Kiwis können helfen, den Stuhl weicher zu machen.

Auch auf den Ballaststoffanteil sollte geachtet werden. Zu viele Ballaststoffe können, vor allem in Kombination mit zu geringer Flüssigkeitszufuhr, Ursache von Verstopfung sein. Hier hilft es, Gemüse und Obst zu schälen und bei Hülsenfrüchten eher auf rote Linsen (welche bereits geschält sind) sowie ballaststoffarme/-freie Produkte wie Tofu und Tempeh sowie Sojajoghurt als pflanzliche Proteinquelle zu setzen. Auch kann es sinnvoll sein, einen Teil des Vollkorngetreides durch raffiniertes Getreide zu ersetzen (z. B. Vollkornnudeln/helle Nudeln im Verhältnis 1:1), um den Ballaststoffanteil zu reduzieren.

Generell sind Blähungen und Bauchschmerzen ein häufiges Problem im Säuglingsalter, unabhängig von der Ernährungsform. Die Nahrungsumstellung ab der Beikosteinführung bedeutet eine Herausforderung für den Magen-Darm-Trakt und bei manchen Kindern kann diese Umstellung mit vermehrten Bauchschmerzen und Blähungen verbunden sein. Übrigens ist die Sorge, dass Hülsenfrüchte hier besonders problematisch sein könnten, unbegründet. Es ist ratsam, diese langsam einzuführen (z. B. 1 TL gegarte Linsen pro Tag) und besonders auf eine lange Einweichzeit und eine ausreichende Kochzeit zu achten. Das Pürieren von Hülsenfrüchten verbessert die Verdaulichkeit ebenso wie die Zugabe von Gewürzen und Kräutern wie Kümmel, Anis, Bohnenkraut, Rosmarin, Thymian und Ingwer.

Sollten die Bauchschmerzen des Säuglings allerdings ungewöhnlich ausgeprägt sein oder von anderen Symptomen begleitet sein (Blut im Stuhl, Gedeihstörung etc.), ist die Rücksprache mit dem Kinderarzt oder der Kinderärztin notwendig.

**Darf mein Kind Soja bekommen?**
Soja ist eines der umstrittensten pflanzlichen Lebensmittel. Im Abschnitt »Ist Soja ge-

sund?« (Seite 89) haben wir uns schon mit der wissenschaftliche Datenlage zu gesundheitlichen Auswirkungen des Sojakonsums befasst. Zahlreiche Studien konnten zeigen, dass Sojaprodukte, in üblichen Mengen genossen, unbedenklich sind.

Zudem kommen seit über 100 Jahren sojabasierte Säuglingsformula zur Anwendung und die Beobachtungsstudien mit Menschen, die im Säuglingsalter ausschließlich oder teilweise Sojanahrung erhalten haben, geben Entwarnung: In mehreren Übersichtsarbeiten wurde deren Sicherheit bestätigt.

Ein systematisches Review mit Metaanalyse aus dem Jahr 2015 kam zu folgendem Schluss: Moderne, sojabasierte Säuglingsformula sind evidenzbasierte, sichere Optionen, um Kinder zu ernähren, die diese benötigen. Das Körperwachstum, die Knochengesundheit, der Stoffwechsel, die Fortpflanzungsfunktionen sowie hormonelle, immunologische und neurologische Funktionen dieser Kinder sind vergleichbar mit denen von Kindern, die mit kuhmilchbasierter Säuglingsnahrung oder Frauenmilch ernährt werden.[312]

Sojaprodukte stellen eine gute Quelle für diverse Nährstoffe dar und ihre Nährstoffzusammensetzung ist gerade für die pflanzenbasierte Kinderernährung vorteilhaft[313]:

- Sojabohnen liefern im Vergleich zu anderen Hülsenfrüchten **mehr Fett** (überwiegend in Form der mehrfach ungesättigten Fettsäuren). Dies ist gerade für die Kleinkindernährung vorteilhaft, da bei Säuglingen und Kleinkindern der Fettbedarf relativ hoch ist.
- Die **Qualität von Sojaprotein ist sehr hoch** und mit tierischem Protein vergleichbar: Sojaprotein ist gut bioverfügbar und die Zusammensetzung der Aminosäuren ähnelt stark der von Protein aus tierischen Nahrungsmitteln.
- Sojaprodukte liefern **gut bioverfügbares Eisen**. Ein hoher Anteil des in der Sojabohne enthaltenen Eisens liegt – wie auch bei Linsen – in Form von Ferritin-Eisen vor. Die Resorption dieser Eisenform scheint nicht – wie bei Non-Häm-Eisen – durch Hemmstoffe wie der Phytinsäure beeinträchtigt zu werden.
- Sojaprodukte wie Tofu und Tempeh sowie kalziumangereicherte Produkte wie Soja-

### Gehalt ausgewählter Nährstoffe in verschiedenen Sojaprodukten

| | Tofu, fest | Tempeh | Sojajoghurt, natur | Sojadrink, natur | Edamame |
|---|---|---|---|---|---|
| Energie (kcal) | 127 | 152 | 36 | 29 | 122 |
| Ballaststoffe (g) | 1,3 | 6,5 | 2 | 1,1 | 5 |
| Protein (g) | 15,5 | 19 | 3,4 | 3,5 | 12 |
| Eisen (mg) | 2,8 | 5 | 0,8 | 0,6 | 2,3 |
| Zink (mg) | 1,5 | 3,8 | 0,6 | 0 | 1,4 |
| Kalzium (mg) | 185 | 142 | 20 (120, wenn mit Kalzium angereichert) | 13 (120, wenn mit Kalzium angereichert) | 63 |
| Vitamin B2 (µg) | 70 | 650 | 30 | 30 | 150 |

drinks und Sojajoghurts sind Quellen für **gut bioverfügbares Kalzium**. Obwohl die Sojabohne relativ viel Oxalat und Phytate enthält, ist die Kalziumabsorption aus Soja gut und mit der Kalziumabsorption von Kuhmilchprodukten vergleichbar.
- Je nach Produkt stellt Soja auch eine **gute Zinkquelle** dar; vor allem Tempeh ist reich an Zink.
- Sojaprodukte liefern B-Vitamine und – vor allem Tempeh, aber auch Edamame – sind **reich an Vitamin B2**.
- Tofu ist **ballaststoffarm und gleichzeitig sehr nährstoffreich** – ein großer Vorteil in der veganen Kinderernährung. Gerade bei kleinen Kindern kann ein hoher Ballaststoffanteil zu vorzeitiger Sättigung, ggf. nicht ausreichender Nährstoffaufnahme sowie zu Verstopfung führen.

Soja und Sojaprodukte dürfen und sollten also – sofern keine Sojaallergie besteht – regelmäßig, gerne täglich auf dem Speiseplan von pflanzenbasiert ernährten Kindern stehen.

Dabei lassen sich derzeit keine genauen Angaben darüber machen, welche Mengen an Soja als unbedenklich einzustufen sind. Wir schlagen als Richtwert folgende tägliche Verzehrmengen vor:
- Säuglinge < 12 Monate: 0,5(–1) Portion
- Kinder: 1–2 Portionen
- 1 Portion sind etwa 120 g Tofu, Tempeh, Sojafleisch oder Sojabohnen (inkl. Edamame); oder 250 g Sojadrink bzw. Sojajoghurt.

# Plantbased ab dem 1. Geburtstag

Nach dem 1. Geburtstag ist ein Kind kein Baby mehr, sondern per Definition ein Kleinkind. Ab diesem Zeitpunkt gelten dann auch veränderte Ernährungsempfehlungen.

In Deutschland wird der Ernährungsplan für das 1. Lebensjahr (Breifahrplan) abgelöst von optimiX®, dem Ernährungskonzept für die Kinderernährung. Es wurde 1990 ebenfalls vom Forschungsdepartement Kinderernährung (FKE) entwickelt.[314] »OptimiX« steht für »optimierte Mischkost«.

## Das optimiX-Konzept

Im Folgenden sind die nach dem optimiX-Konzept empfohlenen Lebensmittelgruppen und Lebensmittelmengen für Kinder von 1 bis 3 Jahren aufgeführt. Die Berechnung der Gesamtenergiemenge (Seite 31) basiert auf dem Richtwert für die Energiezufuhr bei geringer körperlicher Aktivität (PAL 1,4); Umrechnungsfaktor 0,85.

**Gesamtenergie:** 1150 kcal/Tag

### Empfehlungen für den Verzehr verschiedener Lebensmittelgruppen

**Davon reichlich** Getränke: 600 ml/Tag
Gemüse, Rohkost: 190 g/Tag
Obst: 180 g/Tag
Brot, Getreide(flocken): 110 g/Tag
Kartoffeln, Nudeln, Reis: 100 g/Tag

**Davon mäßig** Milch, Milchprodukte (bzw. -äquivalente, d. h., 100 g Milch entsprechen 100 g Joghurt oder 30 g Käse): 300 g/Tag
Fleisch/Wurst: 30 g/Tag
Eier: 1–2 Stück/Woche

**Davon sparsam** Öl, Margarine, Butter: 20 g/Tag

**Geduldete Lebensmittel** Schokolade, Süßes, Snacks, Limo: max. 115 kcal/Tag

Im optimiX-Konzept spielen – wie auch im Ernährungsplan für das 1. Lebensjahr – Hülsenfrüchte und Nüsse/Samen leider allenfalls eine Nebenrolle bzw. werden nicht explizit als pflanzliche Proteinquellen genannt.

Für eine pflanzenbasierte Ernährung des Kleinkinds sind also einige Anpassungen vorzunehmen, um eine nährstoffreiche, bedarfsdeckende Ernährung zusammenzustellen.

Aber keine Sorge, das ist weniger kompliziert, als es vielleicht klingt, denn die Prinzipien einer pflanzenbasierten Kinderernährung bauen auf den Ernährungsempfehlungen für Säuglinge auf, es ist nur wenig Neues zu beachten.

## Wie sich der Nährstoffbedarf verändert

Die folgende Tabelle zeigt, wie sich der Bedarf an ausgewählten essenziellen Nährstoffen von der Geburt bis zum Kleinkindalter verändert. Für Kinder nach dem 1. Geburtstag ist vor allem der steigende Bedarf an Kalzium und Vitamin B2 zu beachten. Zudem wird sukzessive weniger Muttermilch/Formulanahrung getrunken, dadurch wird auch die Zufuhr von Nährstoffen wie Jod und Selen geringer. Diese sind vor allem in tierischen Nahrungsmitteln zu finden, sodass bei einer pflanzenbasierten Ernährung die ausreichende Versorgung sichergestellt werden muss.

## Nährstoffbedarf des Kleinkindes

Selbstverständlich spielen alle Nährstoffe, die im Abschnitt zur Beikost besprochen wurden, auch bei der Ernährung des Kleinkinds eine wichtige Rolle. Das heißt, es ist auch weiterhin wichtig, dass das Kind gut versorgt ist mit hochwertigem Protein, mit eisen- und zinkreichen Lebensmitteln wie Hülsenfrüchten, Vollkorngetreide, Nüssen und Samen, mit Vitamin-A- bzw. betakarotinreichen Obst- und Gemüsesorten und mit hochwertigen Fettquellen. Weiter unten zeigen wir anhand des plantbased Tellers für Kleinkinder (Seite 164), wie dies in die Praxis umgesetzt werden kann.

| | **0–<4 Monate** | **4–<12 Monate** | **1–<4 Jahre** |
|---|---|---|---|
| Eisen (mg) | 0,4 | 8 | 8 |
| Zink (mg) | 1,5 | 2,5 | 3 |
| Kalzium (mg) | 220 | 330 | 600 |
| Jod (µg) | 40 | 80 | 100 |
| Selen (µg) | 10 | 15 | 15 |
| Vit. A (µg Retinol-Ä.) | 500 | 400 | 300 |
| Vit. B2 (µg) | 300 | 400 | 700 |
| Vit. B12 (µg) | 0,5 | 1,4 | 1,5 |
| Fett (% Gesamtenergie) | 45–50 | 35–45 | 30–40 |
| Protein (g) | 8 | 11 | 14 |

### DHA

Für Kleinkinder, die keinen Fisch essen, ist auch nach dem 1. Geburtstag weiterhin eine Supplementierung mit ca. 100 mg DHA/Tag empfehlenswert (entweder über angereichertes Leinöl oder ein Mikroalgenöl).

### Vitamin B12

Unbedingt fortgesetzt werden muss die Vitamin-B12-Supplementierung bei rein pflanzlicher bzw. veganer Ernährung. Hierfür sollten nach dem 1. Geburtstag entweder einmal täglich ca. 10 µg oder zweimal täglich ca. 2,5 µg (bessere Bioverfügbarkeit) gegeben werden. Auch für Kinder, die vegetarisch ernährt werden oder deutlich weniger tierische Nahrungsmittel essen als im optimiX-Konzept vorgesehen, sollte eine Vitamin-B12-Supplementierung erwogen werden.

### Vitamin D

Die Vitamin-D-Supplementierung wird entsprechend den Empfehlungen der Fachgesellschaften regelhaft für alle Kinder bis zum zweiten erlebten Frühjahr durchgeführt. Sie danach weiterzuführen kann insbesondere bei pflanzenbasierter Ernährung sinnvoll sein, aufgrund der sehr geringen Vitamin-D-Zufuhr über pflanzliche Lebensmittel.

### Vitamin B2

Genauso wie Vitamin B12 spielt auch Vitamin B2 eine zentrale Rolle in diversen Stoffwechselprozessen. Im Gegensatz zu Vitamin B12 gibt es viele pflanzliche Vitamin-B2-Quellen, welche gezielt in die Ernährung integriert werden sollten. Gute Quellen sind Nussmuse (vor allem Mandelmus), Hülsenfrüchte, Tofu, Pilze, einige Gemüsesorten (wie Grünkohl, Brokkoli), Hefeflocken und Vollkornprodukte. Auch mit Vitamin B2 angereicherte Pflanzendrinks können einen relevanten Beitrag zur Versorgung leisten.

### Jod

Für mischköstlich ernährte Kinder, deren Ernährung sich am optimiX-Konzept orientiert, ist eine Fortführung der Jodsupplementierung nach dem Beikostalter in der Regel nicht mehr notwendig, da dann Jod vor allem über Kuhmilchprodukte sowie Seefisch zugeführt wird. Zu beachten ist, dass biologisch erzeugte Kuhmilchprodukte im Schnitt weniger Jod enthalten als konventionell erzeugte Produkte.[315] Zusätzlich zu Milchprodukten und Seefisch wird auch über jodiertes Speisesalz Jod zugeführt, welches ab dem 1. Geburtstag mit bis zu 2 g/Tag (entspricht ca. 40 µg Jod) den Mahlzeiten zugesetzt werden kann.

Für pflanzenbasiert ernährte Kinder stellt Jodsalz ebenfalls eine mögliche Jodquelle dar. Wenn Kuhmilchprodukte wegfallen oder nur in sehr geringen Mengen konsumiert werden, sollte eine Fortführung der Jodsupplementierung auch nach dem 1. Geburtstag mit etwa 50 µg/Tag (Dosisanspassung je nach Jodzufuhr über Lebensmittel) erwogen werden. Weitere mögliche Jodquellen sind jodangereicherte Pflanzendrinks oder auch Algen mit moderatem Jodgehalt (z. B. Norialge).

### Kalzium

Kalzium ist wichtig für die Knochengesundheit und vor allem in Wachstumsphasen wie im Kleinkindesalter ist eine adäquate Versorgung essenziell. Muttermilch bleibt auch nach dem Säuglingsalter eine Kalziumquelle. Sie enthält zwar deutlich weniger Kalzium als Kuhmilch, allerdings mit guter Bioverfügbarkeit.

Gemäß dem optimXx-Konzept wird ein täglicher Konsum von ca. 300 g Kuhmilchprodukten ab dem 1. Geburtstag empfohlen, primär zur Kalziumversorgung. Alternativ können ca. 300 g kalziumangereicherte Pflanzendrinks (vorzugsweise Soja- oder Erbsendrink) und -joghurts angeboten werden. Weitere pflanzliche Kalziumquellen sind Tofu, kalziumreiches, oxalatarmes Gemüse (z. B. Brokkoli, Grünkohl), Nussmuse (z. B. Mandelmus, Tahini), Leinsamen, Chiasamen und Kichererbsen. Wenn oxalatreiches Gemüse wie Spinat oder Mangold gekocht und das Kochwasser danach weggeschüttet wird, kann das im Gemüse enthaltene Kalzium besser aufgenommen werden.

Wird in der Familie ohnehin Mineralwasser (und kein Leitungswasser) getrunken, ist es empfehlenswert, auf ein kalziumreiches Mineralwasser mit mindestens 400 mg Kalzium/Liter zurückzugreifen. Eine weitere Option ist die Verwendung eines Kalziumcarbonat- oder Kalziumbisglycinat-Pulvers, das man in Speisen und Getränke mischen kann.

Übrigens sind viele essbare Wildkräuter sehr kalziumreich und auch eisenreich, darunter die Brennnessel. Aus Brennnesseln kann z. B. »Brennnessel-Spinat« gekocht werden. Das in der Brennnessel enthaltene Kalzium (und auch das Eisen) ist gut bioverfügbar, da die Brennnessel sehr arm an Oxalsäure ist. Und keine Sorge: Durch das Pürieren und Kochen verlieren die Blätter ihre Brennwirkung. Aus Gründen der potenziellen Verunreinigung wildwachsender Brennnesseln sollten keine Brennnesseln vom Waldrand, sondern Pflanzen aus sicherer Quelle (z. B. Garten oder Balkon) verwendet werden.

### Selen

Selen ist wichtig für die Funktion der Schilddrüse und des Immunsystems und schützt vor oxidativem Stress. Selen zählt zu den kritischen Nährstoffen bei pflanzenbasierter Ernährung, zumindest in Europa, da hier die Böden selenarm sind (im Gegensatz zu z. B. den USA und Kanada, die sehr selenreiche Böden haben). Allerdings gibt es bisher keine evidenzbasierten Empfehlungen für die Selenversorgung bei pflanzenbasierter Ernährung und Selen wird in den meisten Übersichtsarbeiten nicht erwähnt. Im ersten Lebensjahr (und darüber hinaus) ist Muttermilch eine gute Selenquelle, sofern die Mutter ausreichend mit Selen versorgt ist. Pflanzliche Quellen für Selen sind unter anderem Paranüsse (möglichst ein Produkt mit ausgewiesenem Selengehalt wählen und aufgrund der radioaktiven Belastung von Paranüssen auf moderaten Verzehr achten), Steinpilze sowie pflanzliche Lebensmittel, die in den USA oder Kanada angebaut wurden. Besonders Linsen aus Kanada sind eine gute Selenquelle und deren Selengehalt schwankt weniger als der von Paranüssen. Wenn Linsen aus Kanada ein paar Mal pro Woche auf dem Speiseplan stehen, können diese eine gute Grundversorgung mit Selen bieten.

Alternativ können bei pflanzenbasiert ernährten Kindern nach dem 1. Geburtstag selenangereicherte Pflanzendrinks oder ein Selen-Supplement (ca. 10 µg/Tag) zur Versorgung beitragen. Unter den tierischen Nahrungsmitteln ist vor allem Fisch reich an Selen, aber auch Fleisch und Eier enthalten relevante Mengen.

## Plantbased Ernährung beim Übergang zur Familienkost

Der Übergang von der Beikost zur Familienkost verläuft fließend. Wenn das Baby schon während der Beikostzeit Teile des Familienessens bekommen hat (Baby-led Weaning), wird sich wenig ändern. Hat das Baby eher Breikost bekommen, sollte ohnehin ab ca. 9 Monaten der Brei zunehmend stückiger zubereitet werden und/oder zusätzlich Fingerfood angeboten werden.

Wie geht es also nach dem 1. Geburtstag, bei einer pflanzenbasierten Ernährung konkret weiter?

### OVK: die »optimierte vegane Kost«

Analog zu optimiX (OMK) wurde von deutschen Ernährungsfachleuten ein Konzept für die vegane Kinderernährung ab dem 1. Geburtstag vorgeschlagen: die »optimierte vegane Kost« (OVK).[316]

#### Empfehlungen der OVK

| | Für Kinder von 1 bis 3 Jahren |
|---|---|
| **Energiebedarf** | **1150 kcal/Tag** |
| Getränke | 560 ml/Tag |
| Gemüse | 190 g/Tag |
| Obst | 185 g/Tag |
| Getreide/Beilagen/Brot | 190 g/Tag |
| Hülsenfrüchte | 40 g/Tag |
| Nüsse/Samen/Nussmus | 25 g/Tag |
| Milchalternativen | 210 g/Tag |
| Brotaufstrich | 15 g/Tag |
| Fleischalternativen | 25 g/Tag |
| Fette/Öle | 15 g/Tag |
| Snacks | 45 g/Tag |

Mit der OVK werden die Referenzwerte für die Nährstoffzufuhr erreicht, sofern Kalzium- und Vitamin-B2-angereicherte Produkte wie Pflanzendrinks sowie ein Vitamin-B12-Supplement verwendet werden. Die Jodversorung wird bei diesem Konzept durch Algen mit moderatem Jodgehalt (z. B. Norialge) und Jodsalz gesichert bzw. über jodangereicherte Pflanzendrinks und/oder ein Jodsupplement. DHA kann über ein Mikroalgenöl oder DHA-angereichertes Leinöl zugeführt werden, eine Supplementierung von Vitamin D kann auch nach dem 2. erlebten Frühjahr erwogen werden.

Die Empfehlungen der OVK für den Lebensmittelverzehr bei Kleinkindern von 1 bis 3 Jahren wurden analog zu den Empfehlungen des Optimix-Konzepts erstellt und können der Tabelle entnommen werden. Diese Empfehlungen sollten aber lediglich als Richtlinie und nicht als Muss verstanden werden: Kinder haben, wie auch Erwachsene, einen unterschiedlichen Energie- und Nährstoffbedarf und essen mitunter sehr unterschiedliche Mengen.

### Der plantbased Teller für Kleinkinder

Wir haben einen plantbased Teller für Kleinkinder entworfen, welcher die beschriebenen Empfehlungen bildlich darstellt. Er bietet einen guten Überblick darüber, welche Lebensmittelgruppen in welchen Anteilen in den einzelnen Mahlzeiten enthalten sein sollten.

Entsprechend des plantbased Tellers sollte eine Mahlzeit für ein Kleinkind wie folgt aufgebaut sein. Dabei hängt die Größe des Tellers vom Appetit des Kindes ab:

- Etwas mehr als ein Drittel des Tellers ist mit **Obst** (bei süßen Mahlzeiten wie z. B. Frühstück) **oder Gemüse** (bei herzhaften Mahlzeiten) gefüllt. Denkbar sind natürlich auch Obst/Gemüse-Kombinationen, z. B. ein Haferflockenporridge mit geraspelter Karotte und dazu Kiwi. Welche Obst- und Gemüsesorten besonders zu empfehlen sind, ist im Kasten ausgeführt (Seite 165).
- Fast genauso viel Platz wie für Obst und Gemüse – ein knappes Drittel des Tellers – ist für die **Proteinkomponente** eingeplant. Werden tierische Produkte als Proteinkomponente eingesetzt, sollte der Anteil etwas geringer sein als bei pflanzlichen Proteinquellen: etwa ein Viertel des Tellers.
- Ein weiteres knappes Drittel ist für eine **stärkehaltige Komponente** gedacht. Hierunter fallen Kartoffeln, Süßkartoffeln und sämtliche Getreideprodukte inkl. Pseudogetreide und Hirse.
- Jede Mahlzeit sollte eine **hochwertige Fettquelle** enthalten. Hierzu zählen unter anderem Nuss- und Samenmuse, Avocado und (kaltgepresste) Pflanzenöle.
- Ergänzt wird der Speiseplan durch Muttermilch (bzw. Säuglingsformula). Theoretisch kann nach dem 1. Geburtstag, sofern das Kind 3 volle Hauptmahlzeiten plus 2 Zwischenmahlzeiten isst und normal wächst und gedeiht, auf Kuhmilch oder kalziumangereicherten Soja-/Erbsendrink als alleinige Milchnahrung umgestellt werden. Insbesondere bei rein pflanzlicher Ernährung ist aber eine Fortführung von Muttermilch/Formula-Mahlzeiten auch im 2. Lebensjahr empfohlen.
- Als Getränk bietet sich Leitungswasser oder kalziumreiches Mineralwasser (400 mg Kalzium/Liter oder mehr) an.
- Weitere Ergänzungen sind Vitamin B12, Vitamin D, DHA, Jod und ggf. Selen, je nach individueller Ernährungsweise.

## Empfehlenswerte Obst- und Gemüsesorten für Kleinkinder

Bei der Gemüseauswahl sind vor allem Kohlgemüsesorten (wie Brokkoli, Grünkohl, Schwarzkohl, Rosenkohl, Wirsing), grünes Blattgemüse (wie Spinat, Ruccola) und orangefarbenes Gemüse (wie Karotten, Süßkartoffeln, Hokkaidokürbis etc.) sowie rote Paprika (reich an Vitamin C) sehr wertvoll für die pflanzenbasierte Ernährung. Kohl- und Blattgemüse liefern unter anderem Folat, viel Vitamin C (wichtig für die Eisenresorption) und Kalzium. Orangefarbenes Gemüse ist reich an Betakarotin, welches die Versorgung mit Vitamin A sicherstellt.

Gemüse kann etwa im Verhältnis 1:1 roh und gegart angeboten werden. Vor allem betakarotinreiches Gemüse sollte, wenn möglich, gegart gegeben werden, da durch das Erhitzen die Resorption von Betakarotin deutlich höher ist. Das Wichtigste ist aber, dass das Gemüse dem Kind schmeckt, und die Frage nach roh/gekocht ist zweitrangig.

Bei den Obstsorten sind insbesondere Vitamin-C-reiche Obstsorten wie Kiwi, Erdbeeren, Zitrusfrüchte (Orange, Mandarine, Grapefruit etc.) und Mango gut geeignet, um die Eisenresorption zu erhöhen. Obst sollte überwiegend frisch (unerhitzt) angeboten werden.

# Der plantbased Teller für Kleinkinder

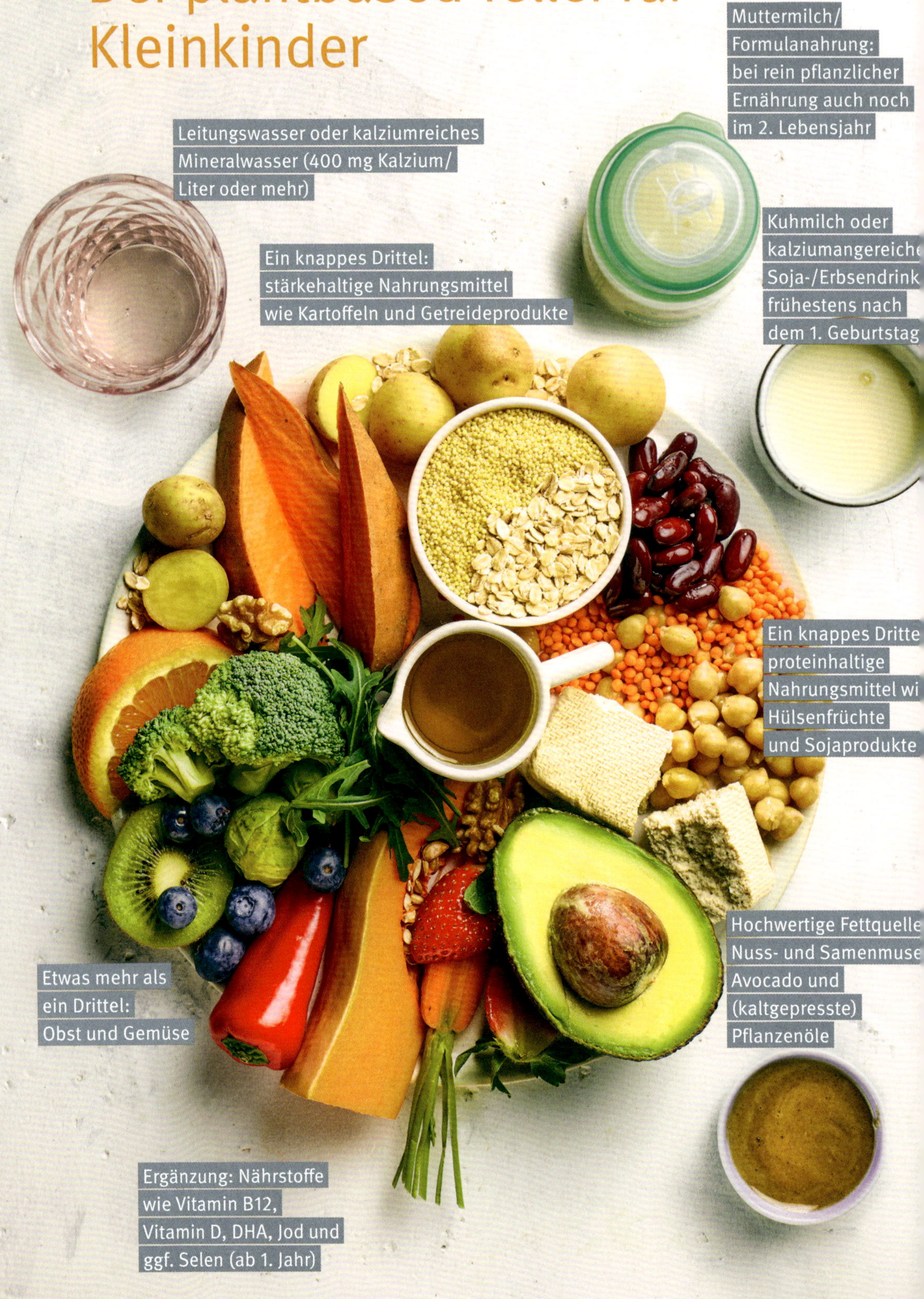

### Möglichst frische und wenig verarbeitete Produkte

Grundsätzlich sollten die meisten Lebensmittel möglichst frisch und wenig verarbeitet sein: Frisches Obst und Gemüse sollte jeden Tag auf dem Speiseplan stehen, dazu kommen Hülsenfrüchte, Vollkorngetreide, Nüsse und Samen. Es gibt darüber hinaus eine große Anzahl verarbeiteter Lebensmittel, die ernährungsphysiologisch als hochwertig einzustufen sind und uneingeschränkt wie frische, unverarbeitete pflanzliche Lebensmittel eingesetzt werden können: Hierzu zählen z. B. Tofu und Tempeh, vorgekochte Linsen, Bohnen und Kichererbsen aus dem Glas oder aus der Dose, Vollkornnudeln, Brot, Nussmuse usw. Auch Tiefkühlgemüse und -obst ist sehr wertvoll und oft sogar nährstoffreicher als »frische« Produkte, die vielleicht schon lange Transportwege und Lagerzeiten hinter sich haben, mit entsprechendem Nährstoffverlust.

### Empfehlenswerte Proteinquellen für Kleinkinder

Gute Proteinquellen für Kleinkinder sind Hülsenfrüchte wie Linsen, Bohnen, Kichererbsen, Tofu bzw. Tempeh (oder eine Kombi aus beidem), kalziumangereicherter Sojadrink oder -joghurt. Auch die im OVK erwähnten Brotaufstriche können darunterfallen, wenn es sich um proteinreiche Wurstalternativen oder Aufstriche auf Hülsenfrüchtebasis handelt (z. B. Hummus). Werden tierische Nahrungsmittel gegessen, sind Eier, Fisch, Fleisch oder Milchprodukte mögliche Proteinkomponenten.
Wir empfehlen, möglichst bei jeder Mahlzeit eine pflanzliche Proteinkomponente (Hülsenfrüchte/Sojaprodukte) mit einzubauen. Wenn dies einmal nicht möglich ist, kann alternativ eine Kombination aus einem Vollkorngetreide/Pseudogetreide und Nüssen/Samen angeboten werden.

## Pflanzliche Alternativen zu tierischen Produkten

Wie sieht es mit pflanzlichen Alternativen zu tierischen Produkten wie Milch und Fleisch aus? Welche Rolle können sie in der Ernährung von Kleinkindern spielen?

### Pflanzliche Alternativen zu Milchprodukten

Es gibt zahlreiche Möglichkeiten, Milch und Milchprodukte, wie Joghurt und Käse, zu ersetzen.

**Pflanzendrinks**

Mittlerweile gibt es eine kaum zu überschauende Anzahl an Pflanzendrinks, die je nach Sorte hinsichtlich des Geschmacks und der Textur ein guter Ersatz für Kuhmilch sein können. Damit sie diese aber auch ernährungsphysiologisch ersetzen können, sind bei der Auswahl ein paar Dinge zu beachten:

**Proteingehalt:** Die ernährungsphysiologisch größten Unterschiede bei Pflanzendrinks gibt es hinsichtlich des Eiweißgehaltes. So liefern Erbsen- und Sojadrinks mit 3–4 g/100 ml teilweise sogar mehr Eiweiß als Kuhmilch mit ca. 3,3 g/100 ml. Haferdrinks liefern dagegen nur etwa 1 g/100 ml und Mandel- und Reisdrinks sogar noch weniger. Gerade im Kindesalter, wo der Proteinbedarf hoch ist, eignen sich Soja- und Erbsendrinks am besten.

**Kalziumgehalt:** Pflanzendrinks sollten immer mit Kalzium angereichert sein – sie enthalten dann genauso viel Kalzium wie Kuhmilch: 120 mg/100 ml. Das Kalzium aus angereicherter Sojamilch hat eine mit Kuhmilch vergleichbare Bioverfügbarkeit.

**Anreicherung mit weiteren Nährstoffen:** Es gibt Pflanzendrinks, die neben Kalzium mit weiteren Nährstoffen, wie den Vitaminen B2, B12 und D angereichert sind. Manche enthalten auch Jod und Selen. Bei einer solchen breiten Nährstoffanreicherung kommt der Pflanzendrink (sofern er auf Basis von Soja- oder Erbsenprotein ist) der Nährstoffzusammensetzung von Kuhmilch recht nahe.

**Zuckergehalt:** Pflanzendrinks mit zugesetztem Zucker sollten möglichst gemieden werden und wenn das nicht möglich ist, sollte

### Vergleich des Energie- und Nährstoffgehaltes von Kuhmilch und ausgewählten Pflanzendrinks (pro 100 ml)

| | Kuhmilch (3,5 % Fett) | Sojadrink | Erbsendrink | Haferdrink | Mandeldrink | Reisdrink |
|---|---|---|---|---|---|---|
| Energie (kcal) | 65 | 39 | 54 | 46 | 22 | 47 |
| Protein (g) | 3 | 3 | 3,5 | 1 | 0,4 | 0,1 |
| Fett (g) | 4 | 1,8 | 3,1 | 1,5 | 1,1 | 1 |
| davon gesättigte Fettsäuren | 2,4 | 0,3 | 0,3 | 0,2 | 0,1 | 0,1 |
| Kohlenhydrate (g) | 5 | 2,5 | 2,8 | 6,6 | 2,4 | 9,5 |
| davon Zucker (g) | 5 | 2,5 | 1,8 | 4,1 | 2,4 | 3,3 |
| Salz (g) | 0,11 | 0,08 | 0,16 | 0,1 | 0,14 | 0,09 |
| Kalzium (mg) | 120 | 120 | 120 | 120 | 120 | 120 |
| Vitamin B2 (mg) | 0,18 | 0,21 | – | 0,21 | 0,21 | – |
| Vitamin B12 (µg) | 0,4 | 0,38 | – | 0,38 | 0,38 | 0,38 |
| Vitamin D (µg) | 0,09 | 0,75 | – | 1,1 | 0,75 | 0,75 |
| Jod (µg) | 11,7 | – | – | 22,5 | – | – |

Quellen: Kuhmilch-Nährwertangaben aus Heseker & Heseker Nährwerttabelle, 6. Auflage, 2019/2020; Angaben für Vitamin D und Jod aus https://www.ernaehrung.de/lebensmittel/de/M111300/Kuhmilch-Trinkmilch-3,5-Fett.php (Stand: 22.01.2024)
Nährwertangaben für Soja-, Mandel- und Reisdrink: Alpro Sojadrink Original gekühlt mit Kalzium, Mandeldrink Original, Reisdrink Original (Herstellerangaben, alpro.com)
Nährwertangaben für Haferdrink: Oatly Haferdrink Classic (gekühlt) (Herstellerangaben, oatly.com/de)
Nährwertangaben für Erbsendrink: Vly original v2.2 (Herstellerangaben, vlyfoods.com)
Soja- und Mandeldrink enthalten zugesetzten Zucker, bei den anderen Pflanzendrinks entsteht der Zucker im Herstellungsprozess.

der Gehalt möglichst nicht über 3 g Zucker/100 g liegen.

### Joghurtalternativen

Bei Joghurtalternativen sollten aufgrund des relativ hohen Proteingehaltes primär Produkte auf Sojabasis verwendet werden. Vorteilhaft ist es, wenn sie mit Kalzium und ggf. weiteren Nährstoffen angereichert sind und möglichst keinen zugesetzten Zucker enthalten. Bei Kokosjoghurt sollte bedacht werden, dass dieser proteinarm, aber relativ reich an gesättigten Fettsäuren ist. Natürlich darf er – schon alleine aus kulinarischen Gründen – auch zum Einsatz kommen, er ist aber hinsichtlich der Nährstoffzusammensetzung weniger vorteilhaft als Sojajoghurt. Im Handel sind auch Joghurtalternativen auf Hafer-, Mandel- und Cashewbasis erhältlich, sie sind aber deutlich proteinärmer als Kuhmilchjoghurt bzw. Sojajoghurt.

### Käsealternativen

Bei den Käsealternativen gibt es ernährungsphysiologisch wertvollere (z. B. Weichkäse aus Cashews) und weniger wertvolle Produkte (vor allem Hartkäseversionen auf Basis von Kokosöl).

Käse aus Tiermilch, insbesondere Hartkäse, enthält relativ viele gesättigte Fettsäuren und Salz. Allerdings enthält er auch reichlich Kalzium (die festen Sorten meistens mehr als 300 mg/100 g), viel Eiweiß und nennenswerte Mengen an Vitamin B12 (z. B. Camembert ca. 3 µg/100 g). Pflanzliche Alternativen zu Hartkäse (Scheibenkäse, Reibekäse, Käse am Stück wie Goudaalternativen) werden meistens auf Grundlage von Palm- oder Kokosöl hergestellt und sind daher reich an gesättigten Fettsäuren und gleichzeitig arm an Protein. Alternativen zu Frischkäse werden oft mit Mandeln hergestellt, allerdings ist der Mandelgehalt meistens niedrig und der Kokosölanteil hoch. Es gibt manche Sorten, die mit Kalzium und Vitamin B12 angereichert sind. Eine gute Alternative stellen Frischkäsesorten auf Basis von fermentierten Sojabohnen dar. Diese enthalten ebenso reichlich gesättigte Fettsäuren durch den Zusatz von Kokosöl, aber unter anderem auch die Omega-3-Fettsäure ALA.

Die ernährungsphysiologisch wertvollsten Käsealternativen sind jene, die ausschließlich Cashews als Fettquelle verwenden, wie vegane Camembertalternativen. Die fermentierten Versionen sind besonders vorteilhaft, da durch den Fermentationsprozess der Phytinsäuregehalt der Cashews reduziert wird und deren Mineralstoffe daher besser aufgenommen werden können.

### Unsere Empfehlung zu pflanzlichen Alternativen zu Milchprodukten

Kalziumangereicherte Pflanzendrinks und -joghurts sind für Kinder, die keine oder wenig Kuhmilchprodukte konsumieren, eine gute Alternative zur Kalziumversorgung und sollten im 2. Lebensjahr in einer Menge von ca. 250–300 g/Tag angeboten werden.

Bei Pflanzendrinks sollten für Kinder primär Soja- und Erbsendrinks mit Kalzium-Zusatz und möglichst ohne Zuckerzusatz gewählt werden. Bei Joghurtalternativen sind jene auf Sojabasis, möglichst mit Kalzium angereichert, empfehlenswert.

Pflanzliche Hartkäsealternativen sind i. d. R. hinsichtlich der Nährstoffzusammensetzung eher ungünstig und ernährungsphysiologisch kein guter Ersatz für Hartkäse aus Tiermilch. Sie sollten, auch aufgrund des hohen Salzgehaltes, nur sparsam verwendet werden. Salzarme Alternativen für

Frischkäse und Weichkäsealternativen wie Cashew-Camembert können gerne den Speiseplan ergänzen.

### Pflanzliche Fleischalternativen

Es gibt mittlerweile sehr viele pflanzliche Fleischersatzprodukte auf dem Markt, mit unterschiedlichen Nährstoffprofilen. Fleischersatzprodukte auf Soja-, Erbsen-, Lupinen-, Sonnenblumenkern- oder Seitan-Basis sind proteinreich, arm an gesättigten Fettsäuren (sofern kein Palm-/Kokosöl zugesetzt ist) sowie cholesterinfrei. Ungünstig kann der teilweise hohe Salzgehalt sein, wobei auch in tierischen Fleisch- und Wurstwaren oftmals viel Salz enthalten ist. Gerade bei Kleinkindern sollten möglichst Produkte gewählt werden, deren Salzgehalt unter 1,5 g/100 g liegt.

Während biologisch erzeugte Fleisch- und Wurstalternativen oft weniger Zusatzstoffe enthalten, sind sie im Gegensatz zu einigen konventionellen Produkten nicht mit Nährstoffen wie Vitamin B12 oder Eisen angereichert.

Es lohnt sich außerdem darauf zu achten, welche Fette für die Herstellung verwendet werden: Produkten mit Rapsöl sollte der Vorzug gegeben werden vor Produkten mit Kokosöl oder Palmöl.

**Unsere Empfehlung zu pflanzlichen Fleischalternativen**

Pflanzliche Fleischalternativen wie vegane Würstchen, Schnitzel oder Burgerpatties eignen sich als »Ab und zu«-Optionen: für besondere Gelegenheiten wie z. B. Grillpartys oder Kindergeburtstage oder auch hin und wieder als Teil der Alltagsernährung. Wenn Fleischalternativen für Kleinkinder verwendet werden, sollten diese möglichst salzarm sein (unter 1,5 g/100 g) und vorzugsweise Rapsöl statt Kokos- oder Palmfett enthalten.

Prinzipiell sollten aber pflanzliche Eiweißquellen, die eher wenig verarbeitet sind, bevorzugt werden, wie Tofu und Tempeh. Mit Tofu kann man z. B. eine hervorragende Tofu-Bolognese kochen und aus schwarzen Bohnen oder Kidneybohnen lassen sich gut Burgerpatties zubereiten. Auch texturiertes Soja- oder Erbsenprotein (»Schnetzel«), z. B. für die Herstellung von fleischfreiem »Hack«, eignet sich für die pflanzliche Kinderernährung.

## Alles schön und gut – aber mein Kind is(s)t wählerisch!

Irgendwann ab dem 2. Lebensjahr, manchmal schon gegen Ende des 1. Lebensjahres, durchleben viele Kinder eine Phase mit wählerischem Essverhalten. Von einem Tag auf den anderen ist ein zuvor geliebtes Lebensmittel in den Augen des Kindes ungenießbar oder es werden teilweise über Tage und Wochen hinweg nur noch sehr ausgewählte Lebensmittel (wie »trockene« Nudeln) gegessen.

Dass Babys und auch ältere Kinder vorübergehend bestimmte Lebensmittel ablehnen, ist nicht ungewöhnlich. Das kann von Anfang an sein oder nach einer Phase, in der sie diese Lebensmittel problemlos gegessen haben. Trotzdem sollten diese Lebensmittel auch weiterhin angeboten werden – ohne jeglichen Druck, weder positiver Art (wie Lob oder Belohnung) noch negativer Art (wie Bestrafung).

## Das Prinzip der geteilten Verantwortung

Grundsätzlich gilt ab Beikostbeginn das von der Ernährungsexpertin Ellyn Satter etablierte »Prinzip der geteilten Verantwortung« (»Division of Responsibility«)[317]: Es liegt in der Verantwortung der Eltern, welche Lebensmittel wann und wo bereitgestellt werden. Sie sind also für die Wahl der Lebensmittel, den zeitlichen Rahmen der Mahlzeiten sowie den Ort (z. B. Esstisch) verantwortlich. Das Kind wiederum entscheidet, ob es von den angebotenen Nahrungsmitteln etwas isst und wie viel es davon isst. Sehr wichtig ist außerdem die Atmosphäre am Familientisch: Eine gelassene, stressfreie Stimmung am Tisch, wo Freude und Genuss am Essen großgeschrieben werden, ist Voraussetzung für einen entspannten, offenen Umgang des Kindes mit Essen. Streitereien, eine angespannte Stimmung und Ausüben von Druck (»Wenn du das schon wieder nicht isst, wird der Papa sehr traurig«, »Wenn du das nicht isst, gibt es heute keine Gute-Nacht-Geschichte« etc.) sind dagegen äußerst kontraproduktiv.

## Geduld und ein entspannter Umgang mit dem Essen

Übrigens benötigen Kinder teilweise 10 bis 15 oder noch mehr Anläufe, bis sie ein neues Nahrungsmittel akzeptieren. Bereits das Anfassen, Ablecken, in den Mund nehmen (und wieder Ausspucken) von Lebensmitteln können wichtige Schritte auf diesem Weg sein. Wir empfehlen, kleine Portionsgrößen auf dem Teller des Kindes anzurichten, da große Portionen Kinder oftmals überfordern, sodass dann gar nichts mehr angerührt wird. Hilfreich kann es sein, neue oder weniger geliebte Nahrungsmittel mit Favoriten zusammen anzubieten (z. B. Brokkoli zusammen mit Ofen-Süßkartoffeln oder mit Käse überbacken) und verschiedene Darreichungsformen und Konsistenzen auszuprobieren (z. B. im Ofen knusprig gebackener Brokkoli, cremige Brokkolisuppe, Nudeln mit bissfesten Brokkoliröschen in Sahnesauce). Viele Kinder bevorzugen rohes Gemüse, daher kommt z. B. oft eine Rohkostplatte gut an, wenn gekochtes Gemüse gerade verschmäht wird. Oder man kann Sommerrollen selbst rollen lassen mit viel frischem Gemüse, Tofu, Kräutern etc. Auch Dips (Joghurt, Hummus etc.) und Toppings (wie gemahlene Nüsse und Hefeflocken als »Parmesan«) können bei Kindern die Lust wecken, neue oder ungeliebte Lebensmittel auszuprobieren. Manche Lebensmittel werden vielleicht auch längerfristig ein No-Go sein, auch das ist völlig normal! Auch wir Erwachsenen mögen nicht alles, was theoretisch essbar wäre.

Wie wir schon im Beikost-Abschnitt geschrieben haben: Solange sich ein Kind normal entwickelt, gut gedeiht und gesund ist, ist ein (vorübergehendes) eher selektives Essverhalten unproblematisch. Wenn das Essverhalten aber zunehmend Anlass zur Sorge für die Eltern wird, immer weniger Lebensmittel akzeptiert werden, Familienmahlzeiten zum Stressakt für Eltern und Kind werden und natürlich immer, wenn das Kind nicht wie erwartet wächst und gedeiht, ist es notwendig, sich an den Kinderarzt oder die Kinderärztin zu wenden.

Jetzt wünschen wir unseren Leserinnen und Lesern sehr viel Freude bei der praktischen Umsetzung der ganzen Theorie und beim Ausprobieren unserer Rezepte!

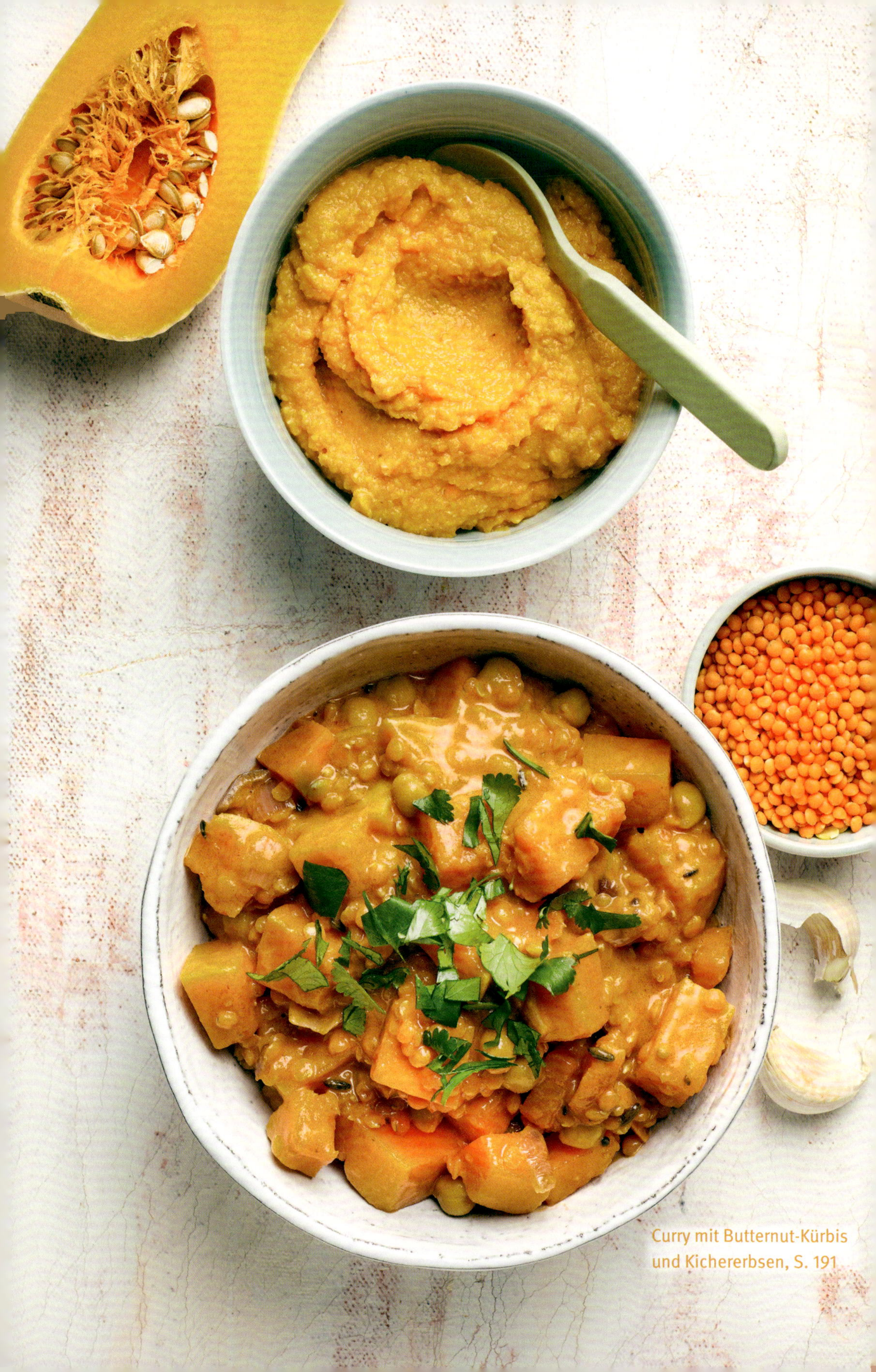

Curry mit Butternut-Kürbis
und Kichererbsen, S. 191

# Rezepte

Wir kommen zur Praxis. In diesem Kapitel haben wir eine große Auswahl an pflanzenbasierten Rezepten zusammengestellt, die auch schon den Kleinsten schmecken.

# Schwangerschaft, Stillzeit und Kleinkind

Gemeinsam an einem Tisch zu sitzen, zu essen, zu lachen und sich auszutauschen, sind wertvolle Momente im Familienleben. Im Alltag kann es aber manchmal herausfordernd sein, genügend Zeit zum Kochen und gemeinsamen Essen zu finden. Unsere Rezepte, die wir für die ganze Familie entwickelt haben, sollen hier Abhilfe schaffen.

Es gibt nichts Erfüllenderes als Zeit mit der Familie zu verbringen. Doch oft ist es nicht nur schwer, Zeit zum Kochen zu finden. Auch ist unser derzeitiges Nahrungssystem weniger auf pflanzenbasiert lebende Menschen, sondern mehr auf Mischköstler ausgelegt. So finden sich Hülsenfrüchte, die für vegetarisch und vegan lebende Menschen wichtige Nährstoffe liefern, bei nur ganz wenigen handelsüblichen Lebensmitteln bzw. Gerichten auf der Zutatenliste. Wer sich heute also vorwiegend oder ausschließlich pflanzenbasiert ernähren will, muss etwas mehr darauf achten, alle notwendigen Nährstoffe abzudecken, um etwaige Defizite zu vermeiden. Das ist ganz besonders wichtig, wenn auch Kinder pflanzenbasiert essen.

Daher war es unser Anspruch, dass unsere Rezepte eine möglichst große Bandbreite an essenziellen Nährstoffen liefern. Zum Beispiel enthält (fast) jedes Rezept Hülsenfrüchte, womit wir helfen, diese wichtige Lebensmittelgruppe, die in der typischen Mischkost zu wenig Beachtung findet, regelmäßig in den Speiseplan einzubauen. Jeder Bissen sollte nicht nur richtig gut schmecken, sondern auch dabei helfen, die Zufuhr an allen notwendigen Nährstoffen sicherzustellen.

## Rezepte für die ganze Familie

Es ist uns wichtig zu betonen, dass wir die Rezepte für die ganze Familie entwickelt haben. Wir wünschen uns, dass Familien so oft wie möglich zusammen essen. Als Eltern verstehen wir nur zu gut, wie herausfordernd es sein kann, täglich frisch zu kochen. Muss man dann auch noch verschiedene Gerichte für verschiedene Mitglieder der Familie kochen, erschwert dies den Alltag zusätzlich und kann gesundes Essen zu einer Last machen.

Alle unsere Rezepte für die Schwangerschaft und für die Stillzeit eignen sich hervorragend auch für Kinder zwischen 1 und 2 Jahren. Für Kleinkinder ist natürlich auf die Salz- und Zuckermenge zu achten und anzupassen. Vielleicht muss man auch das eine oder andere Gemüse kleiner hacken, eine kleinere Nudelsorte nehmen oder auch mal was mit der Gabel zerquetschen. Auch empfehlen wir, die Portion für das Kleinkind vor dem Servieren mit einem Teelöffel Leinöl (am besten DHA-angereichert) anzureichern.

## Shoppingliste und Küchenzubehör

**Körner:** brauner Reis, Bulgur, Quinoa und Quinoaflocken, Haferflocken, Hirseflocken, Dinkelvollkornmehl, Dinkelmehl (Type 630), Weizenvollkornmehl, Weizenmehl (Type 405), Buchweizenmehl, Amaranthflocken

**Bohnen:** weiße Bohnen, Wachtelbohnen (Borlotti-Bohnen), Kidneybohnen, schwarze Bohnen, Azukibohnen, Augenbohnen, Kichererbsen und Kichererbsenmehl

**Linsen:** rote Linsen, grüne Linsen, schwarze Linsen (Belugalinsen), gelbe Linsen

**Sojaprodukte:** Tofu, Tempeh, Sojadrink und Sojajoghurt (beides mit Kalzium angereichert), Sojasoße

**Nüsse und Samen:** Walnüsse, Cashewnussmus, Mandeln und Mandelmus, Kürbiskerne und Kürbiskernmus, Haselnussmus, Erdnussmus, Pistazienmus, Kokosmus, Tahini (Sesampaste), Leinsamen, Chiasamen, Flohsamenschalen, Hanfsamen, Sonnenblumenkerne

**Öle:** Leinöl (DHA-angereichert), Rapsöl, Olivenöl

**Sonstige:** Hefeflocken (Nährhefe), Kokosmilch, Vollrohrzucker (unraffiniert, melassehaltig), Dattelzucker, Ahornsirup, Agavendicksaft, Misopaste (japanische, fermentierte Sojabohnenpaste, gibt es auch aus Kichererbsen)

**Küchengeräte:** elektrische Küchenmaschine, Handstabmixer, Standmixer, elektrische Gewürzmühle, Schnellkochtopf

## Sich in der Küche gut organisieren

Täglich zu kochen braucht Zeit, eine gute Organisation ist dabei sehr hilfreich. So haben Hülsenfrüchte eine lange Garzeit und Keimlinge müssen vorgezogen werden. Beides lässt sich problemlos vorab erledigen.

### Keimen

Das Keimen von Getreide und Hülsenfrüchten erhöht den Nährwert und obwohl es kein absolutes Muss ist, wollen wir dazu ermutigen. Besonders in Zeiten mit erhöhtem Nährstoffbedarf, also in der Schwangerschaft und Stillzeit, im Säuglings- und Kleinkindalter, kann es von Vorteil sein. Denn das Keimen erhöht insbesondere die Bioverfügbarkeit von Mineralien (Eisen, Zink, Kalzium etc.) durch den Abbau der mineralienbindenden Substanz Phytinsäure (Seite 24). Zudem werden bestimmte Kohlenhydrate (Oligosaccharide) abgebaut, was Blähungen reduziert und somit die Verdaulichkeit verbessert.

Ein Ankeimen ist völlig ausreichend, man muss nicht warten, bis ein ganzer Sprössling gewachsen ist. Für kleinere Mengen kann man ein Keimglas verwenden, das im Biomarkt erhältlich ist. Für größere Mengen ist ein Backblech praktisch. Die Vorgehensweise ist die gleiche.

Und so geht's:

1. Die gewünschten Samen in das Keimglas geben und mit ausreichend Wasser bedecken. Mindestens sechs Stunden – am besten über Nacht – einweichen lassen.
2. Das Wasser durch das Sieb des Keimglases abgießen, die Samen gründlich durchspülen und das Wasser erneut abgießen. Nun das Glas mit dem Sieb nach unten leicht schräg auf ein Abtropfgitter oder in eine Schale stellen, sodass das restliche Wasser in Ruhe abtropfen kann.
3. Auf diese Weise die Samen mindestens zweimal täglich mit frischem Wasser durchspülen und das Glas dann wieder zum Abtropfen aufstellen.
4. Das Keimen kann 1 bis 4 Tage dauern, je nach Zimmertemperatur, Qualität und Art der Samen.

Für das Keimen auf einem Blech die Samen in einer Schüssel einweichen, gut abwaschen und auf einem Blech verteilen, sodass sie gut Luft bekommen. Ein- bis zweimal am Tag gründlich abwaschen und dann wieder auf dem Blech verteilen. Mit ein paar Spritzern Wasser feucht halten, aber nicht übernässen (damit sie nicht faulen).

Die Faustregel ist, dass sich das Gewicht nach dem Keimen etwa verdoppelt. Das heißt: 10 g trockene Linsen ergeben rund 20 g gekeimte Linsen. Auf das Gewicht nach dem Kochen wirkt sich das Keimen nur geringfügig aus.

**Wichtige Hinweise zu gekeimten Hülsenfrüchten**

Bohnen und Kichererbsen sollten auch gekeimt nicht roh gegessen werden, hingegen sind gekeimte Linsen theoretisch roh essbar. Allerdings können rohe Sprossen mit krank machenden Mikroorganismen verunreinigt sein. Das bedeutet nicht, dass sie verdorben sind, und bleibt meist unbemerkt. Daher gilt für Säuglinge und Kleinkinder, deren Immunsystem sich in der Entwicklung befindet, sowie für Menschen mit einem geschwächtem Immunsystem (ältere und kranke Menschen) die Empfehlung, auf den Verzehr roher Sprossen zu verzichten. Auch schwangeren Frauen wird vom Verzehr roher Sprossen abgeraten, insbesondere aufgrund der potenziellen Gefahr einer Listerieninfektion (Listeriose). Eine Listeriose bei einer schwangeren Frau kann zu einer Fehl- oder Frühgeburt (vor allem in der Frühschwangerschaft) sowie schweren Erkrankungen (wie Sepsis oder Meningitis) beim Neugeborenen führen.

Sprossen bzw. gekeimte Hülsenfrüchte sollen vor dem Verzehr daher immer mindestens 3 Minuten gegart werden, wodurch potenziell vorhandene Listerien abgetötet werden. Alle in unseren Rezepten verwendeten gekeimten Hülsenfrüchte werden selbstverständlich gekocht.

Weitere Nahrungsmittel, die aufgrund der Gefahr einer Listerieninfektion in der Schwangerschaft gemieden werden sollten, sind Räucherlachs und roher Fisch, Rohmilch, Rohmilchkäse (Weichkäse), rohe Fleisch- und Wursterzeugnisse (wie z. B. Mett) und vorgeschnittene, verpackte Blattsalate.

## Hülsenfrüchte garen

Wir wollen Eltern helfen, die Rezepte möglichst effizient zu kochen. Das heißt, es sollte nicht zu lange dauern. Da Hülsenfrüchte zum einen eine lange Garzeit haben und zum anderen vorher oft eingeweicht werden müssen, ist es sinnvoll, sie in größeren Mengen vorzukochen, damit man sie griffbereit hat, wenn man sie braucht.

- Hülsenfrüchte lassen sich am einfachsten und auch am schnellsten in einem Schnellkochtopf kochen. Gekeimte Hülsenfrüchte sind etwas schneller gar als nur eingeweichte Hülsenfrüchte.
- Für die Beikostrezepte empfehlen wir, die Hülsenfrüchte (besonders Bohnen und Kichererbsen) etwas zu überkochen, damit sie schön weich sind.
- Für die meisten Familienrezepte brauchen wir ca. 150 g gegarte Hülsenfrüchte und für die Beikostrezepte Portionen von je ca. 25 g und 50 g.
- 500 g getrocknete Hülsenfrüchte ergeben etwas mehr als 1 kg gekeimte und gekochte Hülsenfrüchte.
- 500 g getrocknete Hülsenfrüchte ergeben also 5 Portionen à 150 g (Familienrezepte) und 4 Portionen à 50 g und 2 Portionen à 25 g (Beikostrezepte).

### Portionieren und Einfrieren

Die **gegarten Hülsenfrüchte** lassen sich wunderbar portionieren und ein paar Tage im Kühlschrank aufbewahren oder einfrieren. Zum Abfüllen sind wiederverwendbare Silikonbeutel oder Plastikbeutel mit Verschluss gut geeignet. Die Beutel beschriften (Datum und Inhalt), befüllen, Luft herausdrücken und verschließen. Dann aufeinander gestapelt im Gefrierfach einfrieren. Um kleine Portionen für die Beikostrezepte einzufrieren, eignen sich Eiswürfelformen aus Silikon sehr gut.

Auch **Bohnen aus der Dose** lassen sich hervorragend einfrieren, wenn z. B. nach dem Kochen etwas übrig bleibt. Dafür die Dosenflüssigkeit vollständig abgießen und wie beschrieben portionieren und einfrieren.

**Mehrfaches Einfrieren vermeiden:** Wenn man fertige Gerichte einfrieren will, dann dürfen diese nicht mit gefrorenen Hülsenfrüchten zubereitet werden. Hierfür müssen frisch gekochte oder Hülsenfrüchte aus der Dose verwendet werden.

# Zum Frühstück, als Dip oder aufs Brot

Bei den folgenden Rezepten kann man einen Teil ohne Salz zubereiten und schon hat man einen wunderbaren Dip oder Aufstrich fürs Baby-led Weaning. Man kann diese dann mit Brot oder z. B. zusammen mit gedünstetem Gemüse oder Ofengemüse anbieten. Auch für Säuglinge, die Breikost bekommen, sind die folgenden Rezepte (ohne Salz) geeignet. Bei reiner Breikost kann man einfach noch etwas gedünstetes Gemüse dazumixen (und ggf. etwas Wasser dazu, um eine breiartige Konsistenz zu erreichen). Babys, die gemischt mit Brei und Fingerfood ernährt werden, können die salzfreien Versionen der folgenden Rezepte zusammen mit gedünstetem Gemüse oder Ofengemüse-Sticks bekommen.

## Sahniges Porridge für Groß und Klein

» Porridge: so beliebt, so lecker ... Wir haben ihn mit zusätzlichen Nährstoffen aufgewertet.

**reich an Protein, Betakarotin und Ballaststoffen**
Für 4 Portionen
30 Min.

1 kleine Süßkartoffel (ca. 100 g) • 4 Datteln, entkernt • 300 ml Sojadrink • 50 g weiße Bohnen, gekocht • 2 EL Mandelmus • 2 EL Dattel- oder Vollrohrzucker • ¼ TL Ceylon-Zimt • 1 Prise Nelke, gemahlen • 1 Prise Vanillepulver (oder 1–2 Tropfen Vanilleextrakt) • 100 g Haferflocken

- Süßkartoffel putzen, schälen, grob stückeln und mit Datteln über Dampf garen (ca. 15 Min.). Mit 150 ml Sojadrink, weißen Bohnen, Mandelmus, Zimt, Nelke und Vanillepulver in einer Küchenmaschine pürieren.

- Haferflocken mit 500 ml Wasser in einen Topf geben, aufkochen, mit geschlossenem Deckel ca. 3 Min. köcheln, ab und an umrühren.

- Püree hinzufügen, 2 Min. weiterköcheln lassen. Herd ausschalten und den Porridge mit Deckel ca. 2 Min. ziehen lassen. Vor dem Servieren 150 ml Sojadrink hinzufügen, umrühren.

- Hält sich bis zu 4 Tage im Kühlschrank, eingefroren mindestens 1 Monat.

**Das passt dazu** Porridge warm mit Obst servieren.

# Knuspriges Süßkartoffel-Bohnen-Granola

» Ob mit Joghurt, Milch oder nur als Snack: Granola ist einfach nur lecker. Wir haben das Grundrezept mit Azukibohnen, Süßkartoffeln und Datteln bereichert. Ceylon-Zimt und Nelken verleihen diesem Granola ein weihnachtliches Aroma.

**reich an Ballaststoffen, Protein und Omega-3-Fettsäuren**

Für 1 kg Granola (ca. 8 Portionen)

15 Min. + 35 Min. Backzeit

- 1 kleine Süßkartoffel (ca. 140 g)
- 70 g Datteln, entkernt
- 4 EL Leinsamen
- 60 g Mandeln
- 60 g Walnusskerne
- 25 g Kürbiskerne
- 50 g Azukibohnen, vorgekocht
- 3 EL Kokosöl
- 3 EL Rapsöl
- 6 EL Dattel- oder Vollrohrzucker
- 1 TL Ceylon-Zimt
- 400 g Haferflocken

- Ofen auf 150 °C (120 °C Umluft) vorheizen.
- Süßkartoffel putzen, schälen, grob stückeln. Datteln und Süßkartoffel über Dampf garen bis die Süßkartoffel gut durchgekocht ist (ca. 15 Min.).
- In der Zwischenzeit Leinsamen, Mandeln, Walnüsse und Kürbiskerne mit einer Küchenmaschine grob zerkleinern, in eine Schale geben und zur Seite stellen.
- Gedämpfte Süßkartoffel, Azukibohnen, Öle, eingeweichte Datteln, Zimt und Zucker mit einem Pürierstab zu einem Püree verarbeiten. Abschmecken und nach Belieben nachsüßen.
- Zerkleinerte Kernmischung und das Püree in eine Schüssel geben, Haferflocken hinzufügen und alles gründlich vermengen, bis die Haferflocken die gesamte Flüssigkeit gut aufgesaugt haben.
- Ein großes Backblech mit Backpapier auslegen, darauf Granola gleichmäßig verteilen und im vorgeheizten Ofen ca. 35 Min. ausbacken, bis dass Granola leicht gebräunt und trocken ist. Immer mal wieder nachschauen, damit es nicht zu dunkel wird.
- Das fertige Granola aus dem Ofen nehmen und vollständig auskühlen lassen.
- Eine Hälfte des Granola in eine luftdicht verschlossene Dose füllen. Darin ist es bis zu 4 Wochen haltbar. Die andere Hälfte kann man in einem verschließbaren Plastik- oder Silikonbeutel ins Gefrierfach legen.

**Das passt dazu** Schmeckt super mit Sojadrink oder Sojajoghurt und frischem Obst.

**Tipp** Beliebig Rosinen, getrocknete Aprikosen, Schokoladenstücke etc. nach dem Backen hinzufügen.

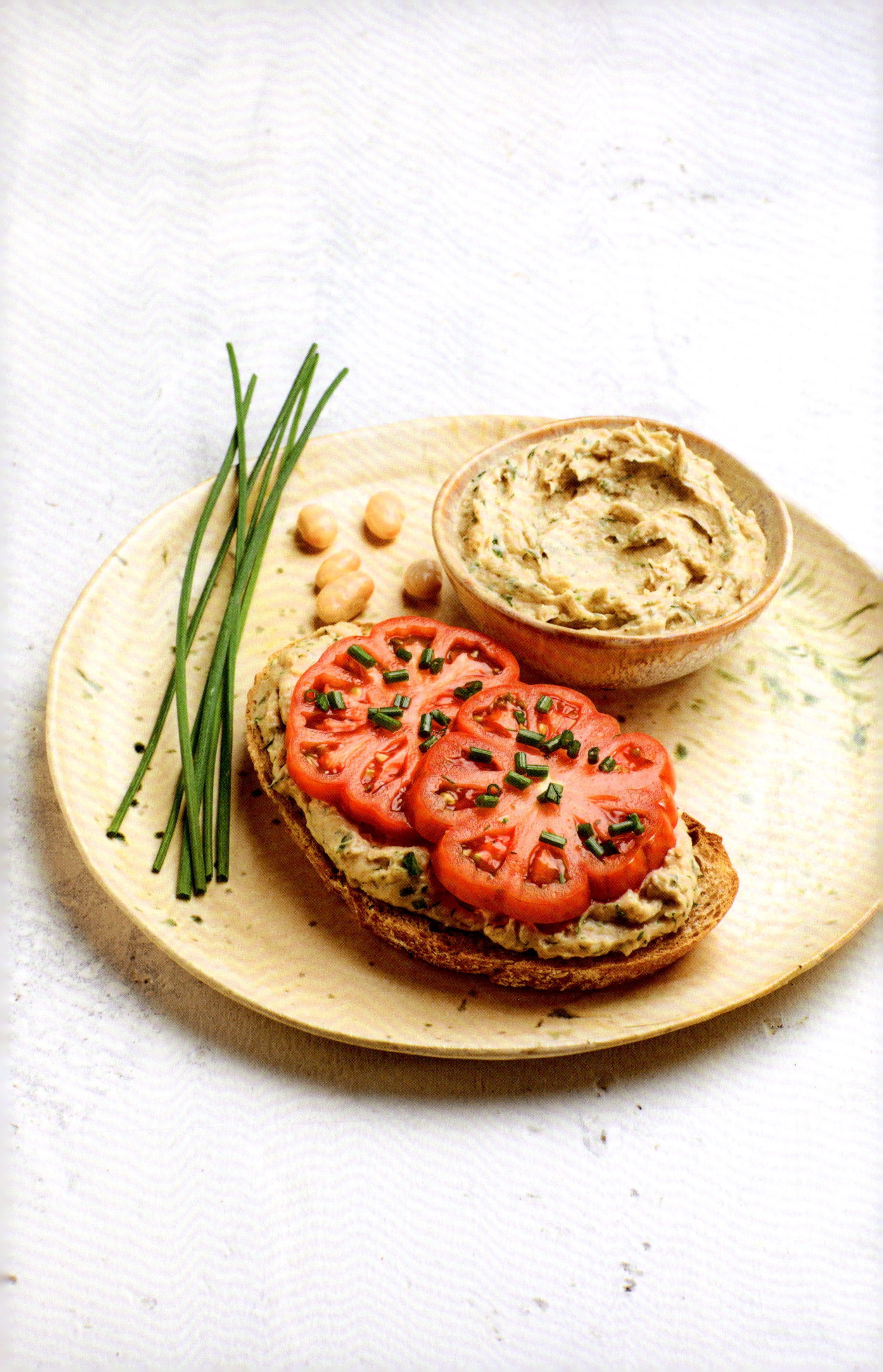

# Veganer Kräuterfrischkäse

» Wer liebt nicht Frischkäse auf Vollkornbrot? Die frischen Kräuter machen diesen cremigen, mild-säuerlichen Kräuterfrischkäse nicht nur lecker, sondern die weißen Bohnen und das Tahini sind zudem reich an Kalzium.

**reich an Protein, Eisen, Zink und Kalzium**
Für 250 g
20 Min.

- ½ kleines Bund Schnittlauch
- 2 EL Rapsöl
- 1 ganz kleine Knoblauchzehe
- 1 EL Zitronensaft
- 1 EL Tahini
- 1 EL Cashewnussmus, nicht geröstet
- 150 g weiße Bohnen, gekocht
- ½ TL Salz, jodiert
- ¼ TL Bockshornklee
- 1 TL Dill, getrocknet

- Schnittlauch waschen, trocknen, sehr fein hacken und in eine kleine Schale geben, mit 1 EL Rapsöl bedecken und zur Seite stellen.

- Knoblauch schälen, auf einem Schneidebrett zerdrücken, fein zerhacken, mit einer Gabel zerquetschen und in eine kleine Schale geben. Sofort Zitronensaft auf den zerdrückten Knoblauch geben und ca. 2 Min. warten.

- Tahini, Cashewmus, Bohnen, Salz, Bockshornklee, 1 EL Rapsöl und das Zitronensaft-Knoblauch-Gemisch in ein hohes Gefäß geben und mit einem Pürierstab fein pürieren. Bei Bedarf etwas Wasser (1–2 EL) oder Rapsöl (½ EL) hinzugeben. Am Ende sollte das Gemisch eine breiige Konsistenz haben, da es sich im Kühlschrank noch verfestigt.

- Schnittlauch-Öl-Gemisch und Dill hinzugeben und vermengen. Mit Salz und etwas zusätzlichem Zitronensaft nach Belieben abschmecken.

- Den fertigen Kräuterfrischkäse in ein verschließbares Glas geben und im Kühlschrank aufbewahren.

- Hält sich bis zu 4 Tage im Kühlschrank, eingefroren mindestens 1 Monat.

**Das passt dazu** Besonders lecker schmeckt der vegane Kräuterfrischkäse auf frischem Sauerteigbrot mit Tomate, ein bisschen Olivenöl und etwas Schnittlauch.

**Variante** Eine Prise Zitronensalz (Zitronensäure) gibt dem Aufstrich einen frischen Kick.

# Aromatischer Basilikum-Hummus

» Hummus ist als veganer Aufstrich oder Dip sehr bekannt. Er schmeckt hervorragend und ist schnell zubereitet.

**reich an Protein, Eisen und gesunden Fetten**
Für 250 g
20 Min.

1 Handvoll frische Basilikumblätter • 1 sehr kleine Knoblauchzehe • 2–3 EL Zitronensaft • 1–2 EL Tahini • ½ TL Kreuzkümmel • 2 EL Rapsöl • ½ TL Salz, jodiert • 150 g Kichererbsen, gekocht

- Basilikum waschen und trocken tupfen. Knoblauch schälen.

- Mit einer Küchenmaschine oder dem Stabmixer Knoblauch, Zitronensaft, Tahini, Kreuzkümmel, Rapsöl und Salz auf höchster Stufe 30 Sek. mixen. Kichererbsen hinzufügen und auf höchster Stufe ca. 3 Min. mixen, bis man eine sahnig-cremige Masse entsteht.

- Basilikum hinzufügen und noch mal ca. 1 Min. mixen, bis der Hummus eine schöne, grüne Farbe bekommt. Bei Bedarf 1–2 EL Wasser oder Zitronensaft hinzufügen und mit Salz abschmecken. Die Konsistenz sollte wie Brei sein, da es sich im Kühlschrank noch verfestigt.

- Hält sich bis zu 4 Tage im Kühlschrank und kann auch für mindestens 1 Monat eingefroren werden.

# Muhammara (Walnuss-Paprika-Dip)

» Muhammara ist ein ostanatolischer Dip, der in dieser Region auf jeder Vorspeisenkarte und auf dem Frühstückstisch zu finden ist. Er besteht vor allem aus Walnüssen, die reich an Omega-3-Fettsäuren sind. Wir haben das leckere Grundrezept mit Kichererbsen aufgewertet.

**reich an Omega 3 Fettsäuren und Protein**
Für 300 g
20 Min.

100 g Walnusskerne • 50 g Kichererbsen, gekocht • 1–2 Knoblauchzehen • 2 EL Paprikamark, mild • 2 EL Tomatenmark • 4 EL Olivenöl • 1 TL Thymian, getrocknet • ½ TL Kreuzkümmel, gemahlen • 2 EL Granatapfelsirup (süßsauer, Nar ekşisi) • ¼ TL Salz, jodiert

- Walnüsse in einer Küchenmaschine auf mittlerer Stufe zerkleinern. Kichererbsen und Knoblauch hinzufügen und alles kurz mixen, bis sich eine leicht körnige Masse gebildet hat.

- Alle anderen Zutaten hinzufügen und noch einmal ca. 2 Min. bei mittlerer Stufe mixen, bis eine cremige Masse entsteht. Mit Salz abschmecken.

- Hält sich bis zu 4 Tage im Kühlschrank, eingefroren mindestens 1 Monat.

# Vegane Leberwurst aus Kidneybohnen

» Leberwurst auf frischem Brot mit sauren Gurken ist ein typisch deutsches Pausenbrot. Unsere vegane Version ist nicht nur sehr lecker, sondern auch sehr gesund. Die Gewürzmischung ist allerdings ein wenig aufwendig. Daher empfehlen wir, die Mischung gleich für 10 Portionen zu mixen. Pro Rezept braucht man ca. 1 EL der gesamten Mischung. Alternativ kann man eine fertige Gewürzmischung für Leberwurst auch online bestellen.

**reich an Protein, Eisen, Antioxidantien und Ballaststoffen**

Für 250 g

30 Min.

Für die Gewürzmischung

- 2 TL Hefeflocken (Nährhefe)
- 1 TL Majoran
- 1 TL Paprikapulver, geräuchert
- ½ TL Senfkörner, gemahlen
- ½ TL Ingwer, gemahlen
- ½ TL Salz, jodiert
- ½ TL Pilze, getrocknet und gemahlen
- 1 Msp. Ceylon-Zimt
- 1 Msp. Nelke, gemahlen
- 1 Msp. Dill
- 1 Msp. Kümmel
- 1 Msp. Piment, gemahlen
- 1 Msp. schwarzer Pfeffer

Für die Leberwurst

- 1 mittelgroße Zwiebel
- 1 ganz kleine Knoblauchzehe
- 1 EL Olivenöl
- 1 EL Rapsöl
- 1 TL Tomatenmark
- 2 TL Senf
- 1–2 TL Sojasoße
- 1–2 TL Essig
- 150 g Kidneybohnen, gekocht

- Zunächst alle Zutaten für die Gewürzmischung mischen und zur Seite stellen.

- Zwiebel und Knoblauch schälen und ganz fein hacken. In einer Pfanne die Öle erhitzen, darin Zwiebel und Knoblauch bei sehr schwacher Hitze ca. 15 Min. anschwitzen, bis beides weich und leicht karamellisiert ist.

- Tomatenmark, Senf, Sojasoße und Essig hinzugeben und ca. 1 Min. durchkochen.

- Die Mischung zusammen mit Kidneybohnen und Gewürzmischung in ein hohes Gefäß geben und mit einem Pürierstab cremig mixen. Bei Bedarf mit etwas zusätzlichem Öl (½ EL) oder Wasser (1–2 EL) die Konsistenz anpassen. Am Ende sollte die Leberwurst eine breiige Konsistenz haben, sie wird im Kühlschrank fest.

- Die fertige Leberwurst in ein verschließbares Glas geben und im Kühlschrank aufbewahren. Sie hält sich bis zu 4 Tage im Kühlschrank und kann auch für mindestens 1 Monat eingefroren werden.

**Tipp** Frisches Vollkornschwarzbrot zunächst dünn mit Sahnemeerrettich oder Senf bestreichen, dann die Leberwurst aufstreichen und mit sauren Gurkenscheiben belegen. Reinbeißen und genießen!

# Süßkartoffelpfannkuchen

» Ob Groß oder Klein, alle lieben Pfannkuchen. Unsere Variante ist reich an Ballaststoffen.

**reich an Betakarotin und Ballaststoffen**
Für 8–10 Pfannkuchen
40 Min.

1 kleine Süßkartoffel • 2 EL geschrotete Leinsamen oder ein Ei • 6 EL Dattel- oder Vollrohrzucker • 2 Prisen Natron (ca. ¼ TL) • ½ l Sojadrink • 120 g Dinkelvollkornmehl • 60 g Dinkelmehl (Type 630) • 30 g Kichererbsenmehl (ca. 3 EL) • 1 TL Backpulver

- Süßkartoffel putzen, schälen, grob stückeln und dämpfen, bis sie weich ist.
- Geschroteten Leinsamen mit 4 EL Wasser in eine Schüssel geben und ein paar Minuten quellen lassen.
- Süßkartoffel nach dem Abkühlen mit einer Gabel zerquetschen. Zum Leinsamen geben, Dattelzucker, Natron und die Sojadrink hinzufügen und mit einem Schneebesen gut verrühren. Mehle sieben und vorsichtig mit einem Spatel unter die Masse heben, bis alles gut vermengt ist.
- Eine beschichtete Pfanne auf mittlerer Stufe ohne Fettzugabe erhitzen. Mit einer Schöpfkelle etwas Teig in die Pfanne geben und warten, bis sich kleine Bläschen bilden und der Teig (fast) nicht mehr flüssig ist. Den Pfannkuchen vorsichtig umdrehen und fertig backen.
- Die Pfannkuchen halten sich bis zu 5 Tage im Kühlschrank.

# Herzhaftes Tofu-Menemen

» Menemen ist ein türkisches Eiergericht, das bei keinem ausgiebigen Frühstück fehlen darf. In diesem Rezept ersetzt Tofu die Eier.

**reich an Protein und Kalzium**
Für 450 g, ca. 3 Portionen
30 Min.

1 kleine Zwiebel • 2 EL Rapsöl • 1 kleine grüne Spitzpaprika • 1 große Tomate • 1–2 TL Flohsamenschalen • 1–2 EL Hefeflocken (Nährhefe) • ½ TL Kurkuma • ½ TL Salz, jodiert • 250 g Tofu, mittelfest

- Zwiebel schälen und fein hacken. Öl in einer Pfanne erhitzen, darin die Zwiebel ca. 15 Min. bei schwacher Hitze karamellisieren lassen.
- Spitzpaprika putzen, Tomate schälen und alles fein hacken. Zu den Zwiebeln geben und bei geschlossenem Deckel ca. 10 Min. auf niedriger Stufe köcheln lassen.
- Flohsamenschalen, Hefeflocken, Kurkuma und Salz unterrühren. Tofu mit den Händen zerbröseln und dazugeben, umrühren und bei schwacher Hitze mit geschlossenem Deckel ca. 2 Min. köcheln lassen.
- Hält sich bis zu 4 Tage im Kühlschrank.

**Variante** Für die klassische Variante werden Tofu und Flohsamenschalen durch 3–4 Eier ersetzt. Die Eier nach dem Würzen untermischen, dann mit geschlossenem Deckel 3–4 Min. stocken lassen.

» Herzhaftes Tofu-Menemen

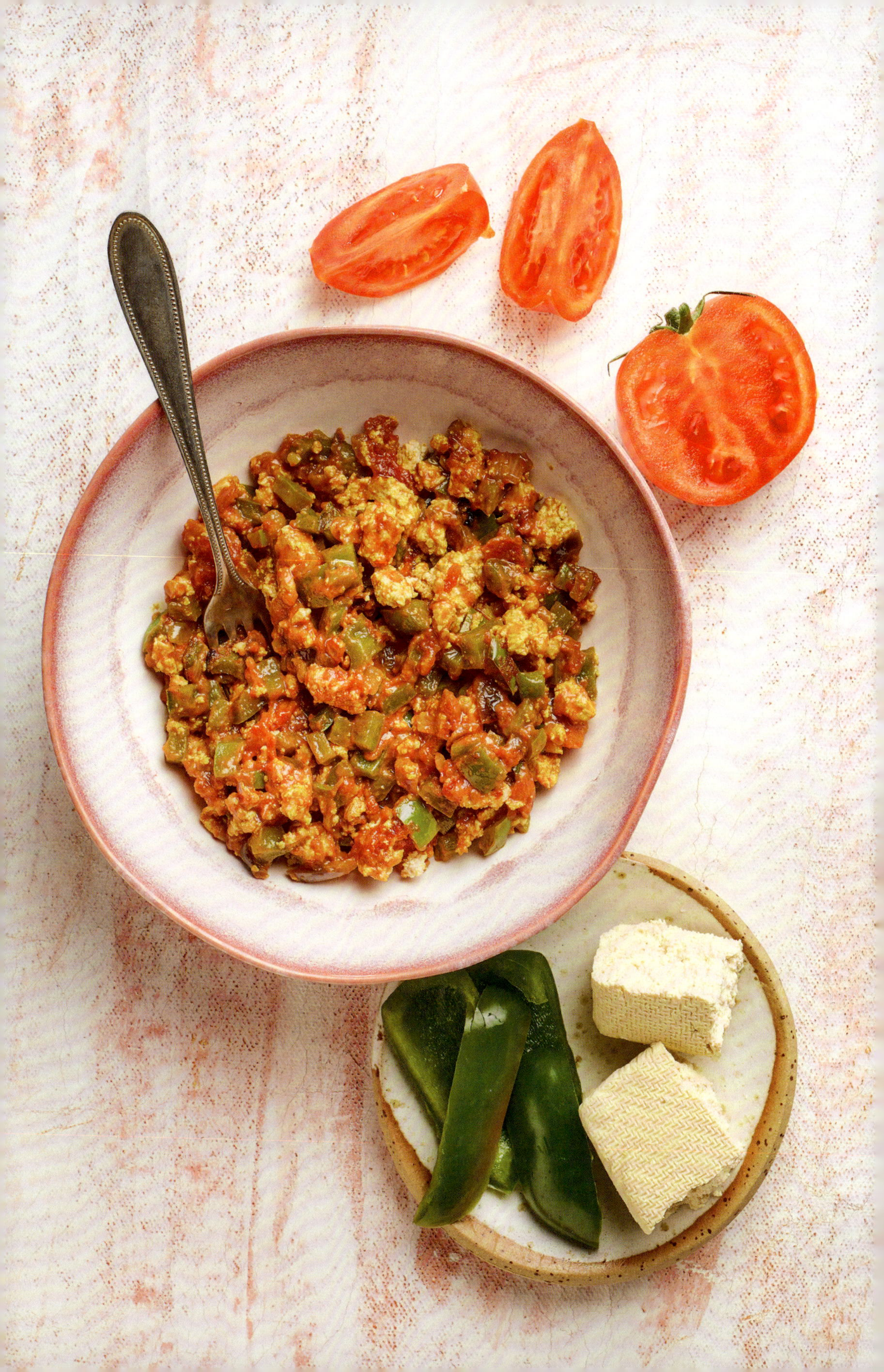

# Indische Fladenbrote

» Brot selbst zu backen muss nicht aufwendig sein. Der Teig für die indischen Fladenbrote – Chapatis – ist rasch angerührt und schnell in der Pfanne ausgebacken. Das Rezept wurde auch als BLW-Brot für die ganz Kleinen entwickelt (Salz weglassen!).

**reich an Omega-3-Fettsäuren, Protein und Niacin**

Für 7 kleine Fladenbrote

10 Min + 2 Std. Zeit zum Gehen + 6 Min. Backzeit pro Brot

- 50 g Leinsamen, geschrotet
- 100 g Weizenmehl
- 100 g Dinkelvollkornmehl
- ½ TL Salz, jodiert
- 2 g Trockenhefe
- 2 EL Rapsöl (oder je 1 EL Raps-/Olivenöl)

- Leinsamen, Mehl, Salz und Trockenhefe in eine Schüssel geben und mit einem Schneebesen gut mischen. Öl hinzufügen, wieder gut mischen.

- Schrittweise 100 ml lauwarmes Wasser hinzufügen und mit der Hand ca. 5 Min. zu einem Teig verkneten.

- Teig zugedeckt 2–3 Std. bei Zimmertemperatur aufgehen lassen.

- Teig in 7 Stücke teilen, jedes Stück kurz durchkneten und zu einem kleinen Ball rollen.

- Teigbälle ringsum leicht einölen und nebeneinander in eine große Plastikschale legen und mit einem Deckel verschließen. Man kann auch Silikon- oder Plastikbeutel nehmen.

- Teigbälle in den Kühlschrank legen. Dort halten sie sich bis zu 5 Tage.

- Bei Bedarf Teigball aus dem Kühlschrank nehmen und mit einer Teigrolle ca. 0,5 cm dick und rund ausrollen.

- Teflonpfanne auf mittlere Stufe erhitzen, den runden Teig ohne Fettzugabe in die Pfanne geben und auf beiden Seiten ausbacken. Ca. 3 Min. pro Seite.

**Das passt dazu** Die Chapatis schmecken köstlich mit Hummus, Muhammara und als Beilage zu Suppen und Eintöpfen.

**Variante** Anstatt 50 g Leinsamen können auch jeweils hälftig Leinsamen und Chiasamen verwendet werden.

**Tipp** Die Chapatis schmecken besser, wenn der Teig mindestens eine Nacht im Kühlschrank gelagert wurde. Man kann alle Teigbälle auf einmal zu Fladenbroten backen und dann die Brote einfrieren. Die gefrorenen Fladenbrote je nach Bedarf aus dem Gefrierfach nehmen, in einen Toaster geben, rösten und genießen.

# Suppen, Eintöpfe und Körnergerichte

Die folgenden Rezepte sind ebenfalls auch für Beikost geeignet. Einfach einen Teil zur Seite stellen, bevor das Salz dazugegeben wird und mit dem Stabmixer mixen. Im Beikost-Verlauf kann dann die Konsistenz immer gröber werden.

Übrigens: Einige Gerichte sind etwas kräftiger gewürzt. Hier muss man einfach ausprobieren, was das Baby mag. Manche Babys sind zu Beginn der Beikost etwas überfordert mit der Geschmacksvielfalt und andere Babys finden das grandios spannend. Einfach das Baby beobachten und die Gewürzmenge anpassen. Ist das Baby Fan von stark gewürzten Speisen (natürlich ohne Salz): wunderbar. Alle verwendeten Gewürze dürfen auch schon von den Kleinsten genossen werden!

## Türkischer Bohneneintopf

» Kuru Fasülye lautet der Name dieses türkischen Nationalgerichts. Die weißen Bohnen sind eine gute Kalziumquelle.

**reich an Betakarotin, Protein, Ballaststoffen und Kalzium**

Für 3–4 Portionen

10 Min. + 20 Min. Kochzeit

1 kleine Zwiebel • 2 EL Olivenöl • 1 mittelgroße Karotte • 1 kleines Stück Süßkartoffel (optional) • 1 EL Tomatenmark • 1 EL Paprikamark • ½ TL Salz, jodiert • 1 Prise Pfeffer • 300 g weiße Bohnen, gekocht

- Zwiebel schälen und fein hacken.

- Olivenöl in einem Topf erhitzen, Zwiebel bei niedriger Stufe ca. 15 Min. darin anschwitzen, bis sie leicht gebräunt ist.

- In der Zwischenzeit Karotte und Süßkartoffel waschen, schälen, längs teilen und in dünne Halbmonde schneiden.

- Tomaten-, Paprikamark, Salz und Pfeffer zu den Zwiebeln geben und 2 Min. schmoren lassen.

- Karotten, Süßkartoffel und 350 ml Wasser dazugeben, aufkochen und mit geschlossenem Deckel ca. 15 Min. köcheln lassen.

- Weiße Bohnen hinzufügen und 5 Min. köcheln. Hält sich bis zu 4 Tage im Kühlschrank.

**Das passt dazu** Das Kuru Fasülye wird traditionell mit weißem Reis serviert, aber auch brauner Reis passt sehr gut dazu.

# Nordischer Schlemmereintopf

» Wenn es draußen kalt ist, ist die Sehnsucht nach einem leckeren, heißen Eintopf groß. Dieser Schlemmertopf ist ideal als Beikost geeignet.

**reich an Protein und Ballaststoffen**
Für 4 Portionen
30 Min.

1 kleine Zwiebel • 1 mittelgroße Karotte • 1 kleine Pastinake • 1 mittelgroße Kartoffel • 1 mittelgroße Tomate • 60 g Rundkornreis • 60 g Bulgur (Weizengrütze, grob) • 2 EL Rapsöl • 5 EL grüne TK-Erbsen • 80 g kleine Vollkornnudeln • 1 TL Tomatenmark • 1 Lorbeerblatt • 1 TL Dill, getrocknet • ½ TL Salbei, getrocknet • ½ TL Salz, jodiert • 50 g Borlotti-Bohnen, vorgekocht

- Zwiebel schälen, fein hacken. Gemüse waschen, schälen, klein würfeln. Reis und Bulgur waschen.
- Öl in Schnellkochtopf leicht erhitzen, die Zwiebel darin anschwitzen, bis sie leicht gebräunt ist. Gemüse, 2 l Wasser und bis auf die Borlotti-Bohnen alle Zutaten dazugeben, auf maximaler Stufe ca. 7 Min. kochen.
- Dampf aus dem Schnellkochtopf ablassen, Bohnen hinzufügen, noch mal auf maximaler Stufe 2 Min. kochen.
- Dampf aus dem Schnellkochtopf ablassen, Eintopf abschmecken und heiß servieren.
- Hält sich bis zu 4 Tage im Kühlschrank.

# Rote Linsensuppe nach türkischer Art

» Diese Suppe gibt es in vielen Variationen, aber sie schmeckt immer.

**reich an Betakarotin, Protein, Eisen und Folat**
Für 3–4 Portionen
10 Min. + 15 Min. Kochzeit

1 kleine Karotte • 1 kleine Zwiebel • 1 kleines Stück Knollensellerie • 1 kleine Kartoffel • 1 Knoblauchzehe • 100 g rote Linsen • 2–3 EL Tomatenmark • ½ TL Kurkuma • 1 Prise schwarzer Pfeffer • ½ TL Salz, jodiert • 2 EL Raps- oder Olivenöl (oder halb/halb) • 1 EL getrocknete Minze

- Gemüse waschen, schälen und in grobe Stücke schneiden. Linsen waschen.
- Gemüse, Linsen, Tomatenmark, Kurkuma und Pfeffer in einen Schnellkochtopf geben, 1 l Wasser hinzufügen, kurz umrühren und auf höchster Stufe ca. 12 Min. kochen.
- Druck aus dem Schnellkochtopf ablassen, den Topf öffnen, mit einem Stabmixer alles zu einer geschmeidigen Suppe pürieren und mit Salz abschmecken.
- In einem kleinen Topf das Öl auf mittlerer Stufe erhitzen, die Minze dazugeben und 1–2 Min. rösten. Darauf achten, dass die Minze nicht verbrennt!
- Das heiße Minze-Öl-Gemisch auf die Suppe geben und kurz umrühren.
- Die Suppe hält sich bis zu 4 Tage im Kühlschrank.

» Nordischer Schlemmereintopf

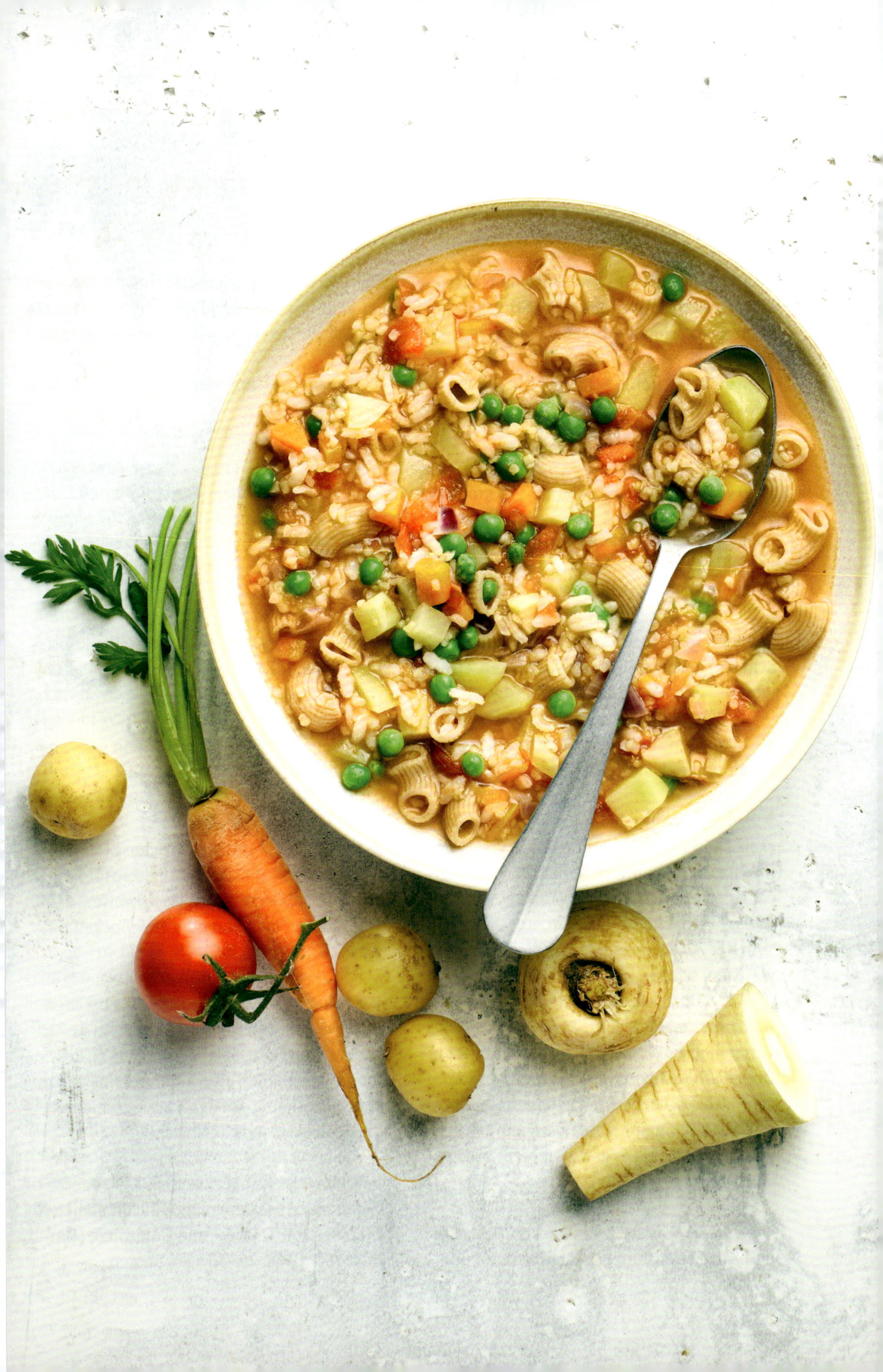

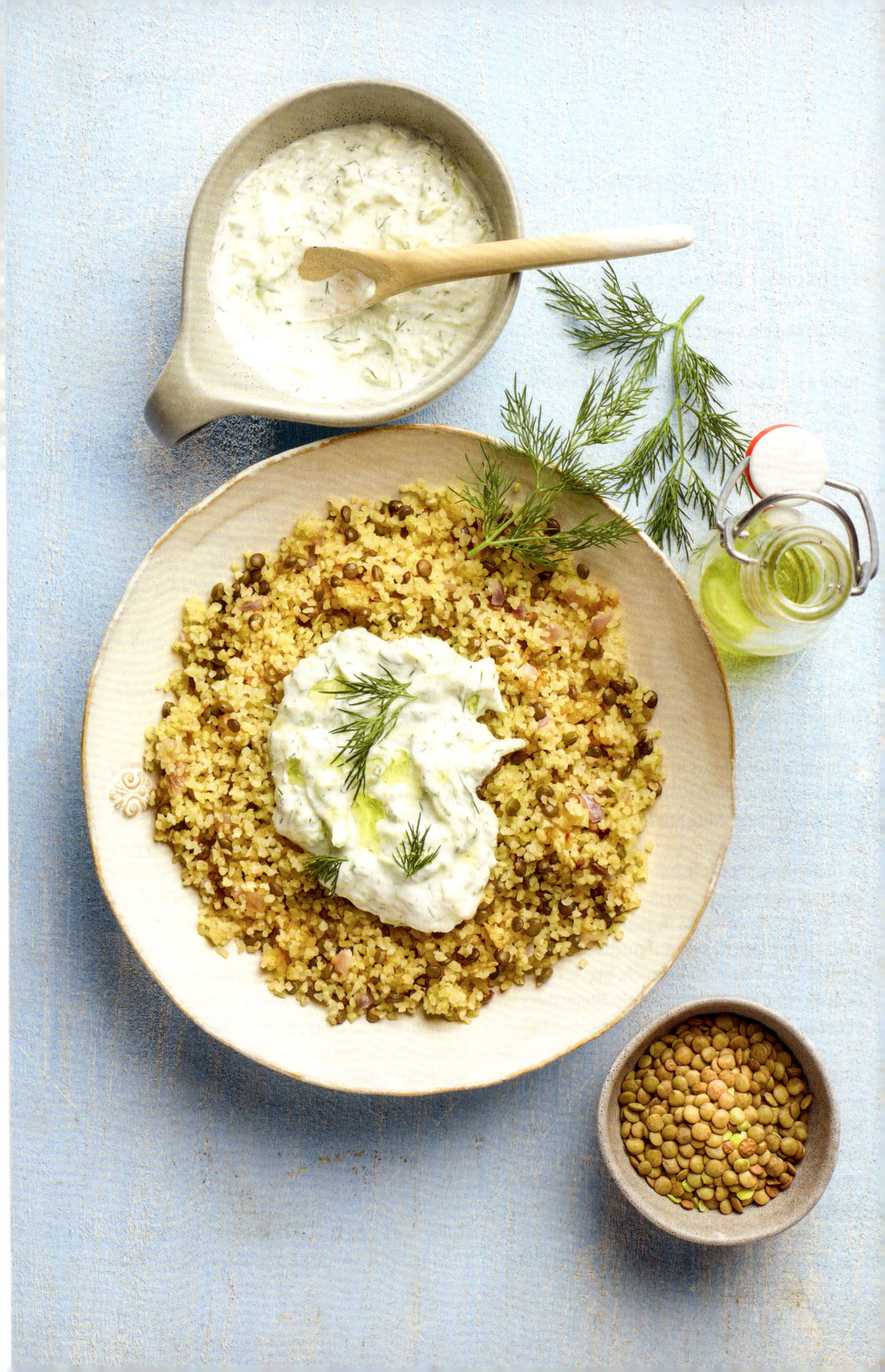

# Deftiger Linsen-Bulgur mit Cacık

» Bulgur ist gekochter, getrockneter Weizen. Er ist in verschiedenen Sorten (grob und fein) erhältlich. Die grobe Sorte verwendet man für »Reisgerichte« und die feine Sorte in zahlreichen Vorspeisen. Bulgur schmeckt leicht nussig, ist reich an Ballaststoffen sowie Eisen und in 15 Min. gekocht! Cacık (ausgesprochen: dschadschik) ist der türkische Name für die bekannte griechische Vorspeise Zaziki.

**reich an Protein, Eisen und Ballaststoffen**
Für 3–4 Portionen
20 Min + 30 Min. Kochzeit

Für den Linsen-Bulgur
- 75 g grüne Linsen
- 1 kleine Zwiebel
- 2 EL Olivenöl (oder Rapsöl)
- 150 g Bulgur
- ¼ TL Salz, jodiert

Für den Cacık
- 1 kleine Salatgurke
- 1 Prise Salz, jodiert
- ½ EL Dill, frisch
- 1 kleine Knoblauchzehe
- ½ EL Minze, getrocknet
- 250 g Soja- oder Kuhmilchjoghurt
- ½ EL Olivenöl

- Linsen waschen und in einer kleinen Schale in Wasser ca. 15 Min. einweichen.
- Zwiebel schälen und fein hacken.
- Öl in einer Pfanne erhitzen, Zwiebel zugeben und bei schwacher Hitze ca. 15 Min. schmoren, bis sie leicht karamellisiert.
- Linsen abgießen, in die Pfanne geben, Salz hinzufügen und mit so viel Wasser aufgießen, dass die Linsen gerade bedeckt sind. Umrühren, aufkochen, mit geschlossenem Deckel bei niedriger Temperatur ca. 15 Min. köcheln lassen.
- Kurz bevor die Linsen gar sind Bulgur waschen und zu den Linsen geben, erneut so viel Wasser hinzufügen, bis die Linsen und der Bulgur knapp mit Wasser bedeckt sind. Kurz aufkochen, Deckel wieder auflegen, und bei sehr schwacher Hitze ca. 15 Min. köcheln lassen, bis die Flüssigkeit vollständig aufgenommen wurde. Herd abstellen und bei geschlossenem Deckel mindestens weitere 10 Min. ruhen lassen.
- In der Zwischenzeit Gurke schälen, raspeln, mit Salz bestreuen, in eine kleine Schale geben und stehen lassen.
- Dill waschen, trocken tupfen, fein hacken. Knoblauch schälen, pressen und zusammen mit Dill, Minze, Salz und Joghurt zu den Gurken geben. Umrühren, abschmecken. Mit Olivenöl und etwas Dill garnieren.
- Den Bulgurreis heiß servieren und dazu das kalte Cacık genießen.

Variante Nach Belieben ein Spiegelei auf dem Reis servieren.

# Quinoa-Risotto mit Pilzen und Bohnen

» Das Risotto ist ein leckeres Gericht, das sich zur Pilzsaison prima mit Champignons, Steinpilzen, Pfifferlingen oder einem Mix aus allen Pilzen variieren lässt. Pilze enthalten Ergothionein, ein natürliches Antioxidans, das ausschließlich in Pilzen vorkommt.

**reich an Protein und Ballaststoffen**

Für 2–3 Portionen

40 Min.

- 50 g Quinoa, weiß
- 300 g Pilze
- 1 kleine Zwiebel
- 1 Knoblauchzehe
- 2 EL Olivenöl
- 150 g Risottoreis
- 1 TL Brühe
- 100 g weiße Bohnen, vorgekocht
- ½ TL Salz, jodiert
- 1 Prise schwarzer Pfeffer
- 1 Prise Muskatnuss, gemahlen

- Quinoa waschen, mit kochendem Wasser übergießen und 5–10 Min. einweichen lassen.

- Inzwischen Pilze putzen und nach Belieben in Würfel oder Scheiben schneiden.

- Zwiebel und Knoblauch schälen, fein hacken. 1 EL Öl in einer tiefen Pfanne erhitzen, Zwiebel und Knoblauch darin bei schwacher Hitze ca. 10 Min. schmoren lassen.

- Risottoreis waschen, Quinoa abgießen und beides mit Brühe in die Pfanne zu den Zwiebeln geben. Alles kurz anbraten und mit 300 ml Wasser ablöschen. Ca. 20 Min. unter ständigem Rühren leicht köcheln lassen, bis das Reis-Quinoa-Gemisch gar ist und die Flüssigkeit ihr Volumen stark reduziert und eine cremige Konsistenz erreicht hat. Bohnen dazugeben und vorsichtig vermischen und nicht mehr kräftig rühren, da ansonsten ein Brei entsteht.

- In einer Pfanne 1 EL Öl erhitzen, Pilze dazugeben und kurz andünsten. Pilze unter das Risotto heben, mit Salz, Pfeffer und Muskatnuss abschmecken.

**Variante** Anstatt Bohnen Tofu oder Tempeh verwenden. Tofu würfeln oder Tempeh in dünne Scheiben schneiden. In einer Pfanne etwas Öl erhitzen und Tofu oder Tempeh von beiden Seiten bei schwacher Hitze braten. Für die Soße 3 EL Wasser, 1 TL Sojasoße, ½ TL Vollrohrzucker, ½ TL Paprika (süß geräuchert), ½ TL Oregano, ½ TL Maisstärke mischen und über gebratenen Tofu/Tempeh gießen. Aufkochen und köcheln lassen, bis die Soße leicht eingedickt ist.

**Tipp** Traditionell wird weißer Arborio-Reis verwendet. Mit einer Mischung aus weißem und braunem Risottoreis erhält man garantiert eine cremige Konsistenz. Das Risotto nach Belieben mit geriebenem Parmesan, Hefeflocken oder Trüffelöl garnieren und genießen.

# Mexikanisches Chili con Frijoles

» Das klassische Chili con Carne ist das bekannteste Gericht der mexikanischen Küche. Ob als Eintopf oder Dip mit Nachos serviert: Es schmeckt einfach hervorragend. Unsere Variante wird mit Bohnen zubereitet.

**reich an Protein, Eisen und Antioxidantien**

Für 3–4 Portionen

15 Min. + 30 Min. Kochzeit

- 50 g Quinoa
- 1 kleine Zwiebel
- 1 Knoblauchzehe
- 2 EL Rapsöl
- ½ kleine Süßkartoffel
- 1 (Spitz-)Paprika
- 300 g geschälte Dosentomaten
- 1–2 Chipotle-Chilis in Adobo-Soße (optional)
- 1 EL Tomatenmark
- 100 g TK-Maiskörner
- 1 EL Kakao
- 1 TL vegane Brühe
- 1 TL Cumin
- 1 TL Oregano
- 1 TL Paprikapulver, geräuchert
- ½ TL Zimt
- ½ TL Korianderpulver
- 1–2 Prisen Nelkenpulver
- 1–2 Lorbeerblätter
- 1 EL Sojasoße
- ½–1 TL Salz, jodiert
- 1–2 TL Vollrohrzucker
- 300 g schwarze Bohnen, vorgekocht
- 1 reife Avocado
- Tortillachips
- (veganer) Sauerrahm (optional)
- (veganer) Käse, z. B. Cheddar (optional)
- eingelegte Jalapeños (optional)

- Quinoa waschen, in einer Schale mit Wasser ca. 10 Min. quellen lassen.
- Zwiebel und Knoblauch schälen, fein hacken. Öl in einem Topf erhitzen, darin Zwiebel und Knoblauch ca. 10 Min. bei niedriger Hitze schmoren lassen.
- Süßkartoffel und Paprika waschen und klein würfeln (ca. 1 cm). Gemüse zu den Zwiebeln geben und 3 Min. dünsten. Tomaten und nach Belieben Chipotle-Chilis hacken, zusammen mit Dosensoße und Tomatenmark in den Topf geben und umrühren.
- 300 ml Wasser, Quinoa, Mais, Kakao, Gewürze und Zucker hinzufügen, aufkochen und mit geschlossenem Deckel 20–30 Min. köcheln lassen. Gelegentlich umrühren.
- Bohnen und ggf. etwas Wasser hinzufügen. Kurz aufkochen, dann 5 Min. bei sehr schwacher Hitze köcheln lassen, Herd abstellen und Gericht ziehen lassen.
- In der Zwischenzeit Avocado schälen, entkernen und in Spalten schneiden.
- Chili auf tiefe Schalen verteilen, mit Avocado und Tortillachips garnieren. Nach Belieben Sauerrahm und Käse daraufgeben und Jalapeños dazu reichen.
- Das Chili hält sich bis zu 4 Tage im Kühlschrank. Fürs Einfrieren Bohnen entweder frisch kochen oder Bohnen aus der Dose verwenden.

# Tofu-Buddha-Bowl mit Miso-Mayo-Soße

» Wir lieben Buddha Bowls, weil sie sich schnell zubereiten lassen, gesund sind und super lecker schmecken. Sind die gewünschten Zutaten für eine Bowl im Kühlschrank vorrätig, ist das Essen in 5 Min. serviert.

**reich an Kalzium, Protein und Ballaststoffen**
Für 2 Portionen
35 Min.

- 60 g Jasminreis, braun
- 60 g Quinoa
- 50 g Kürbis
- 50 g Brokkoli
- 150 g Tofu, geräuchert
- 1 kleine rote Zwiebel
- 1–2 EL Rapsöl
- 1 EL Sesamkörner
- ½ TL Salz, jodiert
- 2 EL Mayonnaise, vegan
- 1 TL Apfelessig
- 1–2 TL Limettensaft
- 1 TL Vollrohrzucker (oder Ahornsirup)
- 1 TL Sojasoße
- 1 TL Misopaste
- 1 EL asiatisches Sesamöl
- ½ EL Rapsöl

- Jasminreis und Quinoa waschen, für ca. 15 Min. in Wasser einweichen. Danach noch einmal waschen und abgießen.

- Reisgemisch in einen kleinen Topf geben und mit so viel Wasser abdecken, bis der Wasserrand ca. 1 cm über dem Reisgemisch liegt. Wasser zum Kochen bringen und auf niedriger Stufe ca. 20 Min. mit geschlossenem Deckel vorsichtig köcheln lassen. Herd abstellen, Reisgemisch einmal umrühren, Deckel auflegen und ruhen lassen (ca. 10 Min.).

- Ofen auf 175 °C (150 °C Umluft) vorheizen.

- Kürbis und Brokkoli waschen und in mundgroße Würfel schneiden. Tofu klein würfeln. Zwiebel schälen und in 8 Spalten teilen. Ein kleines Stück Zwiebel für die Soße zur Seite legen.

- Kürbis, Brokkoli, Tofu und Zwiebel auf einem Backblech verteilen, Öl darüber geben, Sesamkörner darauf streuen, leicht salzen und auf mittlerer Schiene 15–20 Min. rösten. Zutaten nach ca. 10 Min. mischen und nach Backzeit aus dem Ofen nehmen. Abkühlen lassen.

- In der Zwischenzeit Miso-Mayo-Soße zubereiten. Das kleine Stück Zwiebel sehr fein hacken, in eine kleine Schale geben, Mayonnaise, Essig, Limettensaft, Zucker, Sojasoße, Misopaste sowie Raps- und Sesamöl hinzufügen und alles mit einem Schneebesen gut vermischen. 2 EL Wasser hinzugeben und noch einmal gut verrühren.

- Reisgemisch in eine Schüssel geben, Gemüse und Tofu darauf geben und mit Miso-Mayo-Soße beträufeln.

**Tipp** Das Ofengemüse nach Belieben variieren.

# Pasta und Pizza

Unsere Pasta- und Pizza-Rezepte sind nährstoffreich und familienfreundlich. Von herzhaften veganen Bolognese-Nudeln über schnelle Pesto-Pasta bis hin zur knusprigen Mozzarella-Pizza – die Rezepte bieten eine bunte Palette an Aromen, die selbst die wählerischsten Esser begeistern werden.

## Vegane Sauce blanche

» Die Sauce blanche eignet sich gut für zahlreiche Gerichte wie Pasta, Lasagne, Aufläufe und Suppen. Die besondere Zutat ist hier der Blumenkohl. Als Kreuzblütler verfügt er über ein ganz eigenes Bündel an Nährstoffen, von denen wir oftmals leider zu wenig zu uns nehmen.

**reich an Protein, Ballaststoffen, Kalzium und Vitamin K**

Für 1 l Soße

15 Min. + 20 Min. Kochzeit

50 g Kartoffel • 1 kleine Zwiebel • 1 kleine Knoblauchzehe • 200 g Blumenkohl • 50 g Cashewnüsse • 1 EL Tahini • 1 EL Rapsöl • 1 TL Misopaste • 1 TL Salz, jodiert (oder ein wenig vegane Brühe, hell) • 75 g weiße Bohnen, gekocht

- Kartoffeln, Zwiebel und Knoblauch schälen, grob hacken.
- Blumenkohl waschen und grob hacken.
- 650 ml Wasser in einen Topf geben und aufkochen. Kartoffeln, Zwiebel, Knoblauch, Blumenkohl und Cashewnüsse hinzufügen und bei schwacher Hitze für ca. 20 Min. köcheln, bis alles weich ist. Vom Herd nehmen.
- Restliche Zutaten zugeben und in einem Standmixer zu einer samtigen Soße pürieren.
- Hält sich bis zu 4 Tage im Kühlschrank.

Tipp Wir empfehlen für dieses Gericht Mugi Miso oder Kichererbsen-Miso.

# Basilikum-Pesto-Pasta nach ligurischer Art

» Unser feines Pesto wird mit Nudeln, Kartoffeln und Bohnen genossen.

**reich an Protein, Eisen und Omega-3-Fettsäuren**

Für 150 g Pesto (für 2 Portionen Pasta)

25 Min.

1 kleine Knoblauchzehe • 40 g Basilikum, frisch • 2–3 Walnusskerne (15 g) • 1 EL Kürbiskerne (6 g) • ½ TL Salz • 4 EL Kichererbsen, gekocht (50 g) • 1 TL helle Misopaste • 1 EL Hefeflocken • 3–4 EL Olivenöl, mild • 1 mittelgroße Kartoffel • 1 Handvoll frische, grüne Bohnen • 130 g Vollkornnudeln

- Knoblauch schälen. Basilikum waschen, trocken tupfen, Stängel entfernen.
- Knoblauch, Walnuss- und Kürbiskerne sowie Salz in eine Küchenmaschine geben und fein zerkleinern. Kichererbsen, Basilikum, Misopaste und Hefeflocken hinzufügen und zerkleinern. Schrittweise Olivenöl hinzufügen, bis sich eine Paste bildet.
- Kartoffel waschen, schälen und in daumengroße Spalten schneiden. Bohnen waschen, putzen und halbieren.
- Nudeln, Kartoffel und Bohnen mit wenig Wasser in einen Topf geben. Aufkochen und mit geschlossenem Deckel ca. 8 Min. auf niedriger Stufe köcheln lassen, bis sie bissfest sind. In ein Sieb abgießen und Wasser auffangen.
- Alles wieder in den Topf geben, ca. 1 Min. auskühlen lassen. Pesto und 2–3 EL des Kochwassers zufügen und unterheben.

# Rote-Pesto-Pasta

» Dieses »Alles in den Mixer«-Rezept ist perfekt, wenn es schnell gehen muss.

**reich an Ballaststoffen, Protein, Antioxidantien**

Für 150–200 g Pesto (für 2 Portionen Pasta)

20 Min.

130 g Vollkornnudeln • ½ oder 1 sehr kleine Knoblauchzehe • 1 kleine Handvoll frische Petersilie, glatt • 6–8 getrocknete, eingelegte Tomaten • 5 kleine Kirschtomaten • 1 Handvoll Walnusskerne • ½ TL Salz, jodiert • 4 EL Kichererbsen (50 g), gekocht • 1 TL helle Misopaste • 1 EL Hefeflocken • 2–3 EL Olivenöl, mild

- Vollkornnudeln nach Packungsanleitung bissfest garen. Nudeln in ein Sieb abgießen, Wasser auffangen.
- Knoblauch schälen, Petersilie waschen, eingelegte Tomaten mit Küchenpapier abtupfen und alles grob hacken. Kirschtomaten waschen und durchschneiden.
- Alles in eine Küchenmaschine geben, Walnusskerne, Salz, Kichererbsen, Misopaste und Hefeflocken hinzufügen und pulsierend zu einer Masse verarbeiten. Schrittweise Öl hinzufügen, bis eine feine Paste entsteht.
- Nudeln in den Topf geben. Pesto mit 2–3 EL Kochwasser hinzufügen. Die Nudeln gleichmäßig mit Pesto bedecken.

**Variante** Käsefans peppen das Pesto mit Pecorino oder Schafskäse auf.

» Basilikum-Pesto-Pasta

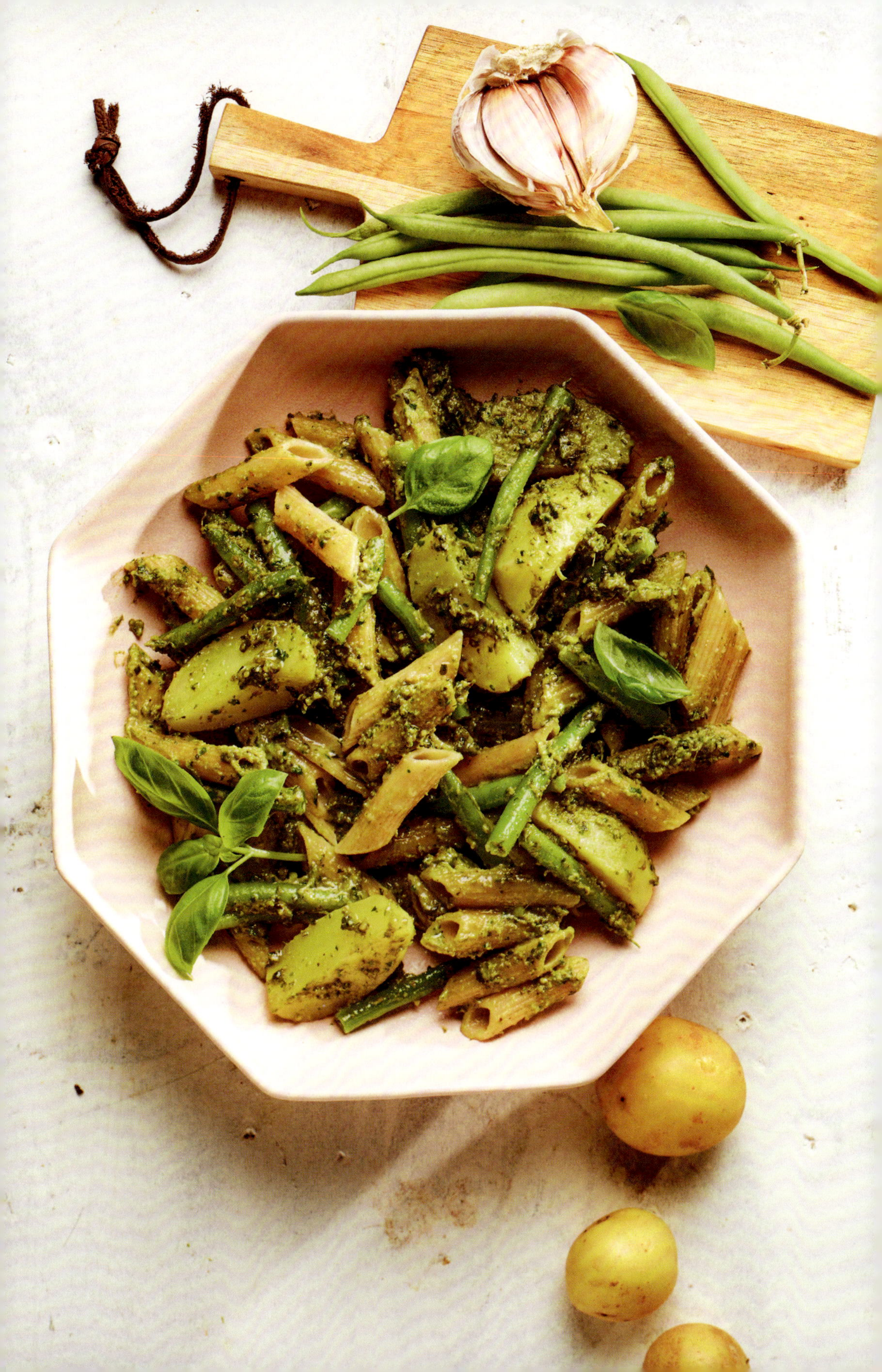

# Klassische Pasta Bolognese mit Linsen

» Was wäre dieses Buch ohne ein Rezept für eine vegane Pasta Bolognese? An diesem Rezept haben wir lange getüftelt und sind sehr zuversichtlich, dass es euch schmecken wird.

**reich an Ballaststoffen und Antioxidantien**
Für 4 Portionen
⏲ 20 Min. + 40 Min. Kochzeit

- 35 g grüne Linsen
- 35 g schwarze Linsen
- 20 g rote Linsen
- 1 kleine Zwiebel
- 1 Knoblauchzehe
- 50 g Karotten
- 50 g Knollensellerie
- 80 g Champignons
- 2 EL Olivenöl
- 215 g passierte Tomaten
- 2 EL Tomatenmark, gehäuft
- 1–2 TL Thymian
- 1 TL Salbei, getrocknet und gemahlen
- 1 Lorbeerblatt
- ½ TL Kurkuma
- ½ TL schwarzer Pfeffer
- 1 TL vegane Brühe
- 1 kleine Handvoll frische Petersilie
- 2 TL Misopaste
- 1 EL Sojasoße
- 130 g Vollkornnudeln

- Linsen waschen, in eine Schale geben, mischen, mit Wasser bedecken und einweichen.

- Zwiebel, Knoblauch, Karotten und Knollensellerie waschen, schälen und in grobe Stücke hacken. Champignons waschen und mit den Händen zerbrechen. Gemüse in einer Küchenmaschine pulsierend in etwa auf Reiskorngröße zerkleinern.

- Olivenöl in einem Topf erhitzen und ca. ein Viertel der Gemüsemischung anbraten. Wenn es leicht gebräunt ist, den Rest hinzufügen und ca. 15 Min. anbraten, bis alles leicht angebräunt ist.

- Linsen abgießen und in den Topf geben. Passierte Tomaten, Tomatenmark und 350 ml Wasser hinzufügen. Gewürze (bis auf Misopaste und Sojasoße) beimengen, mit geschlossenem Deckel aufkochen und bei schwacher Hitze ca. 20 Min. köcheln lassen.

- In der Zwischenzeit Petersilie waschen, fein hacken und in den Topf geben, umrühren und weitere 20 Min. auf niedriger Stufe köcheln lassen.

- Topf vom Herd nehmen, Misopaste und Sojasoße zugeben, Deckel auflegen und ca. 15 Min. ruhen lassen.

- In der Zwischenzeit Nudeln nach Packungsanleitung bissfest garen.

- Bolognese-Soße zur Pasta (z.B. Fusilli, Farfalle, Orecchiette) geben, umrühren und heiß servieren.

- Die Soße hält sich bis zu 4 Tage im Kühlschrank. Sie lässt sich auch einfrieren.

**Variante** Nach Belieben mit geriebenem Parmesan oder Hefeflocken bestreuen. Essen keine Kinder mit, können 250 ml der Wassermenge durch Rotwein ersetzt werden.

# Pasta mit cremiger Spinatsoße

» Diese Spinatsoße ist sahnig und äußerst lecker, egal ob mit Vollkornnudeln oder Kartoffeln.

**reich an Ballaststoffen, Protein, Eisen, Folat, Vitamin K**

Für 2 Portionen

20 Min.

130 g Vollkornnudeln • 200 g TK-Spinat (gehackt) • 1 EL Rapsöl • ½ TL Salz, jodiert • ¼ TL Muskatnuss, gemahlen • 300 g vegane Sauce blanche (Seite 197)

- Nudeln in einen Topf geben und knapp mit kaltem Wasser bedecken. Deckel auflegen, aufkochen und ca. 5 Min. auf niedriger Stufe köcheln lassen.
- Spinat, Wasser, Rapsöl, Salz und Muskatnuss hinzufügen und weitere 3–5 Min. kochen, bis die Nudeln bissfest sind und das Wasser verkocht ist. Die Kochzeit hängt von der Dicke der Nudeln (z. B. Fusilli, Farfalle, Orecchiette) ab.
- Sauce blanche darüber geben, mischen und heiß servieren.

Variante Nach Belieben geriebenen (veganen) Parmesankäse über die Pasta reiben oder Hefeflocken mit bestreuen. Kocht man das Gericht mit Kartoffeln, passt ein Spiegelei perfekt dazu.

# Brokkoli-Pasta

» Brokkoli gehört zu der Familie der Kreuzblütler und zählt somit zu den gesündesten Gemüsesorten. Er ist reich an Antioxidantien und Vitamin C. Sowohl der Strunk als auch die Blätter und die Röschen sind essbar und schmackhaft.

**reich an Ballaststoffen, Protein, Niacin, Vitamin K**

Für 2 Portionen

20 Min.

250 g Brokkoli, frisch • 130 g Vollkornnudeln • 1 EL Rapsöl • ½ TL Salz, jodiert • ¼ TL Muskatnuss, gemahlen • 300 g vegane Sauce blanche (Seite 197)

- Brokkoli waschen und in grobe, mundgroße Stücke zerteilen.
- Nudeln (z. B. Fusilli, Farfalle, Orecchiette) in einen Topf geben und knapp mit Wasser bedecken. Deckel auflegen, Wasser mit Nudel aufkochen und ca. 6 Min. auf niedriger Stufe köcheln lassen.
- Brokkoli zugeben und weitere 3–4 Min. kochen, bis Brokkoli und Nudeln bissfest sind und das Wasser verkocht ist.
- Sauce blanche darüber geben, mischen und heiß servieren.

Variante Wer Pilze mag, kann gerne auch ein paar Pilze hinzufügen. Die Pilze waschen, in Scheiben schneiden und zusammen mit dem Brokkoli in den Topf geben. Nach Belieben geriebenen (veganen) Parmesankäse über die Pasta reiben oder mit Hefeflocken bestreuen.

# Mozzarellapizza Ratzfatz

» Ein Pizza-Rezept darf in einem Buch mit Rezepten für Kinder nicht fehlen. Diese Mozzarellapizza schmeckt hervorragend, ist unkompliziert zuzubereiten und gelingt immer.

**reich an Ballaststoffen und Protein**

Für 1 große Pizza (2 Portionen)

15 Min. + über Nacht Zeit zum Gehen + 20 Min. Backzeit + 2 Std. Wartezeit

Für den Teig
- 190 g Weizenmehl (Type 405)
- 60 g Vollkornmehl (Weizen oder Dinkel)
- 4 g Trockenhefe
- 4 g Salz, jodiert
- 50 g weiße Bohnen
- 2 EL Olivenöl, mild

Für den Belag
- 1–2 eingelegte Tomaten, aus der Dose
- ½ TL Oregano oder Thymian
- 70 g Käse (hälftig Parmesan und Pecorino oder vegan)
- 90 g frischer Mozzarella, vegan
- Basilikumblätter, frisch

- Mehl, Hefe und Salz in einer Schüssel gut mischen.

- Bohnen und 200 ml lauwarmes Wasser pürieren. Gemisch schrittweise zum Mehl hinzufügen und mit einem Spatel gut vermengen (nasser Teig). Mit Plastikfolie abdecken, ca. 15 Min. bei Raumtemperatur stehen lassen.

- Folie entfernen, eine Hand etwas einölen, unter den Teig greifen, Teig von einer Seite nach oben hochziehen und auf die Mitte falten. Schüssel 45 Grad drehen und den Vorgang 5-mal wiederholen.

- Folie auflegen, noch mal 15 Min. gehen lassen, wieder 6-mal dehnen und falten, Folie auflegen. Teig abgedeckt bei Raumtemperatur stehen lassen, bis der sich fast verdoppelt hat. Danach über Nacht in den Kühlschrank.

- 1–2 Std. vor dem Pizzabacken Teig aus dem Kühlschrank nehmen und auf Raumtemperatur bringen. Öl auf einem großen Backblech verteilen und den Teig darauf kippen, sodass er langsam ausläuft.

- Tomaten zerkleinern, mit Tomatensaft aus der Dose und Oregano mischen. Käse reiben, Mozzarella in kleine Stücke zupfen, Basilikumblätter waschen.

- Teig mit den Händen gleichmäßig auf dem Blech ausschieben und ziehen (ca. 0,5–1 cm dick). Sanft arbeiten, um möglichst wenig Luft herauszudrücken. Tomatensoße auf dem Teig verteilen. Geriebenen Käse und Mozzarella darauf streuen. 20 Min. gehen lassen.

- Ofen auf maximale Hitze oder 250 °C vorheizen. Pizza auf der untersten Schiene zunächst ca. 6 Min., dann auf der oberen Schiene weitere ca. 4 Min. backen, bis der Käse gut zerlaufen ist. Fertige Pizza mit Basilikumblättern garnieren.

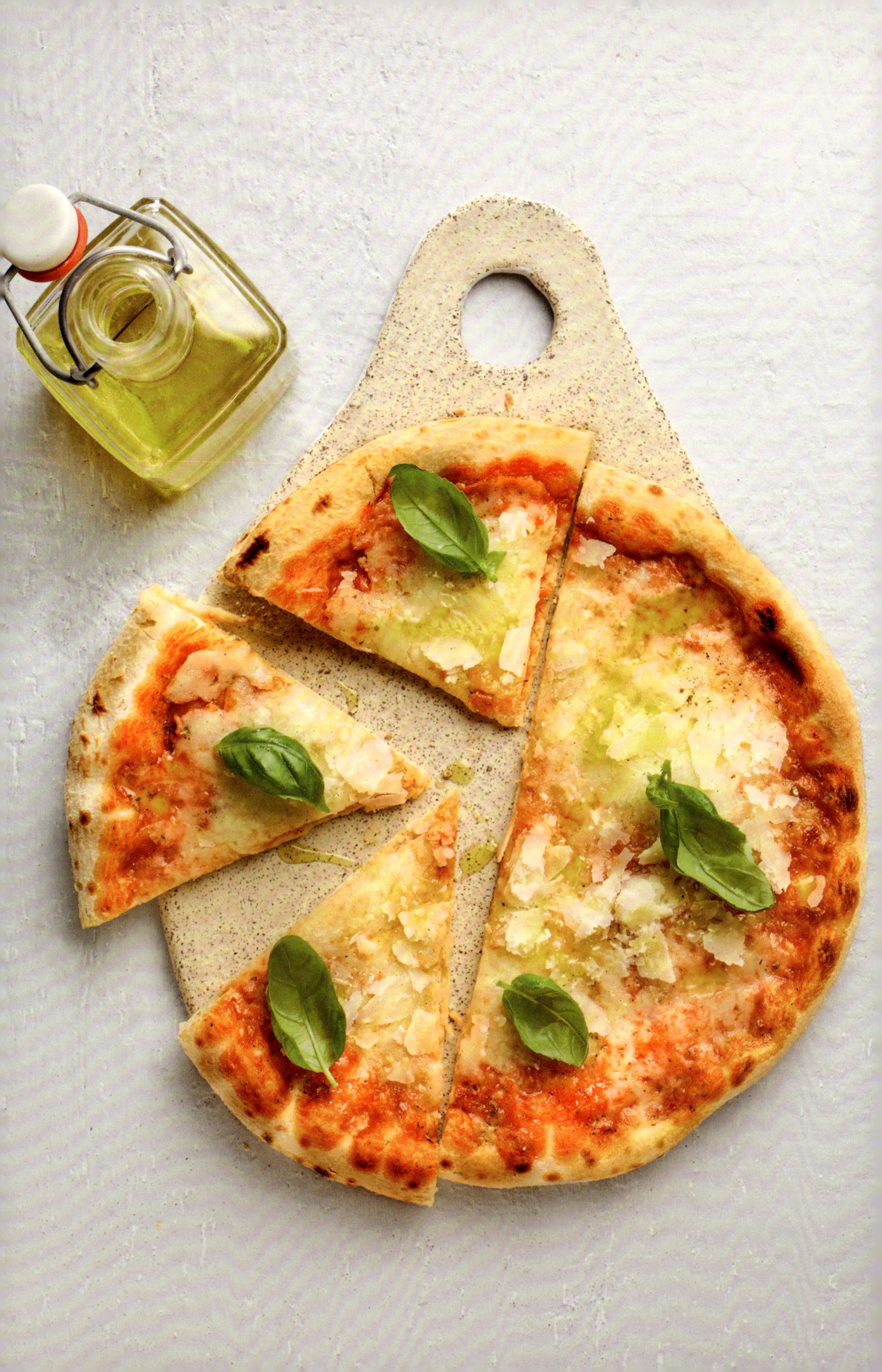

# Süßes, Snacks und Smoothies

Nicht nur Kinder mögen Süßes. Daher gibt es in diesem Kapitel Kuchen, Kekse und Smoothies für die ganze Familie. Ganz nach unserem Stil sind diese Rezepte sehr nährstoffreich. Für die ganz Kleinen lässt man den Zucker weg. Die Smoothies eignen sich hervorragend für Kleinkinder, das Obst und die Früchte können nach Geschmack auch variiert werden.

## Aprikosen-Bohnen-Kokosbälle

» Aprikosen und Bohnen ergeben eine leckere Mischung. Die gerösteten Kokosraspel runden den Genuss ab.

**reich an Protein, Eisen und Ballaststoffen**
Für 25 kleine Bälle
20 Min.

150 g Aprikosen, getrocknet • 30 g Kokosraspeln • 45–50 g Haferflocken • 3–4 EL Mandelmus, weiß (oder Cashewnussmus) • 1 EL Kokosmilch • 50 g weiße Bohnen, gekocht • 1–2 EL Ahornsirup • 1–2 Prisen Vanillepulver

- Aprikosen ca. 5 Min. in kochendem Wasser einweichen, dann abgießen und trocken tupfen. Kokosraspel in einer Pfanne ohne Fett leicht rösten. Haferflocken in einer elektrischen Gewürzmühle oder mit der Küchenmaschine zu einem Mehl verarbeiten.

- Alle Zutaten (bis auf Kokosraspel) in einer Küchenmaschine zu einem Teig verarbeiten. Der Teig hat etwa die Konsistenz eines Mürbeteigs und ist klebrig. Hände leicht einölen, ca. 1 TL Teig in die Hand nehmen und zwischen den Handflächen zu kleinen Bällen formen. Bälle in Kokosraspeln wälzen.

- Die Bälle halten sich bis zu 4 Tage im Kühlschrank, lassen sich auch einfrieren.

Variante Nach Belieben Chiasamen in die Masse geben.

Tipp Beim Rollen der Bälle können Kleinkinder wunderbar mithelfen.

# Gelber Mango-Bohnen-Bananen-Smoothie

» Eine reife Mango ist nicht leicht zu bekommen. Wir empfehlen, auf TK-Mango zurückzugreifen.

**reich an Protein und Ballaststoffen**
Für 2 Smoothies (à 280 ml)
10 Min.

150 g reife Mango • 50 g Bananen • 50 g weiße Bohnen • 240 ml Sojadrink • 3 EL Haferflocken • 2 EL Cashewmus • 1 TL Leinöl • ½ TL Kurkuma (optional) • 2 EL Ahornsirup oder Agavendicksaft (optional)

- Alle Zutaten bis auf den Ahornsirup in einen Standmixer geben und auf höchster Stufe mixen.

- Optional 2 EL Ahornsirup oder Agavendicksaft zugeben und mixen. Die Konsistenz mit zusätzlichem Sojadrink anpassen.

**Tipps für alle Smoothierezepte** Am besten eignen sich gefrorene, klein oder in Scheiben geschnittene Früchte, aber auch frische Früchte lassen sich zu einem Smoothie verarbeiten. Wer einen Stabmixer benutzt, lässt die gefrorenen Früchte in dem kalten Sojadrink für ca. 3 Min. antauen und püriert sie dann. Wir empfehlen, die Smoothies in einem Standmixer zuzubereiten, da man so eine besonders samtige Konsistenz erhält.

# Grüner Avocado-Erbsen-Kiwi-Smoothie

» Spinat ist nicht nur gesund, sondern verleiht diesem Smoothie auch seine grüne Farbe.

**reich an Protein und Ballaststoffen**
Für 2 Smoothies (à 280 ml)
10 Min.

1 Handvoll junger Spinat • 1 halbe kleine Avocado (ca. 80 g) • 1 reife Kiwi, sollte sehr süß sein • 50 g grüne TK-Erbsen • 240 ml Sojadrink • 3 EL Haferflocken • 2 EL Hanfsamen • 2 EL Ahornsirup oder Agavendicksaft (optional)

- Alle Zutaten bis auf den Ahornsirup in einen Standmixer geben und auf höchster Stufe mixen.

- Optional 2 EL Ahornsirup oder Agavendicksaft zugeben und mixen. Die Konsistenz mit zusätzlichem Sojadrink anpassen.

- Variante Wer es ein wenig süßer mag, gibt Apfelsaft in den Standmixer, reduziert dann aber die Menge des Sojadrinks oder lässt ihn ganz weg.

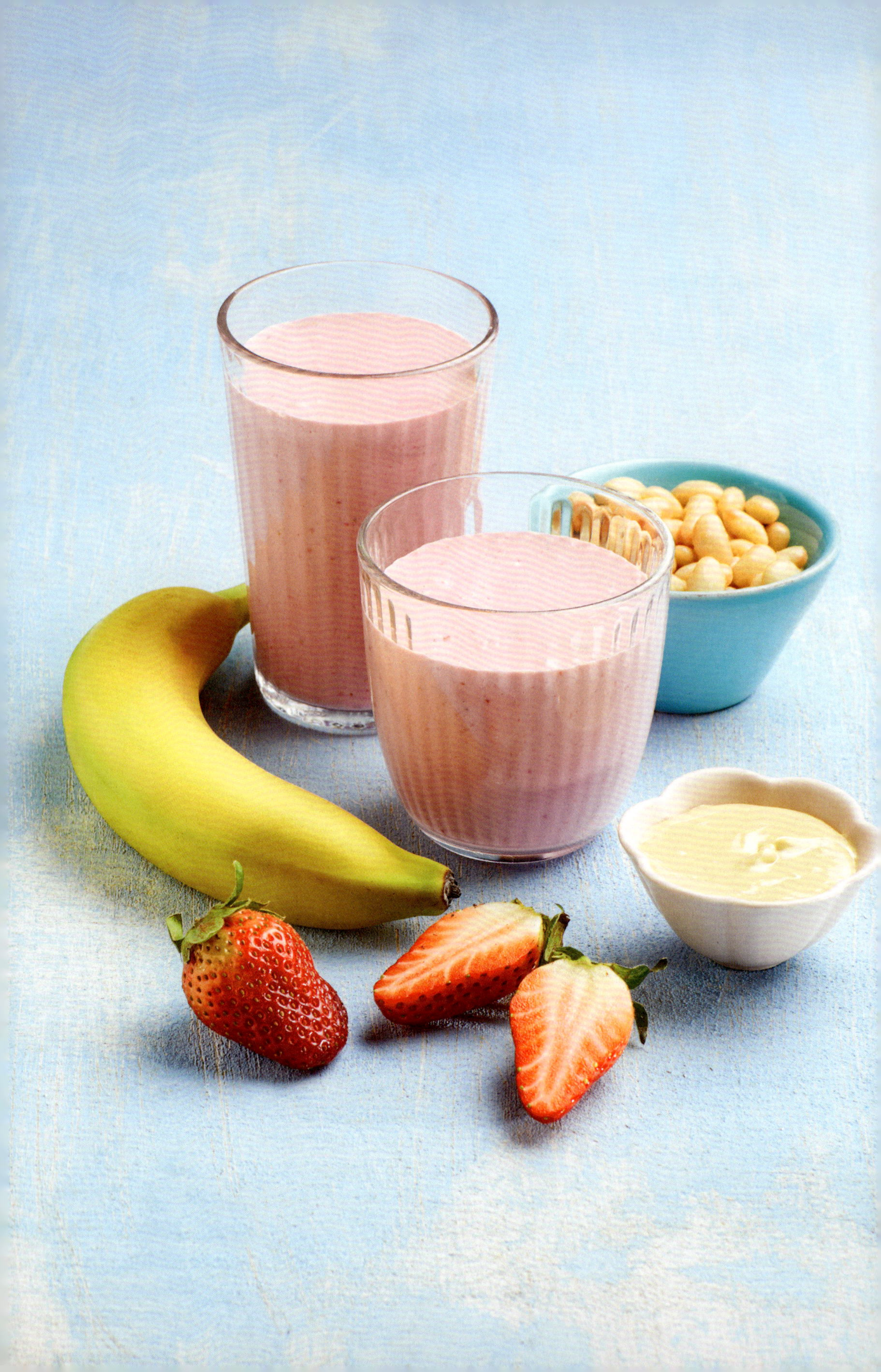

# Rosa Erdbeer-Bohnen-Bananen-Smoothie

›› Erdbeeren und Bananen machen den Smoothie lecker süß und cremig. Die Rote Bete verleiht ihm seine intensive Farbe.

**reich an Protein und Ballaststoffen**
Für 2 Smoothies (à 280 ml)
⏲ 10 Min.

150 g Erdbeeren • 50 g Bananen • 50 g weiße Bohnen • 240 ml Sojadrink • 3 EL Haferflocken • 1–2 EL Cashewnussmus • 1 TL Leinöl • ½ TL Rote-Bete-Pulver (optional) • 1 Prise Vanillepulver (optional) • 2 EL Ahornsirup oder Agavendicksaft (optional)

- Alle Zutaten bis auf den Ahornsirup in einen Standmixer geben und auf höchster Stufe mixen.
- Optional 2 EL Ahornsirup oder Agavendicksaft zugeben und mixen. Die Konsistenz mit zusätzlichem Sojadrink anpassen.

**Tipps für alle Smoothierezepte** Statt Ahornsirup oder Agavendicksaft kann man getrocknete weiße Maulbeeren als Süßungsmittel verwenden. Datteln sind ebenfalls eine Alternative, sie färben die Smoothies allerdings leicht braun.

« Rosa Erdbeer-Bohnen-Bananen-Smoothie

# Süßkartoffel-Bohnen-Schoko-Smoothie

›› Die Mischung mag etwas fremd klingen, aber das Haselnussmus und das Kakaopulver machen den Smoothie zu einem köstlich-cremigen Schokogenuss.

**reich an Protein und Ballaststoffen**
Für 2 Smoothies (à 280 ml)
⏲ 10 Min.

150 g Süßkartoffel • 50 g Bananen • 50 g weiße Bohnen • 3 Datteln, entkernt • 240 ml Sojadrink • 3 EL Haferflocken • 2 EL Haselnussmus • 1 TL Leinöl • ½–1 EL Kakaopulver • 1–2 Prisen Vanillepulver • 2 EL Ahornsirup oder Agavendicksaft (optional)

- Die Süßkartoffel kann frisch gekocht oder am besten gefroren verarbeitet werden. Alle Zutaten bis auf den Ahornsirup in einen Standmixer geben und auf höchster Stufe mixen.
- Optional 2 EL Ahornsirup oder Agavendicksaft zugeben und mixen. Die Konsistenz mit zusätzlichem Sojadrink anpassen.

# Bohnen-Hafer-Kekse

» Kekse mit weniger Zucker und Fett – aber trotzdem lecker und superknusprig.

**reich an Protein, Eisen, Kalzium und Ballaststoffen**

Für 40 Kekse

15 Min. + 25 Min. Backzeit + 8 Std. (oder über Nacht) Einweichzeit

100 g Azukibohnen • 150 g Vollrohrzucker • 1 Pck. Vanillezucker • 3 EL Rapsöl (ca. 45 g) • 1 EL Kokosöl (ca. 15 g) • 2 EL Sojadrink • 120 g Mandelmus • 6–8 Datteln (ca. 60 g) • 1 EL Chiasamen • 1 TL Backpulver • 150 g Haferflocken

- Bohnen 8 Std. oder über Nacht in Wasser einweichen, waschen und Wasser abgießen. Ofen auf 190 °C (165 °C Umluft) vorheizen.

- Eingeweichte Bohnen in einer Küchenmaschine auf höchster Stufe fein schroten. Zucker und Vanillezucker hinzufügen, alles kurz mixen und in eine Schüssel geben. Öle, Sojadrink und Mandelmus hinzufügen und alles gut vermischen.

- Datteln entkernen und klein hacken. In einer kleinen Schüssel mit Chiasamen, Backpulver und Haferflocken mischen und zu den Bohnen geben. Alles mit einem Spatel zu einem Teig verarbeiten.

- Backpapier auf einem Blech auslegen. Aus dem Teig mit 2 Teelöffeln kleine Haufen auf dem Backpapier verteilen, mit dem Löffelrücken flach drücken. Kekse im Ofen für ca. 25 Min. backen, herausnehmen und vollständig auskühlen lassen.

# Saftiger Bananenkuchen

» Bananen, die schon etwas länger liegen, sind perfekt für diesen Bananenkuchen. Sie verleihen dem Kuchen Süße und machen ihn schön saftig.

**reich an Ballaststoffen, Protein und Kalium**

Portionsgröße: ergibt 1 Kuchen (Kastenform)

15 Min. + 55 Min. Backzeit + 20 Min. Auskühlzeit

Für die nasse Masse

4 sehr reife, mittelgroße Bananen • 2 EL Leinsamen, geschrotet • 150 ml Sojadrink • 65 g Vollrohrzucker • 1 Pck. Vanillezucker • 2 EL Rapsöl • 1 EL Kokosöl • 2,5 EL Kokosmus • ½ TL Natron

Für die trockene Masse

120 g Dinkelvollkornmehl • 60 g Dinkelweißmehl • 50 g Haferflocken • 1 TL Backpulver

- Ofen auf 175 °C (150 °C Umluft) vorheizen. Backform mit etwas Rapsöl einfetten.

- Bananen schälen, in einer großen Schüssel zu Brei stampfen. Alle Zutaten für nasse Masse hinzufügen, gut umrühren.

- Zutaten für trockene Masse gut mischen, in die Schüssel mit den nassen Zutaten sieben und alles sehr schnell und vorsichtig vermengen.

- Teig in die Form geben und ca. 55 Min. auf mittlerer Schiene backen, bis eine leicht braune Kruste entsteht.

- Kuchen aus dem Ofen nehmen, ca. 20 Min. in der Form abkühlen lassen. Kuchen vorsichtig aus der Form lösen und auskühlen lassen.

# Saftiger Süßkartoffel-Schokokuchen

» Dieser Schokoladenkuchen schmeckt einfach unvergleichlich cremig und ist garantiert auf jeder (Geburtstags-)Feier der Star.

**reich an Protein, Betakarotin und Antioxidantien**

Für 4–6 Stück

25 Min. + 25 Min. Backzeit

Für den Boden
- 120 g Süßkartoffeln
- 160 ml Sojadrink
- 1 EL Balsamicoessig
- 3 EL Vollrohrzucker
- 2 EL Ahornsirup
- 1 Pck. Vanillezucker
- ½ TL Natron
- 3 EL Kakaopulver (ca. 21 g)
- 1 TL Backpulver
- 80 g Dinkelvollkornmehl
- 40 g Dinkelmehl (Type 630)

Für die Schokocreme
- 4 Datteln
- 60 g Süßkartoffeln
- 50 g schwarze Bohnen, gekocht
- 120 g Mandelmus (von gerösteten Mandeln)
- 4 EL Kakaopulver (ca. 30 g)
- 4 EL Sojadrink
- 1 Pck. Vanillezucker
- 80 g Vollrohrzucker

- Ofen auf 175 °C (150 °C Umluft) vorheizen. Die gesamte Menge an Süßkartoffeln (180 g) waschen, schälen und in kleine Stücke schneiden. In einen Topf geben und ca. 15 Min. dämpfen. Auskühlen lassen.

- In einer Küchenmaschine 120 g Süßkartoffeln, Sojadrink, Balsamicoessig, Vollrohrzucker, Ahornsirup und Vanillezucker zu einem feinen Brei pürieren.

- In einer Schüssel Natron, Kakaopulver, Backpulver und Dinkelmehl sehr gut mischen. Süßkartoffelpüree mit einem Spatel zügig unterheben, bis kein trockenes Mehl mehr sichtbar ist.

- Kastenbackform mit etwas Rapsöl einfetten, Teig in die Form geben und den Kuchen 22–25 Min. backen.

- Kuchen aus dem Ofen nehmen, vorsichtig aus der Form heben, vollständig auskühlen lassen und mit einem Faden oder Messer längs durchschneiden.

- Für die Schokocreme Datteln entkernen, mit kochendem Wasser übergießen, 5 Min. ziehen lassen, Wasser abgießen.

- Alle Zutaten in einer Küchenmaschine auf höchster Stufe zu einer feinen, cremigen Schokocreme mixen. Mit einem Spatel ca. ein Viertel der Schokocreme auf beide Kuchenhälften verteilen, Kuchen zusammensetzen und den gesamten Kuchen mit restlicher Creme einstreichen.

- Kuchen hält sich 3–4 Tage im Kühlschrank.

**Tipp** Kuchen nach Belieben mit gerösteten Mandelblättchen oder bunten Streuseln dekorieren.

# Goldene Samencracker

» Diese leckeren Samencracker eignen sich als Zwischenmahlzeit oder um damit Hummus oder einen anderen Dip zu löffeln. Wir haben das traditionelle Rezept mit Kichererbsenmehl aufgewertet.

**reich an Betakarotin und Protein**

Für 1 Blech Cracker

25 Min. + 30 Min. Backzeit + 10 Min. Auskühlzeit

- 150 g Butternut-Kürbis
- 1 kleine Knoblauchzehe
- 2 EL Rapsöl
- ¼ TL Natron
- ½ TL Salz, jodiert
- 1 TL Zitronensaft (optional)
- 30 g Kürbiskerne
- 25 g Sonnenblumenkerne
- 25 g Sesam
- 100 g Weizenmehl (Type 405)
- 50 g Weizenvollkornmehl
- 50 g Kichererbsenmehl
- ½ TL Backpulver
- Olivenöl zum Sprühen

- Ofen auf 160 °C (130 °C Umluft) vorheizen.

- Kürbis putzen, schälen, grob stückeln und über Dampf ca. 15 Min. garen, bis er weich ist. In einer flachen Schale mit einer Gabel klumpenfrei zerdrücken. Knoblauchzehe pressen.

- Knoblauch, Natron, Salz, Zitronensaft sowie alle Kerne und Samen zum Kürbis geben, mischen und gut auskühlen lassen.

- In einer Schüssel Mehle und Backpulver mischen, Rapsöl und 45 ml kaltes Wasser dazugeben. Alles kurz vermengen und das Kürbisgemisch hinzufügen. Mit einem Spatel zu einem klebrigen Teig verarbeiten.
  Teig 5–10 Min. kühl stellen.

- 2 Backpapierzuschnitte mit Olivenöl besprühen. Teig auf eines der eingeölten Papiere legen, das andere Papier mit der eingeölten Seite auf den Teig legen. Teig gleichmäßig 1–2 mm dick zu einem Rechteck ausrollen.

- Oberes Backpapier vorsichtig abziehen, Teig noch mal mit etwas Olivenöl besprühen. Mit einem Pizzaroller oder einem Messer den Teig zu kleinen Quadraten perforieren. In den Ofen schieben und ca. 30 Min. backen, bis die Oberfläche leicht gebräunt ist.

- Cracker aus dem Ofen nehmen, vollständig auskühlen lassen und entlang der Perforierung brechen.

- In einem luftdichten Gefäß sind die Cracker ca. 2 Wochen haltbar.

Tipp Man kann nach Belieben eine andere Kürbissorte sowie andere Gewürze und Kräuter nehmen, wie Thymian, Rosmarin, Bockshornklee oder Kreuzkümmel. Für eine Extraportion Omega-3-Fette eignen sich anstelle von Sesam Chia-, Lein- oder Hanfsamen. Röstet man die Samen vorher in einer Teflonpfanne ohne Fett, werden die Cracker aromatischer!

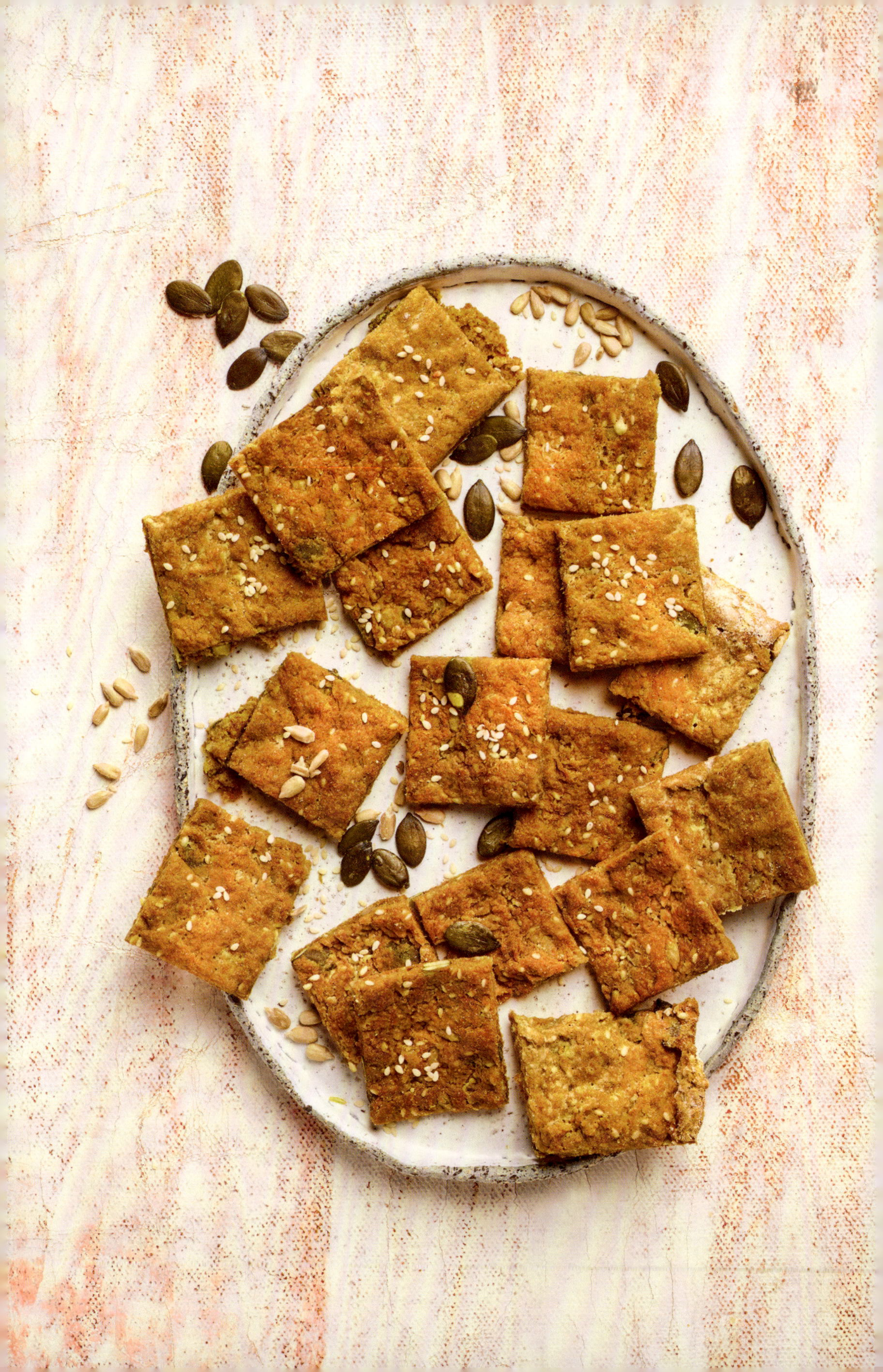

# Beikost – auf geht's in die bunte Welt der Farben

Vielfalt von Anfang an ist unser Motto für die ganze Familie und somit auch für die ganz Kleinen. Aber was meinen wir damit genau? Vielfalt bedeutet nicht nur Lebensmittelvielfalt, sondern auch Vielfalt in Bezug auf die Texturen, Farben und Aromen, die wir unseren Kleinen anbieten.

Geschmacksvorlieben und das Ernährungsmuster werden im frühen Kindesalter geprägt, deshalb ist uns die Vielfalt von Anfang an so wichtig. So ist bei der Einführung der Beikost nicht nur Vielfalt im Geschmack gefragt, sondern auch in der Textur. Ob reine Breikost oder eine Mischung aus Breikost und Fingerfood, das ist eine Entscheidung der Eltern – und natürlich des Babys. Die Rezepte in diesem Kapitel geben Anregungen für beide Varianten.

## Breifahrplan des FKE

Das Forschungsdepartment für Kinderernährung (FKE) empfiehlt die Beikosteinführung im ersten Lebensjahr auf der Basis des sogenannten Breifahrplans mit seinen drei Breien (Seite 139). Wir haben diesen Breifahrplan nicht nur für die pflanzenbasierte Ernährung angepasst und nährstoffoptimiert, sondern auch im Sinne der Vielfalt etwas umgestellt und erweitert.

### Gemüse-Kartoffel-Fleisch-Brei (GKFB)

Für den klassischen Gemüse-Kartoffel-Fleisch-Brei ersetzen wir Fleisch durch Hülsenfrüchte, da sie besonders protein- und eisenreich sind und auch diverse andere wichtige Nährstoffe, wie z. B. Cholin, enthalten. Da Hülsenfrüchte aber fettarm sind, werten wir den Brei zusätzlich mit Nuss-/Samenmus und ggf. 1 Teelöffel Omega-3-reichem Öl auf. Wird DHA in Form eines Mikroalgen-Supplements gegeben, kann das Öl weggelassen werden. Somit wird nicht nur eine gute Protein- und Eisenversorgung sichergestellt, sondern auch eine gute Fettversorgung. Das Obst bzw. der Esslöffel Obstsaft dient als Vitamin-C-Quelle und hilft, das pflanzliche Eisen besser aufzunehmen. Das Obst kann weggelassen werden, wenn Vitamin-C-reiches Gemüse (Kohlgemüse, rote Paprika) im Brei enthalten ist. Die pflanzenbasierte Version besteht aus vier Lebensmittelgruppen (Gemüse, Kartoffeln, Hülsenfrüchte und Nüsse/Samen), wohingegen der klassische GKFB drei Gruppen enthält (Gemüse, Kartoffel und Fleisch).

**Eisenreiches Gemüse:** Brokkoli, Fenchel, Zucchini, Spinat, Kohlrabi, Grünkohl, Palmkohl

**Kartoffeln:** gelbe Kartoffeln, Süßkartoffeln, violette Kartoffeln

**Hülsenfrüchte:** rote Linsen, grüne Linsen, gelbe Linsen, schwarze Linsen, Kichererbsen, grüne Erbsen, weiße Bohnen, Augenbohnen, Kidneybohnen, Borlotti-Bohnen (Wachtelbohnen), Tofu, Tempeh etc.

**Nuss- und Samenmus:** darf weder Salz noch Zucker enthalten; Mandelmus, Cashewmus, Haselnussmus, Erdnussmus, Kürbiskernmus, Tahini (Sesampaste), Hanfsamenmus, Sonnenblumenkernmus etc.

**Fett:** Leinöl, Rapsöl, Walnussöl, Olivenöl, Macadamiaöl, Avocadoöl; insbesondere DHA-angereicherte Öle

## Getreide-Milch-Brei (GMB)

Beim Getreide-Milch-Brei ist Milch die Hauptproteinquelle. Dies behalten wir bei der pflanzenbasierten Version bei (kann auch durch Joghurt/Quark ersetzt werden) und ergänzen Nuss- oder Samenmus. Pflanzliche Milchalternativen sollten immer mit Kalzium angereichert und proteinreich sein, somit sind Produkte auf Soja-/Erbsenproteinbasis zu bevorzugen. Da wir in diesem Brei mit Milch und Nuss-/Samenmus schon eine Fettquelle haben, brauchen wir kein zu-

| FKE-Empfehlung | Pflanzenbasierte Empfehlung |
|---|---|
| **Gemüse-Kartoffel-Fleisch-Brei (GKFB)** | **Gemüse-(Süß-)Kartoffel-Hülsenfrüchte-Nussmus-Samenmus-Brei (GKHNB)** |
| ab ca. 6 Monaten | 100 g Gemüse<br>50 g (Süß-)Kartoffeln<br>50 g Hülsenfrüchte, gekocht (oder 20–30 g Tofu/Tempeh)<br>1 TL Nuss-/Samenmus<br>optional 1 TL Öl, reich an Omega-3-Fettsäuren, möglichst DHA-/EPA-angereichert (kann weggelassen werden, wenn DHA in Form eines Mikroalgen-Supplements gegeben wird)<br>optional 15–20 g zerdrücktes Obst oder 20 ml Obstsaft |
| **Getreide-Milch-Brei (GMB)** | **Getreide-Milch-Nussmus-Samenmus-Brei (GMNB)** |
| ab ca. 7 Monaten, abends | 20 g Getreide<br>200 ml Milch bzw. 200 g Joghurt (pflanzlich und mit Kalzium angereichert)<br>1 TL Nuss-/Samenmus<br>15–20 zerdrücktes Obst oder 20 ml Obstsaft |
| **Getreide-Obst-Brei (GOB)** | **Getreide-Obst-Hülsenfrüchte-Nussmus-Samenmus-Brei (GOHNB)** |
| ab ca. 8 Monaten, nachmittags | 20 g Getreide<br>100 g Obst<br>25 g Hülsenfrüchte, gekocht (oder 10 g Tofu/Tempeh)<br>1 TL Nuss/Samenmus<br>1 TL Öl, reich an Omega-3-Fettsäure, vzw. DHA-/EPA-angereichert |

## Hinweis zum DHA-angereicherten Leinöl

Kinder, die keinen fetten Seefisch essen, sollten DHA entweder in Form von DHA-angereichertem Leinöl oder in Form eines Mikroalgen-Supplements bekommen.
Wenn das Kind also ein Mikroalgen-Supplement bekommt, kann das DHA-angereicherte Leinöl weggelassen werden. Je nach Konsistenz des Breis kann man dem Brei ein anderes Öl, wie z. B. Rapsöl, zufügen oder den Teelöffel Nussmus besonders großzügig bemessen.

sätzliches Fett. Auch hier dient das Obst als Vitamin-C-Quelle und hilft, das pflanzliche Eisen besser aufzunehmen.

**Getreide:** Hirse (Hirseflocken), Hafer (Haferflocken), Roggen, Dinkel (als Flocken oder Sauerteigbrot), Couscous, Bulgur (fein), Quinoa(-flocken), Buchweizen(-flocken), Amaranth(-flocken).

*Hinweis:* Zur Reduktion von Saponinen und Phytinsäure Pseudogetreide vor dem Kochen mindestens 2 Stunden einweichen, danach das Einweichwasser wegschütten und nochmals gründlich durchspülen. Auch Flocken möglichst für ein paar Stunden einweichen.

**Milch:** Muttermilch, Säuglingsformula (Kuh- oder sojabasiert), Kuhmilch, kalziumangereicherte Soja- oder Erbsenmilch oder Joghurt

*Hinweis:* Cashew-, Reis-, Mandel-, Kokos- und Haferdrinks sind für Säuglinge nicht geeignet, da ihr Protein- und Fettgehalt zu niedrig ist.

**Obst:** vorzugsweise Vitamin-C-reiche Sorten wie Kiwis, Zitrusfrüchte, Beeren etc.

### Getreide-Obst-Brei (GOB)

Bei diesem Brei haben wir zwei Veränderungen vorgenommen. Zum einen Hülsenfrüchte hinzugefügt und zum anderen Nuss-/Samenmus verwendet. Die Hülsenfrüchte sind nährstofftechnisch nicht zwingend notwendig, doch die Zugabe kann bei rein vegetarischen oder veganen Kindern sinnvoll sein, um dem erhöhten Proteinbedarf Rechnung zu tragen. Auch hier geben wir wieder 1 Teelöffel Omega-3-Fettsäure-reiches Öl dazu.

**Obst:** jegliche Obstsorten, vor allem Vitamin C-reiche wie Kiwi, Zitrusfrüchte und Beeren; Äpfel und harte Birnen am Anfang am besten dünsten; in Maßen auch eingeweichte Trockenfrüchte wie Trockenpflaumen oder Pflaumenmus (hilft bei Verstopfung), getrocknete Aprikosen (eisenreich) und getrocknete Feigen (kalziumreich).

## In den Farben des Regenbogens

Leuchtende Farben spielen bei Kleinkindern eine ganz besondere Rolle. Eine leuchtend rote Erdbeere signalisiert, dass sie frisch, reif und süß ist. Aber dahinter steckt noch mehr. Leuchtende Farben bedeuten in der Regel auch Nährstoffdichte und jede Farbe signalisiert den Reichtum an bestimmten, in Pflanzen vorkommenden Stoffen, den sekundären Pflanzenstoffen.

Den sekundären Pflanzenstoffen werden je nach Art unter anderem antioxidative, immunmodulierende, antientzündliche, cholesterinsenkende, antibiotische und antikanzerogene Wirkungen zugesprochen. In epidemiologischen Studien ist der Verzehr von sekundären Pflanzenstoffen mit einem erniedrigten Risiko z.B. für Herz-Kreislauf-Erkrankungen und bestimmten Krebserkrankungen assoziiert.

## Organisation der Küche

Mit unserem pflanzenbasierten Fokus stehen Hülsenfrüchte bei allen Rezepten ganz klar im Vordergrund. Wie bereits besprochen, empfehlen wir, die Hülsenfrüchte zu keimen (Seite 175), dann zu kochen und ggf. einzufrieren.

### Hülsenfrüchte

**Zum Sofort-Servieren:** Für die Einzelrezepte brauchen wir **pro Brei 50 g und 25 g gekochte Hülsenfrüchte.** Gemüse wie Kürbis oder Süßkartoffel kann man gut vorkochen, portionieren und einfrieren. In diesem Fall die Restbreie nicht wieder einfrieren!

**Für 10 Portionen:** Wenn man 10 Portionen der Breie auf Vorrat zubereiten möchte, braucht man ca. **500 g vorgekochte Hülsenfrüchte**. In diesem Fall **nicht** die Hülsenfrüchte in kleinen Portionen einfrieren, sondern 10 Portionen des gewünschten Breis kochen, dann den fertigen Brei portionieren und einfrieren. Die notwendige Menge für 10 Portionen ist bei den Rezeptzutaten in Klammern ergänzt.

### Getreide

Hafer-, Dinkel-, Hirseflocken etc. am besten mithilfe einer elektrischen Gewürzmühle oder einem Stabmixer zu Mehl verarbeiten. Das spart das Pürieren bei der Zubereitung.

### Nüsse und Samen

Nüsse und Samen lassen sich genau wie Getreide zu Mehl verarbeiten.

| Farbe | Lebensmittel | Auswahl an sekundären Pflanzenstoffen |
|---|---|---|
| Rot | Tomaten, rote Paprika, Erdbeeren, Himbeeren, Kirschen, rote Äpfel, Granatäpfel, Wassermelonen etc. | Carotinoide, z.B. Lycopene und Astaxanthin |
| Orange | Karotten, Süßkartoffeln, Orangen, Mandarinen, Kürbis, Pfirsiche, Aprikosen etc. | Carotinoide, z.B. Betakarotin und Cryptoxanthin |
| Gelb | Gelbe Paprika, Kartoffeln, Bananen, Ananas, Mais, gelber Kürbis etc. | Bromelain, Carotinoide, z.B. Lutein und Zeaxanthin |
| Grün | Sämtliches grünes Blattgemüse, Zucchini, grüne Paprika, Avocados, grüne Kräuter, Brokkoli, Gurken, Erbsen, Edamame, Sellerie, grüne Bohnen etc. | Chlorophyll, Sulforaphan, Flavonoide, z.B. Isoflavone, L-Theanin, Nitrate |
| Blau/Violett | Blaubeeren, Auberginen, Rotkohl, rote Zwiebeln, Pflaumen, Rosinen, Feigen, violette Kartoffeln etc. | Anthocyanidine, Flavonoide, Phenolsäuren, Resveratrol |

## Eat the rainbow

Wir wollten nicht nur einen guten pflanzenbasierten Breifahrplan erstellen, sondern eine große Vielfalt bieten. Deshalb haben wir die Breie zusätzlich nach den Farben des Regenbogens konzipiert. Dies hilft Eltern, von Anfang an eine möglichst breite Palette an sekundären Pflanzenstoffen mitzunehmen.

Bei den einzelnen Breien haben wir Varianten ergänzt: stückige Breivarianten, die die Kinder ab dem 9. oder 10. Monat angeboten werden können, oder Fingerfood nach dem Prinzip Baby-led Weaning (BLW). Manche Babys mögen Brei, andere bevorzugen Fingerfood, wieder andere mögen mal das eine, mal das andere. Bei unseren Rezepten ist für jedes Kind etwas dabei.

Übrigens haben wir alle Rezepte so entwickelt, dass sie besonders viel von den Nährstoffen enthalten, die für eine pflanzenbasierte Ernährung von Kleinkindern wichtig sind: hochwertiges Protein, Eisen, Zink, Kalzium, Folat, B-Vitamine, Vitamin A, hochwertige Fette und Cholin.

## Hafer-Erdbeer-Brei (GOHNB)

Für 1 Portion (10 Portionen)
10 Min.

100 g Erdbeeren, frisch (1 kg) • 25 g weiße Bohnen, gekocht (250 g) • 20 g Haferflocken, vzw. zu Mehl verarbeitet (200 g) • 1 TL Cashewnussmus • 1 TL Leinöl

- Erdbeeren waschen und mit einer Gabel zerdrücken.
- Bohnen mit einer Gabel fein zerdrücken.
- Haferflocken(-mehl) und 90 ml Wasser in einen Topf geben, aufkochen und 2–3 Min. köcheln lassen, umrühren.
- Topf vom Herd nehmen, Bohnen und Cashewnussmus dazugeben, auskühlen lassen.
- Zum Direktverzehr (1 Portion Brei) Erdbeeren und Leinöl zum Brei geben, umrühren und servieren.
- Den restlichen Brei portionieren und sofort einfrieren (erst beim Servieren Erdbeeren und Leinöl untermischen).

**Stückige Variante ab dem 9./10. Monat**

- Erdbeeren in dünne Scheiben schneiden oder als ganze Früchte servieren, wenn sie sehr weich sind, ggf. mit einer Gabel leicht zerdrücken. Haferflocken nicht zu Mehl verarbeiten, sondern direkt als Flocken verwenden. Bohnen stückig lassen. Nach dem Kochen Cashewnussmus und Leinöl dazugeben, umrühren und servieren.

# Tomate-Süßkartoffel-rote-Linsen-Brei (GKHNB)

Für 1 Portion (10 Portionen)
5 Min. + 15 Min. Kochzeit

- 100 g Tomate (1 kg)
- 50 g Süßkartoffeln (500 g)
- 1 TL Petersilie, gehackt (1 EL)
- 50 g rote Linsen (500 g)
- 1 TL Mandelmus (50 g)
- 1 TL Leinöl
- 1 EL Orangensaftsaft, frisch gepresst

- Tomaten waschen und mit einem scharfen Messer eine kreuzförmige Narbe in die Unterseite der Frucht einritzen.

- Etwas Wasser in einem Topf zum Kochen bringen, Tomaten für ca. 1 Min. ins kochende Wasser geben, bis die Haut entlang der Narbe sich zu lösen beginnt. Tomaten mit einer Schöpfkelle aus dem kochenden Wasser nehmen, Tomaten abkühlen lassen, mit einem Messer die Haut der Tomate abziehen und vierteln.

- Süßkartoffel schälen, würfeln, in einen Topf mit ganz wenig Wasser geben, aufkochen und ca. 10 Min. kochen lassen. Nach 5 Min. die Tomaten, Linsen und Petersilie dazugeben und köcheln lassen, bis die Süßkartoffeln gar sind.

- Vom Herd nehmen, Mandelmus hinzufügen und mit einem Stabmixer alles cremig pürieren (ist der Brei zu dickflüssig, gibt man Wasser hinzu). Auskühlen lassen.

- Zum Direktverzehr (1 Portion Brei) Orangensaft oder zerdrücktes Vitamin-C-reiches Obst und Leinöl hinzugeben, umrühren und servieren.

- Den restlichen Brei portionieren und sofort einfrieren (erst beim Servieren Orangensaft oder zerdrücktes Vitamin-C-reiches Obst untermischen).

**Stückige Variante ab dem 9./10. Monat**

- Süßkartoffeln und Tomaten in ca. 1 cm breite und 10 cm lange Stücke schneiden und zusammen mit der Petersilie dünsten.

- Mandelmus, Linsen und Leinöl mischen, umrühren und servieren.

- Vitamin-C-reiches Obst als Nachtisch servieren.

# Paprika-Kartoffel-gelbe-Linsen-Brei (GKHNB)

Für 1 Portion (10 Portionen)
5 Min. + 15 Min. Kochzeit

- 100 g rote Paprika (1 kg)
- 50 g Kartoffeln (500 g)
- 50 g gelbe Linsen (500 g)
- 1 Prise Estragon, getrocknet (½ TL)
- 1 TL Tahini (5 g)
- 1 TL Leinöl
- 1 EL Orangensaft, frisch gepresst (optional)

Für die Variante

- 1 geh. EL Hafermehl
- 1 TL Tomatenmark
- 1 EL Rapsöl

- Paprika waschen, mit Kartoffelschäler schälen und in Stücke schneiden. Kartoffeln waschen, schälen und in kleine Stücke schneiden.

- Ganz wenig Wasser in einem Topf zum Kochen bringen. Gemüse hineingeben und ca. 12 Min. bei schwacher Hitze köcheln lassen. Nach ca. 10 Min. Linsen und Estragon dazugeben.

- Vom Herd nehmen, Tahini hinzufügen und mit einem Stabmixer alles cremig pürieren. Bei Bedarf Wasser hinzufügen. Auskühlen lassen.

- Zum Sofortverzehr (1 Portion Brei) Leinöl hinzugeben, umrühren und servieren.

- Den restlichen Brei portionieren und sofort einfrieren (erst beim Servieren Leinöl untermischen).

Tipp Bei diesem Rezept ist die Zugabe von Obst bzw. Obstsaft nicht unbedingt notwendig, da die rote Paprika bereits viel Vitamin C liefert. Der Brei ist so weniger süß, was die Geschmackssinne prägt. Ist die Konsistenz zu dickflüssig, gibt man etwas Zitronensaft oder Wasser dazu.

**BLW-Fingerfood-Variante**

- Kartoffel und Paprika waschen, schälen. Kartoffel in kleine Stücke, Paprika in ca. 1 cm breite und 10 cm lange Streifen schneiden.

- Gemüse in einem Topf dämpfen. Kartoffeln ca. 12 Min., Paprika ca. 6 Min.

- Paprika in eine kleine Schale geben, mit Leinöl beträufeln.

- Kartoffeln in eine Schüssel geben und mit einer Gabel grob zerquetschen. Hafermehl, Tomatenmark, Linsen, Estragon und Tahini hinzufügen und alles zu einer Masse vermengen.

- Aus der Masse mit den Händen 8–10 kleine Bälle formen und zu kleinen Talern flach drücken.

- In einer Pfanne Öl erhitzen und Taler ca. 3 Min. pro Seite braten.

- Gut auskühlen lassen und mit den Paprikastreifen als Beilage servieren. Die Taler halten sich bis zu 3 Tage im Kühlschrank. Bereitet man größere Mengen vor, sollten frisch gekochte Linsen verwendet werden.

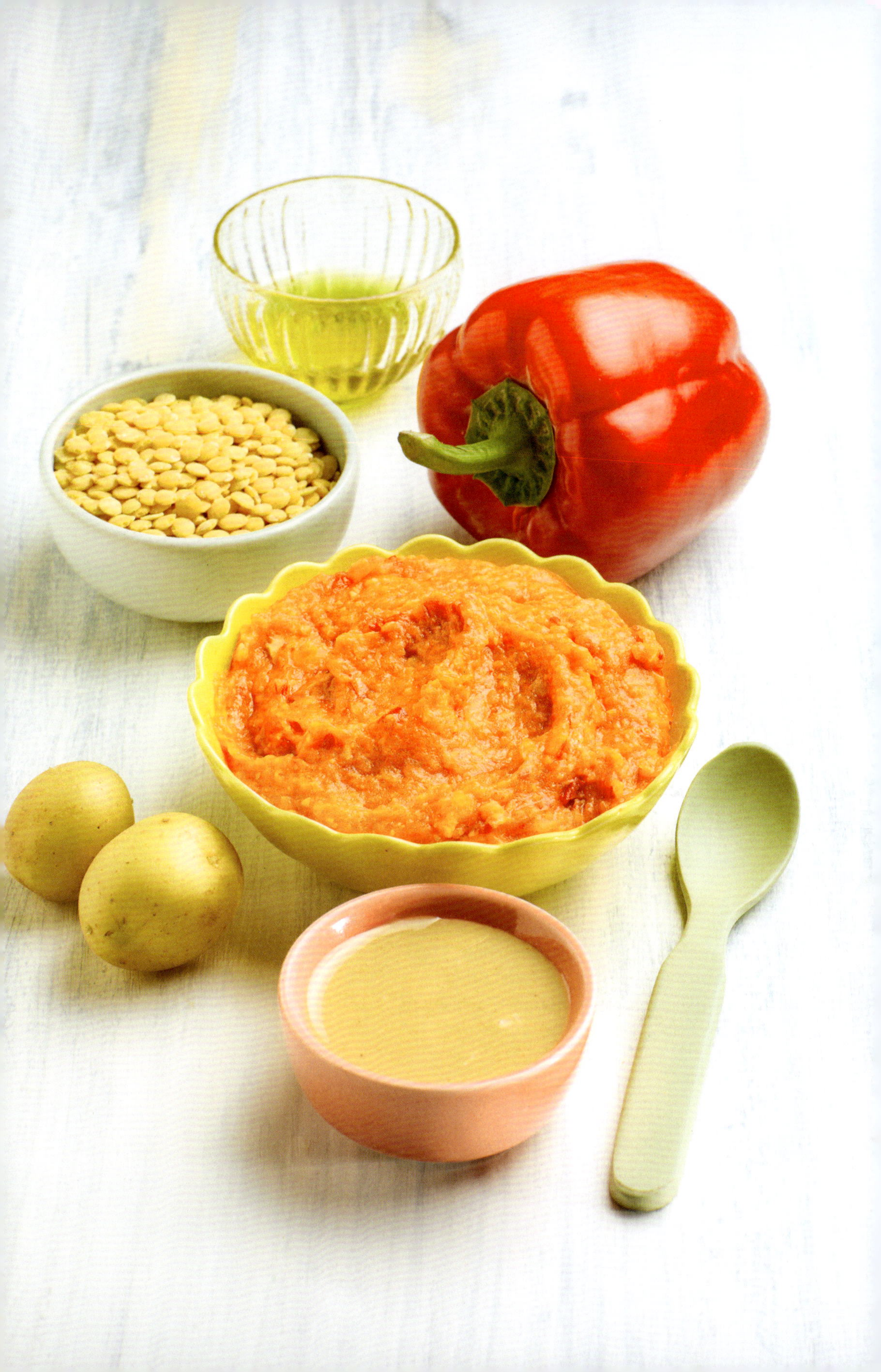

# Kürbis-Couscous-rote-Linsen-Brei (GKHNB)

Für 1 Portion (10 Portionen)
10 Min. + 15 Min. Kochzeit

- 100 g Butternut Kürbis (1 kg)
- 20 g Couscous (200 g)
- 50 g rote Linsen, gekocht (500 g)
- 1 Prise Rosmarin, getrocknet (½ TL)
- 1 TL Tahini (50 g)
- 1 TL Leinöl
- 1 EL Orangensaft, frisch gepresst

Butternut-Kürbis waschen, schälen und in kleine Stücke schneiden.

Etwas Wasser in einem Topf zum Kochen bringen. Kürbis dazugeben und ca. 12 Min. bei schwacher Hitze köcheln lassen. Nach ca. 9 Min. Couscous dazugeben und mitgaren.

Vom Herd nehmen, Linsen, Rosmarin und Tahini hinzufügen und alles mit einem Stabmixer cremig pürieren (wenn nötig, Wasser dazugeben). Auskühlen lassen.

Zum Direktverzehr (1 Portion Brei) Orangensaft oder zerdrücktes Vitamin-C-reiches Obst und Leinöl zu dem Brei geben, umrühren und servieren.

Den restlichen Brei portionieren und sofort einfrieren (erst beim Servieren Orangensaft oder zerdrücktes Vitamin-C-reiches Obst und Leinöl untermischen).

**Stückige Variante ab dem 9./10. Monat**

Kürbis in ca. 1 cm breite und 10 cm lange Stücke schneiden und dampfgaren.

Linsen leicht erwärmen, z. B. in der Mikrowelle.

Couscous und Rosmarin in eine kleine Schale geben und mit 3 EL kochendem Wasser bedecken, mit einem kleinen Teller abdecken und 10 Min. ziehen lassen.

Linsen, Tahini, Leinöl zum Couscous geben, umrühren und Kürbis dazu servieren. Vitamin-C-reiches Obst als Nachtisch servieren.

**Tipp** Statt der Kartoffel im »üblichen« GKHNB dient hier die Hirse als Stärkekomponente.

# Karotte-Süßkartoffel-Augenbohnen-Brei (GKHNB)

Für 1 Portion (10 Portionen)
10 Min. + 15 Min. Kochzeit

- 100 g Karotten (1 kg)
- 50 g Süßkartoffeln (500 g)
- 50 g Augenbohnen, gekocht (500 g)
- 1 Prise Currypulver (½ TL)
- 1 TL Erdnussmus (50 g)
- 1 TL Leinöl
- 1 EL Orangensaft, frisch gepresst

Für die Variante
- 1 geh. EL Hafermehl
- 1 EL Rapsöl

- Karotten und Süßkartoffeln waschen, schälen und in kleine Stücke schneiden.
- Etwas Wasser in einem Topf zum Kochen bringen. Gemüse hinzufügen und ca. 12 Min. bei schwacher Hitze köcheln lassen. Nach ca. 10 Min. Augenbohnen und Currypulver dazugeben.
- Vom Herd nehmen, Erdnussmus hinzufügen und mit einem Stabmixer alles cremig pürieren (wenn nötig, Wasser zugeben), auskühlen lassen.
- Zum Sofortverzehr (1 Portion Brei) Orangensaft oder Vitamin-C-reiches Obst und Leinöl zu dem Brei geben, umrühren und servieren.
- Den restlichen Brei portionieren und sofort einfrieren (erst beim Servieren Orangensaft oder Vitamin-C-reiches Obst und Leinöl untermischen).

**BLW-Fingerfood-Variante**

- Süßkartoffeln und Karotten waschen, schälen. Süßkartoffeln in kleine Stücke schneiden und Karotte längs in ca. 1 cm breite und 10 cm lange Spalten (wie Pommes).
- Gemüse mit ganz wenig Wasser in einem Topf dämpfen. Karotten ca. 10 Min., Süßkartoffeln ca. 6 Min.
- Gekochte Karotten in eine kleine Schale geben, mit Leinöl beträufeln.
- Süßkartoffeln in eine Schüssel geben und mit einer Gabel grob zerquetschen. Augenbohnen, Hafermehl, Currypulver und Erdnussmus hinzufügen und alles zu einer Masse vermengen.
- Aus der Masse mit den Händen. 8–10 kleine Bälle formen und zu kleinen Talern flach drücken.
- In einer Pfanne Öl erhitzen und Taler darin ca. 3 Min. pro Seite braten.
- Taler gut auskühlen lassen und servieren. Karottenstreifen als Beilage servieren. Vitamin-C-reiches Obst dazu servieren.
- Die Taler halten sich bis zu 3 Tage im Kühlschrank. Für größere Mengen, die eingefroren werden sollen, frisch gekochte Augenbohnen verwenden.

## Buchweizen-Aprikose-Brei (GOHNB)

Für 1 Portion (10 Portionen)
10 Min.

100 g Aprikosen, frisch (1 kg) • 25 g weiße Bohnen, gekocht (250 g) • 20 g Buchweizenflocken, vzw. zu Mehl verarbeitet (200 g) • 1 TL Mandelmus (50 g) • 1 TL Leinöl

- Aprikosen waschen und entkernen. Aprikosen und Bohnen mit einer Gabel fein zerdrücken.
- Buchweizenflocken(-mehl) und 90 ml (900 ml) Wasser in einen Topf geben, aufkochen und 2–3 Min. kochen lassen, umrühren.
- Topf vom Herd nehmen, Bohnen und Mandelmus dazugeben, auskühlen lassen.
- Zum Direktverzehr (1 Portion Brei) Aprikosen und Leinöl zu dem Brei geben, umrühren und servieren.
- Den restlichen Brei portionieren und sofort einfrieren (erst beim Servieren Aprikosen und Leinöl untermischen).

**Stückige Variante ab dem 9./10. Monat**

- Aprikose halbieren, Kern entfernen, vierteln oder mit einer Gabel etwas zerquetschen.
- Buchweizenflocken nicht zu Mehl verarbeiten, sondern die Flocken verwenden. Bohnen stückig lassen.
- Nach dem Kochen Mandelmus und Leinöl dazugeben, umrühren und servieren.

## Hirse-Pfirsich-Brei (GOHNB)

Für 1 Portion (10 Portionen)
10 Min.

100 g Pfirsiche, frisch (1 kg) • 25 g weiße Bohnen, gekocht (250 g) • 20 g Hirseflocken, vzw. zu Mehl verarbeitet (200 g) • 1 TL Haselnussmus (50 g) • 1 TL Leinöl

- Pfirsiche waschen, entkernen und pürieren. Bohnen mit einer Gabel fein zerdrücken und mit Pfirsichmus vermengen.
- Hirseflocken und 90 ml Wasser in einen Topf geben, aufkochen und 2–3 Min. kochen lassen, umrühren.
- Topf vom Herd nehmen, Bohnen, Haselnussmus dazugeben, auskühlen lassen.
- Zum Sofortverzehr (1 Portion Brei) Pfirsichmus und Leinöl zu dem Brei geben, umrühren und servieren.
- Den restlichen Brei portionieren und sofort einfrieren (erst beim Servieren Pfirsichmus und Leinöl untermischen).

**Stückige Variante ab dem 9./10. Monat**

- Pfirsiche in Spalten schneiden, ggf. mit einer Gabel leicht zerdrücken (vor allem, wenn der Pfirsich zu hart ist).
- Hirseflocken nicht zu Mehl verarbeiten, sondern die Flocken verwenden.
- Nach dem Kochen Haselnussmus, Bohnen und Leinöl dazugeben, umrühren. Den Pfirsich zum Brei servieren.

» Hirse-Pfirsich-Brei

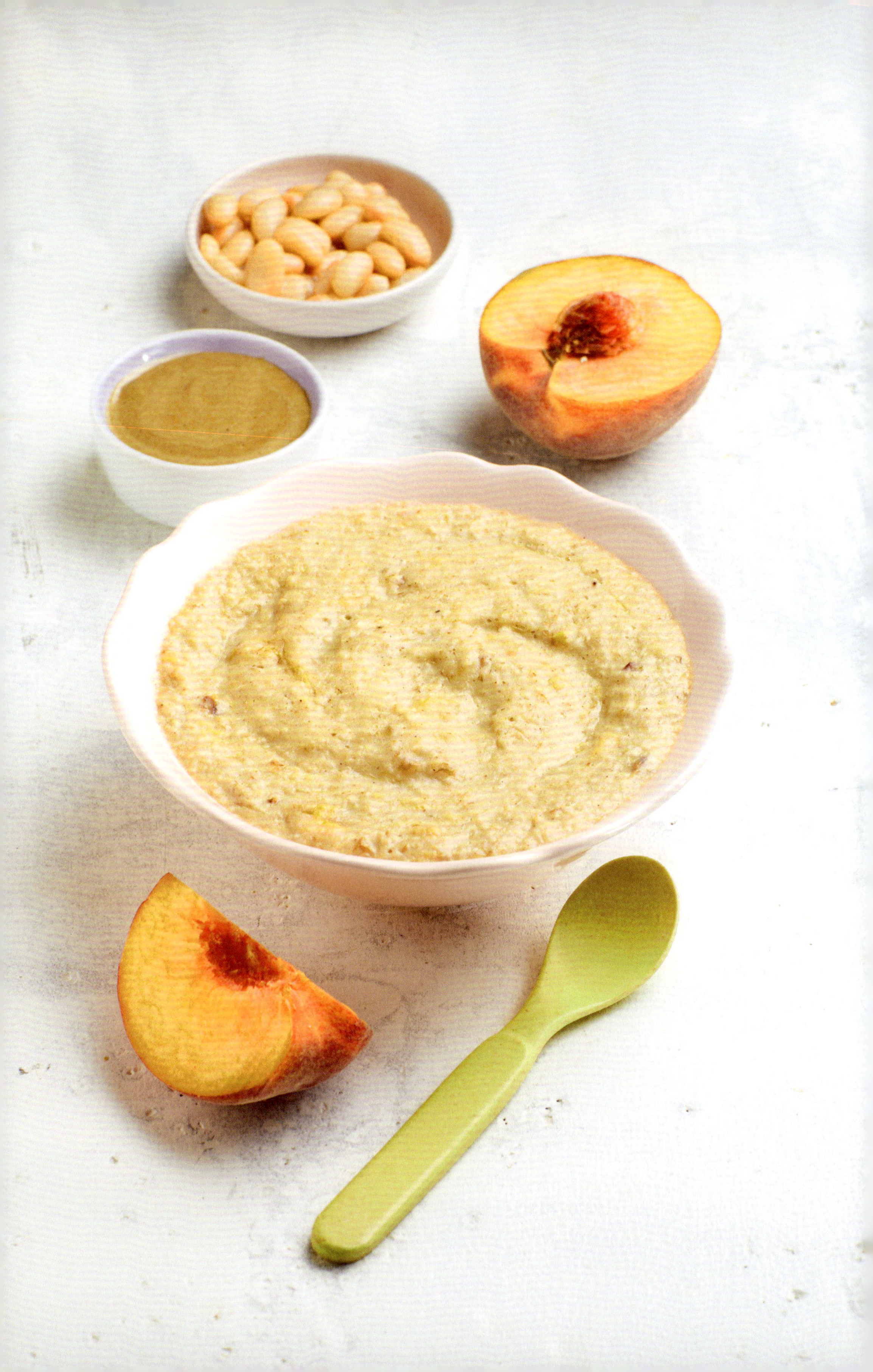

# Paprika-Amaranth-Kichererbsen-Brei (GKHNB)

Für 1 Portion (10 Portionen)
10 Min. + 15 Min. Kochzeit

- 100 g gelbe Paprika (1 kg)
- 20 g Amaranthflocken, vzw. zu Mehl verarbeitet (200 g)
- 1 Prise Kreuzkümmel (½ TL)
- 50 g Kichererbsen, gekocht (500 g)
- 1 TL Tahini (50 g)
- 1 TL Leinöl
- 1 EL Orangensaft, frisch gepresst

Für die Variante
- ½ EL Sojadrink
- 1 EL Rapsöl

- Paprika waschen, mit Kartoffelschäler schälen, klein schneiden.

- Ganz wenig Wasser in einen Topf zum Kochen bringen. Paprika dazugeben und ca. 10 Min. bei schwacher Hitze köcheln lassen. Amaranthflocken(-mehl) und Kreuzkümmel zugeben und nochmals 2–3 Min. köcheln lassen, Kichererbsen zugeben.

- Vom Herd nehmen, Tahini hinzufügen und alles mit einem Stabmixer cremig pürieren (wenn nötig, Wasser oder Zitronensaft zugeben), auskühlen lassen.

- Zum Direktverzehr (1 Portion Brei) optional Orangensaft und Leinöl zu dem Brei geben, umrühren und servieren.

- Den restlichen Brei portionieren und sofort einfrieren (erst beim Servieren Orangensaft und Leinöl untermischen).

**BLW-Fingerfood-Variante**

- Paprika waschen, mit Kartoffelschäler schälen. Paprika längs in ca. 1 cm breite und 10 cm lange Streifen schneiden, in einem Topf mit ganz wenig Wasser ca. 6 Min. dämpfen.

- Paprika in eine kleine Schale geben, mit Leinöl beträufeln.

- Kichererbsen mit einer Gabel gut zerquetschen. Amaranthflocken, Tahini und Kreuzkümmel hinzufügen und alles zu einer Masse vermengen. Konsistenz bei Bedarf mit Sojadrink anpassen.

- Aus der Masse mit den Händen ca. 8 kleine Bälle formen und zu kleinen Talern flach drücken.

- In einer Pfanne Öl erhitzen und Taler darin 3–4 Min. pro Seite braten, auskühlen lassen,

- Paprikastreifen als Beilage und Vitamin-C-reiches Obst als Nachtisch servieren.

- Taler halten sich bis zu 3 Tage im Kühlschrank. Sollen größere Mengen eingefroren werden, frisch gekochte Augenbohnen verwenden.

Tipp Bei diesem Rezept ist die Zugabe von Obst/-saft nicht unbedingt notwendig, da die gelbe Paprika bereits viel Vitamin C liefert. Der Brei ist so weniger süß, was die Geschmackssinne prägt.

# Zucchini-Kartoffel-Linsen-Brei (GKHNB)

Für 1 Portion (10 Portionen)
10 Min. + 15 Min. Kochzeit

- 100 g gelbe Zucchini (1 kg)
- 50 g Kartoffeln (500 g)
- 50 g gelbe Linsen, gekocht (500 g)
- ½ TL Dill, gehackt (1 EL)
- 1 TL Mandelmus (50 g)
- 1 TL Leinöl
- 1 EL Orangensaft, frisch gepresst

Für die Variante

- 1 geh. EL Hafermehl
- 1 EL Rapsöl

- Zucchini und Kartoffeln waschen, schälen, in Stücke schneiden (Kartoffeln in kleinere Stücke schneiden).

- Gemüse mit ganz wenig Wasser ca. 12 Min. dämpfen. Nach ca. 10 Min. Linsen und Dill dazugeben.

- Vom Herd nehmen, Mandelmus hinzufügen und alles cremig pürieren (wenn nötig, etwas Wasser zugeben), auskühlen lassen.

- Zum Direktverzehr (1 Portion Brei) Orangensaft oder zerdrücktes Vitamin-C-reiches Obst und Leinöl zu dem Brei geben, umrühren und servieren.

- Restlichen Brei portionieren und sofort einfrieren (erst beim Servieren Orangensaft oder zerdrücktes Vitamin-C-reiches Obst und Leinöl untermischen).

**BLW-Fingerfood-Variante**

- Zucchini und Kartoffeln waschen. Kartoffeln schälen und in kleine Stücke schneiden. Zucchini in ca. 1 cm breite und 10 cm lange Stifte schneiden. Beides in einem Topf mit ganz wenig Wasser dämpfen. Zucchini brauchen ca. 6 Min., Kartoffeln ca. 10 Min. Beides aus dem Topf nehmen und auskühlen lassen.

- Zucchinistifte in eine kleine Schale geben, mit Leinöl beträufeln.

- Kartoffel mit einer Gabel grob zerquetschen. Linsen, Dill, Mandelmus und Hafermehl hinzufügen, alles gut vermischen. Die Masse kurz ziehen lassen.

- Aus der Masse mit den Händen 8–10 kleine Bälle formen und zu Talern flach drücken. In einer Pfanne Öl erhitzen und Taler ca. 3 Min. pro Seite braten.

- Auskühlen lassen und mit den Zucchinistiften als Beilage servieren.

**Tipp** Die Taler halten sich bis zu 3 Tage im Kühlschrank. Sollen größere Mengen eingefroren werden, frisch gekochte Linsen verwenden.

## Hafer-Ananas-Brei (GOHNB)

Für 1 Portion (10 Portionen)
15 Min.

100 g Ananas, frisch (1 kg) • 25 g weiße Bohnen, gekocht (250 g) • 20 g Haferflocken, vzw. zu Mehl verarbeitet (200 g) • 1 TL Cashewnussmus (50 g) • 1 TL Leinöl

- Ananas schälen, dabei alle dunklen Augen und das harte Strunkstück entfernen, mit einem Stabmixer pürieren.
- Bohnen mit einer Gabel fein zerdrücken.
- Haferflocken(-mehl) und 90 ml (900 ml) Wasser in einen Topf geben, aufkochen und 2–3 Min. kochen, umrühren.
- Topf vom Herd nehmen, Bohnen, Cashewnussmus dazugeben und auskühlen lassen.
- Zum Direktverzehr (1 Portion Brei), Ananas und Leinöl zum Brei geben, umrühren und servieren.
- Den restlichen Brei portionieren und sofort einfrieren (erst beim Servieren Ananas und Leinöl untermischen).

**Stückige Variante ab dem 9./10. Monat**

- Ananas in Spalten schneiden (ca. 2 cm breit und 10 cm lang). Haferflocken nicht zu Mehl verarbeiten.
- Nach dem Kochen Cashewnussmus, Bohnen und Leinöl dazugeben, umrühren. Mit den Ananasspalten servieren.

## Dinkel-Mango-Brei (GOHNB)

Für 1 Portion (10 Portionen)
10 Min. + 15 Min. Kochzeit

100 g Mango, frisch (1 kg) • 25 g weiße Bohnen, gekocht (250 g) • 20 g Dinkelgrieß (200 g) • 1 TL Cashewnussmus (50 g) • 1 TL Leinöl

- Mango waschen, schälen, entkernen und in grobe Stücke schneiden. Mit einem Stabmixer pürieren.
- Bohnen mit einer Gabel fein zerdrücken.
- 120 ml (1300 ml) Wasser in einem Topf zum Kochen bringen, Topf vom Herd nehmen, Dinkelgrieß einrühren und 10–15 Min. quellen lassen. Bohnen und Cashewmus dazugeben, auskühlen lassen.
- Zum Direktverzehr (1 Portion Brei), Mango und Leinöl zu dem Brei geben, umrühren und servieren.
- Den restlichen Brei portionieren und sofort einfrieren (erst beim Servieren Mango und Leinöl untermischen).

**Stückige Variante ab dem 9./10. Monat**

- Zum Kochen des Dinkelgrießes 160 ml Wasser verwenden. Mango längs in Spalten schneiden, Bohnen stückig lassen.
- Nach dem Kochen Cashewnussmus und Leinöl dazugeben, umrühren und servieren. Mit Mangospalten servieren.

» Dinkel-Mango-Brei

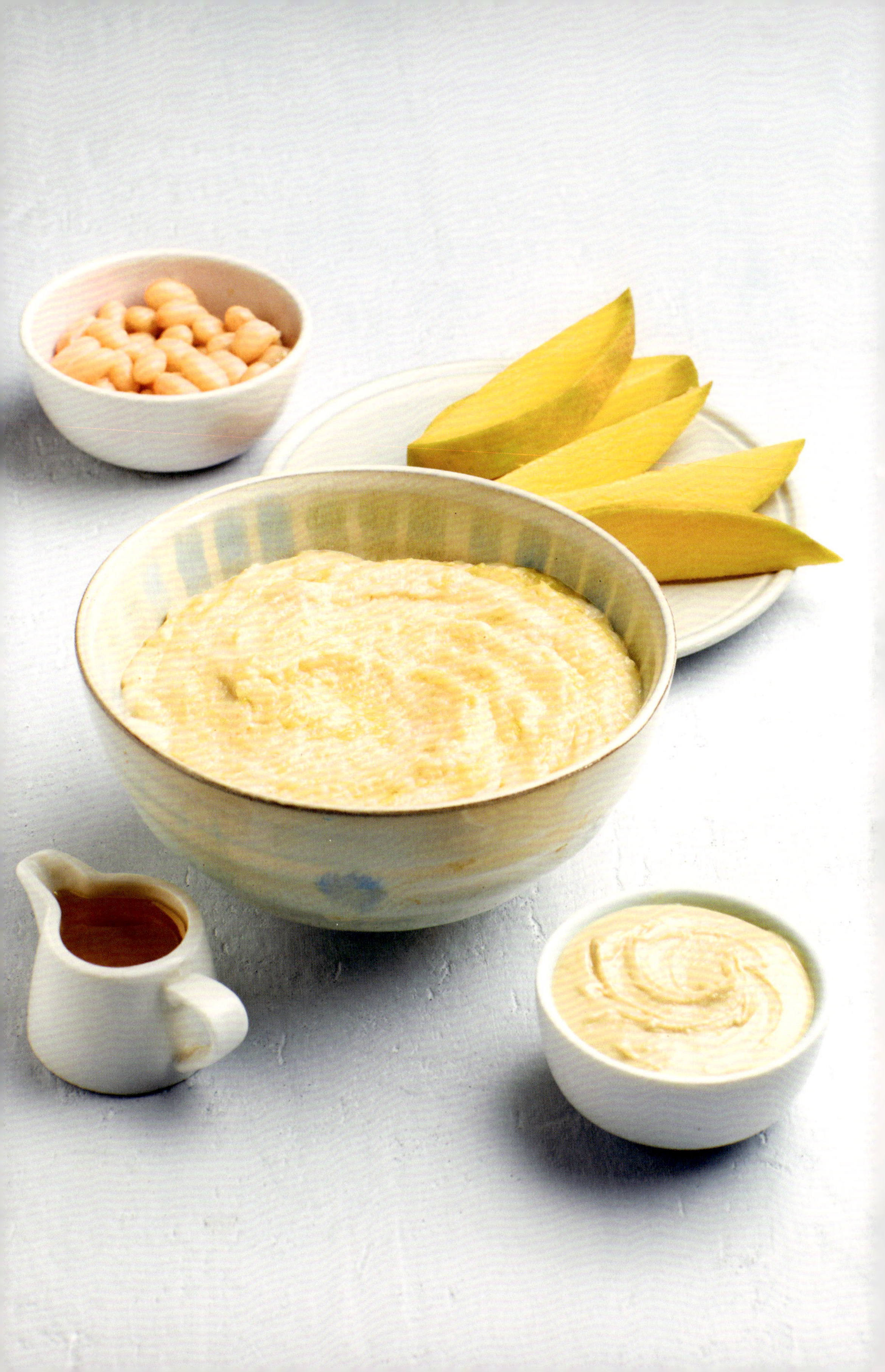

# Brokkoli-Nudeln-Edamame-Brei (GKHNB)

Für 1 Portion (10 Portionen)
10 Min. + 15 Min. Kochzeit

- 100 g Brokkoli (1 kg)
- 20 g Vollkornnudeln, zerkleinert (200 g)
- 50 g grüne TK-Edamame oder frische Edamame, geschält, ungesalzen (500 g)
- ½ TL Basilikum, frisch (½ TL)
- 1 TL Kürbiskernmus (50 g)
- 1 TL Leinöl
- 1 EL Orangensaft, frisch gepresst

Brokkoli waschen und in kleine Stücke schneiden (Stamm aussparen).

Nudeln in einen Topf geben und ganz wenig Wasser zugeben, bis die Nudeln gut bedeckt sind. Aufkochen und ca. 9 Min. bei schwacher Hitze köcheln lassen. Edamame und Brokkoli hinzufügen und, wenn nötig, etwas Wasser zugeben, weitere 5 Min. köcheln lassen.

Vom Herd nehmen, Basilikum waschen, zusammen mit Kürbiskernmus hinzufügen und alles mit einem Stabmixer cremig pürieren (bei Bedarf etwas Wasser dazugeben), auskühlen lassen.

Zum Direktverzehr (1 Portion Brei) Orangensaft und Leinöl zum Brei geben, umrühren und servieren.

Den restlichen Brei portionieren und sofort einfrieren (erst beim Servieren Orangensaft und Leinöl untermischen).

Tipp Bei diesem Rezept ist die Zugabe von Obst oder Obstsaft nicht unbedingt notwendig, da Brokkoli bereits viel Vitamin C liefert. Der Brei ist so weniger süß, was die Geschmackssinne prägt.

**Stückige Variante ab dem 9./10. Monat**

Für diese Version Fusilli (Spiralnudeln) verwenden.

Brokkoli waschen und in kleine Stücke schneiden (Stamm aussparen).

Fusilli in einen Topf und ganz wenig Wasser zugeben, bis die Nudeln gut bedeckt sind. Aufkochen und ca. 9 Min. bei schwacher Hitze köcheln lassen. Edamame und Brokkoli hinzufügen und weitere 5 Min. köcheln lassen. Bei Bedarf einen Schuss Wasser dazugeben.

Brokkoli und Edamame aus dem Topf entfernen, in eine Schale geben und mit Leinöl beträufeln. Alles gut mischen.

Basilikum waschen, sehr klein hacken und zusammen mit Kürbiskernmus unter die Nudeln rühren und auskühlen lassen.

Nudeln mit Brokkoli und Edamame servieren. Optional vitamin-C-reiches Obst dazu reichen.

# Spinat-Kartoffel-Erbsen-Brei (GKHNB)

Für 1 Portion (10 Portionen)
10 Min. + 15 Min. Kochzeit

- 100 g TK-Spinat, gehackt (1 kg)
- 50 g Kartoffeln (500 g)
- 50 g grüne TK-Erbsen oder frische Erbsen (500 g)
- 1 Prise Muskatnuss (½ TL)
- 1 TL Kürbiskernmus (50 g)
- 1 TL Leinöl
- 1 EL Orangensaft, frisch gepresst

**Für die Variante**

- 1 Ei
- 1 EL Rapsöl

- Spinat in eine kleine Schale geben, vollständig auftauen lassen und gut ausdrücken.
- Kartoffel waschen, schälen und in kleine Stücke schneiden.
- Ganz wenig Wasser in einen Topf zum Kochen bringen. Kartoffeln und Erbsen zugeben und ca. 12 Min. bei schwacher Hitze köcheln lassen.
- Vom Herd nehmen, Muskatnuss und Kürbiskernmus hinzufügen und mit einem Stabmixer alles cremig pürieren (wenn nötig, Wasser dazugeben), auskühlen lassen.
- Zum Sofortverzehr (1 Portion Brei) Orangensaft und Leinöl zum Brei geben, umrühren und servieren.
- Den restlichen Brei portionieren und sofort einfrieren (erst beim Servieren Orangensaft und Leinöl untermischen).

**Tipp** Bei diesem Rezept ist die Zugabe von Obst/-saft nicht unbedingt notwendig, da die gelbe Paprika bereits viel Vitamin C liefert. Der Brei ist so weniger süß, was die Geschmackssinne prägt.

**BLW-Fingerfood-Variante**

- Spinat in eine kleine Schale geben, vollständig auftauen lassen und gut ausdrücken.
- Kartoffeln waschen, schälen und in Spalten schneiden.
- Erbsen und Kartoffeln in zwei kleinen Töpfen dämpfen. Erbsen ca. 8 Min. und Kartoffeln ca. 12 Min kochen.
- Ei über einer Tasse aufschlagen.
- Gekochte Erbsen in einer Schüssel mit einer Gabel leicht zerdrücken, Spinat, Ei, Muskatnuss und Kürbiskernmus hinzufügen. Alles gut vermengen.
- In einer Pfanne Öl erhitzen und darin Spinat-Erbsen-Ei-Gemisch in 2–3 Min. braten, auskühlen lassen.
- Frittata in ca. 1 cm breite Spalten schneiden und mit Kartoffelspalten servieren. Vitamin-C-reiches Obst als Nachtisch servieren.
- Hält sich bis zu 2 Tage im Kühlschrank.

## Hirse-Avocado-Brei (GOHNB)

Für 1 Portion (10 Portionen)
15 Min.

100 g Avocado, frisch (1 kg) • 25 g weiße Bohnen, gekocht (250 g) • 20 g Hirseflocken, vzw. zu Mehl verarbeitet (200 g) • 1 TL Kürbiskernmus (50 g) • 1 TL Leinöl (optional) • 1 EL Kiwi, frisch

- Avocado schälen und entkernen. Avocado und Bohnen getrennt mit einer Gabel fein zerdrücken.

- Hirseflocken(-mehl) und 130 ml (1.300 ml) Wasser in einen Topf geben, aufkochen und ca. 3 Min. köcheln lassen, umrühren und auskühlen lassen. Bohnen und Kürbiskernmus zugeben.

- Zum Direktverzehr (1 Portion Brei) Avocado, zerdrückte Kiwi und Leinöl untermischen und servieren. Bei Bedarf etwas Wasser zugeben.

- Den restlichen Brei portionieren und sofort einfrieren (erst beim Servieren Avocado, zerdrückte Kiwi und evtl. Leinöl untermischen).

**Stückige Variante ab dem 9./10. Monat**

- Avocado in 1 cm breite Spalten schneiden. Hirseflocken nicht zu Mehl verarbeiten. Bohnen stückig lassen.

- Nach dem Kochen Kürbiskernmus und Leinöl dazugeben, umrühren und servieren. Avocado dazu servieren.

Tipp Die Zugabe von Leinöl ist optional, da Avocado schon wertvolles Fett enthält.

## Dinkel-Kiwi-Brei (GOHNB)

Für 1 Portion (10 Portionen)
15 Min.

100 g Kiwi, frisch und weich (1 kg) • 25 g weiße Bohnen, (250 g) • 20 g Dinkelflocken, vzw. zu Mehl verarbeitet (200 g) • 1 TL Pistazienmus (50 g) • 1 TL Leinöl

- Kiwi schälen. Kiwi und Bohnen mit einer Gabel fein zerdrücken.

- Dinkelflocken(-mehl) und 90 ml (900 ml) Wasser in einen Topf geben, aufkochen und 2–3 Min. kochen lassen, umrühren.

- Topf vom Herd nehmen, Bohnen und Pistazienmus dazugeben, auskühlen lassen.

- Zum Direktverzehr (1 Portion Brei) Kiwi und Leinöl zum Brei geben, umrühren und servieren.

- Den restlichen Brei portionieren und sofort einfrieren (erst beim Servieren Kiwi und Leinöl untermischen).

**Stückige Variante ab dem 9./10. Monat**

- Je nach Alter des Babys Kiwi entweder in größere Spalten schneiden oder nur längs halbieren.

- Dinkelflocken nicht zu Mehl verarbeiten. Bohnen stückig lassen.

- Nach dem Kochen Pistazienmus und Leinöl dazugeben, umrühren und servieren. Kiwi dazu servieren.

» Dinkel-Kiwi-Brei

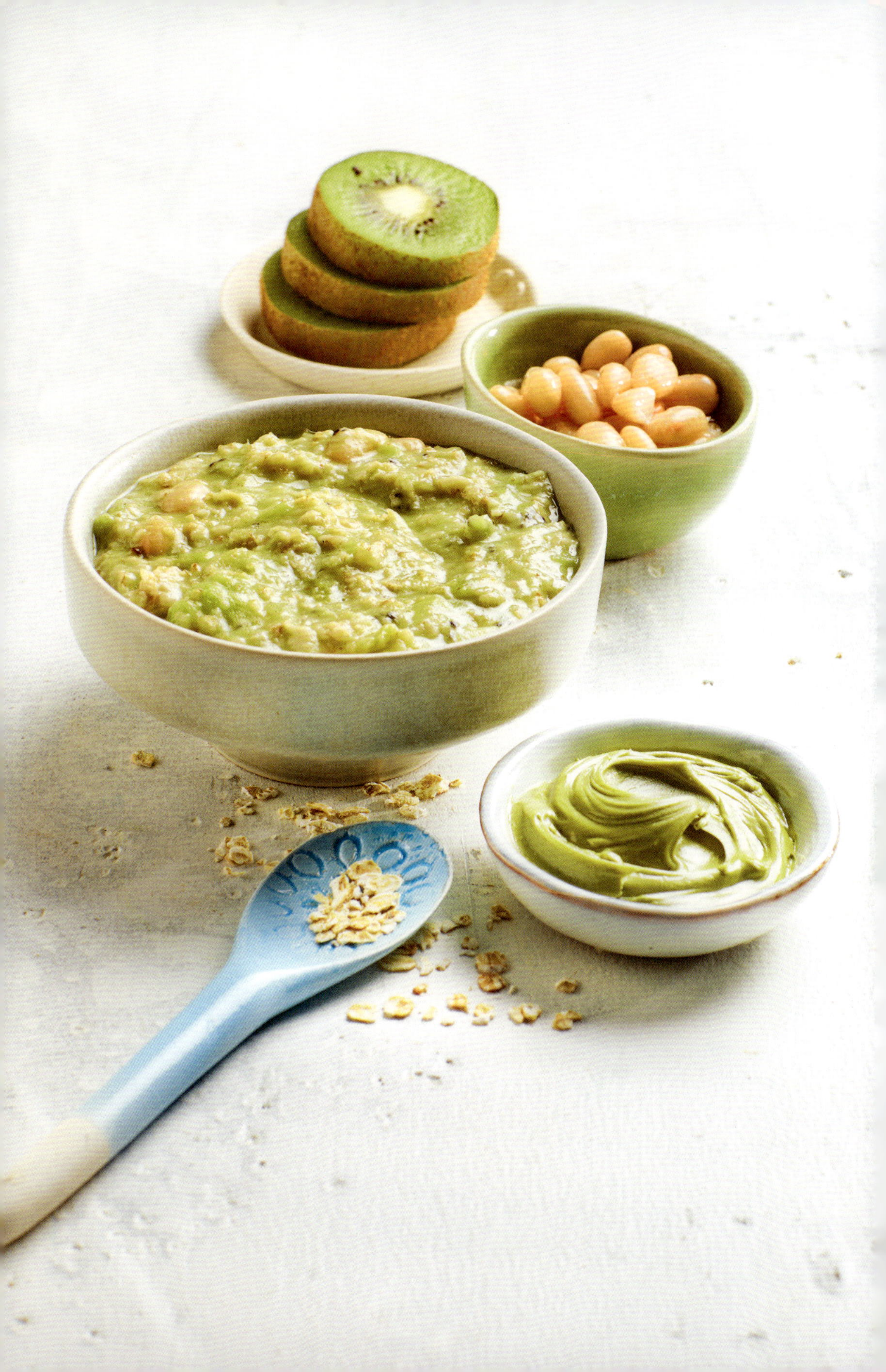

## Dinkel-Pflaumen-Brei (GOHNB)

Für 1 Portion (10 Portionen)
15 Min.

100 g Pflaumen, frisch (1 kg) • 25 g weiße Bohnen, (250 g) • 20 g Dinkelflocken, vzw. zu Mehl verarbeitet (200 g) • 1 TL Cashewnussmus (50 g) • 1 TL Leinöl

- Pflaumen waschen, entkernen und mit einem Stabmixer pürieren.
- Bohnen mit einer Gabel fein zerdrücken.
- Dinkelflocken(-mehl) und 90 ml (900 ml) Wasser in einen Topf geben, aufkochen und ca. 5 Min. köcheln lassen, umrühren.
- Topf vom Herd nehmen, Bohnen und Mandelmus dazugeben, auskühlen lassen.
- Zum Sofortverzehr (1 Portion Brei) Pflaumen und Leinöl zum Brei geben, umrühren und servieren.
- Den restlichen Brei portionieren und sofort einfrieren (erst beim Servieren Pflaumen und Leinöl untermischen).

## Buchweizen-Blaubeer-Brei (GOHNB)

Für 1 Portion (10 Portionen)
15 Min.

100 g Blaubeeren, frisch (1 kg) • 25 g weiße Bohnen, (250 g) • 20 g Buchweizenflocken, vzw. zu Mehl verarbeitet (200 g) • 1 TL Erdnussmus (50 g) • 1 TL Leinöl

- Blaubeeren waschen. Blaubeeren und Bohnen mit einer Gabel fein zerdrücken.
- Buchweizenflocken(-mehl) und 90 ml (900 ml) Wasser in einen Topf geben, aufkochen und ca. 10 Min. köcheln lassen, umrühren.
- Topf vom Herd nehmen, Bohnen und Erdnussmus dazugeben, auskühlen lassen.
- Zum Direktverzehr (1 Portion Brei) Blaubeeren und Leinöl zum Brei geben, umrühren und servieren.
- Den restlichen Brei portionieren und sofort einfrieren (erst beim Servieren Blaubeeren und Leinöl untermischen).

# Karotten-Quinoa-Azukibohnen-Brei (GKHNB)

Für 1 Portion (10 Portionen)
10 Min. + 15 Min. Kochzeit

- 100 g violette Karotten (1 kg)
- 20 g Quinoaflocken, vzw. zu Mehl verarbeitet (200 g)
- 50 g Azukibohnen, gekocht (500 g)
- 1 Prise Koriander (½ TL)
- 1 TL Tahini (50 g)
- 1 TL Leinöl
- 1 EL Orangensaft, frisch gepresst

Für die Variante

- ½ EL Sojadrink
- 1 EL Rapsöl

- Karotte waschen, schälen und in kleine Stücke schneiden.
- Ganz wenig Wasser in einem Topf zum Kochen bringen, Karotte zugeben und ca. 12 Min. bei schwacher Hitze köcheln lassen. Quinoaflocken(-mehl) und Koriander zugeben und 2–3 Min. weiter köcheln lassen, Azukibohnen dazugeben.
- Vom Herd nehmen, Tahini hinzufügen und alles mit einem Stabmixer cremig pürieren (wenn nötig, Konsistenz mit etwas Wasser anpassen), auskühlen lassen.
- Zum Direktverzehr (1 Portion Brei) Orangensaft oder zerdrücktes Vitamin-C-reiches Obst und Leinöl zum Brei geben, umrühren und servieren.
- Den restlichen Brei portionieren und sofort einfrieren (erst beim Servieren Orangensaft und Leinöl untermischen).

**BLW-Fingerfood-Variante**

- Karotten waschen, schälen und längs in ca. 1 cm breite Spalten schneiden (wie Pommes). Karotten in einem Topf mit ganz wenig Wasser dämpfen, ca. 8 Min.
- Karotten in eine Schale geben, auskühlen lassen und mit Leinöl beträufeln.
- Azukibohnen mit einer Gabel gut zerquetschen. Quinoamehl, Tahini und Koriander hinzufügen und alles zu einer Masse vermengen. Evtl. Konsistenz mit Sojadrink anpassen.
- Aus der Masse mit den Händen ca. 8 kleine Bälle formen und zu kleinen Talern flach drücken.
- In einer Pfanne Öl erhitzen und Taler 3–4 Min. pro Seite braten.
- Brei auskühlen lassen und mit Karotten-Pommes servieren. Vitamin-C-reiches Obst als Nachtisch servieren.
- Taler halten sich bis zu 3 Tage im Kühlschrank. Für größere Mengen, die eingefroren werden sollen, frisch gekochte Azukibohnen verwenden.

# Rote-Bete-Kartoffel-Kidneybohnen-Brei (GKHNB)

Für 1 Portion (10 Portionen)
10 Min. + 20 Min. Kochzeit

- 100 g Rote Bete, frisch (1 kg)
- 50 g Kartoffeln (500 g)
- 50 g Kidneybohnen, gekocht (500 g)
- ½ Prise Nelke (¼ TL)
- 1 TL Mandelmus (50 g)
- 1 TL Leinöl
- 1 EL Orangensaft, frisch gepresst

- Rote Bete und Kartoffeln waschen, schälen und in kleine Stücke schneiden

- Ganz wenig Wasser in einen Topf geben, zum Kochen bringen, Rote Bete zugeben und ca. 8 Min. bei schwacher Hitze köcheln lassen. Kartoffeln und etwas Wasser dazugeben, weitere 10 Min. köcheln lassen. Kidneybohnen und Nelke zugeben, weitere 2 Min. köcheln lassen.

- Vom Herd nehmen, Mandelmus hinzufügen und alles cremig pürieren (wenn nötig, Konsistenz mit etwas Wasser anpassen), auskühlen lassen.

- Zum Direktverzehr (1 Portion Brei) Orangensaft oder zerdrücktes Vitamin-C-reiches Obst und Leinöl zum Brei geben, umrühren und servieren.

- Den restlichen Brei portionieren und sofort einfrieren (erst beim Servieren Orangensaft und Leinöl untermischen).

**Stückige Variante ab dem 9./10. Monat**

- Kartoffeln und Rote Bete in 1 cm große Stücke schneiden und dünsten.

- Kidneybohnen stückig lassen.

- Vitamin-C-reiches Obst als Nachtisch servieren.

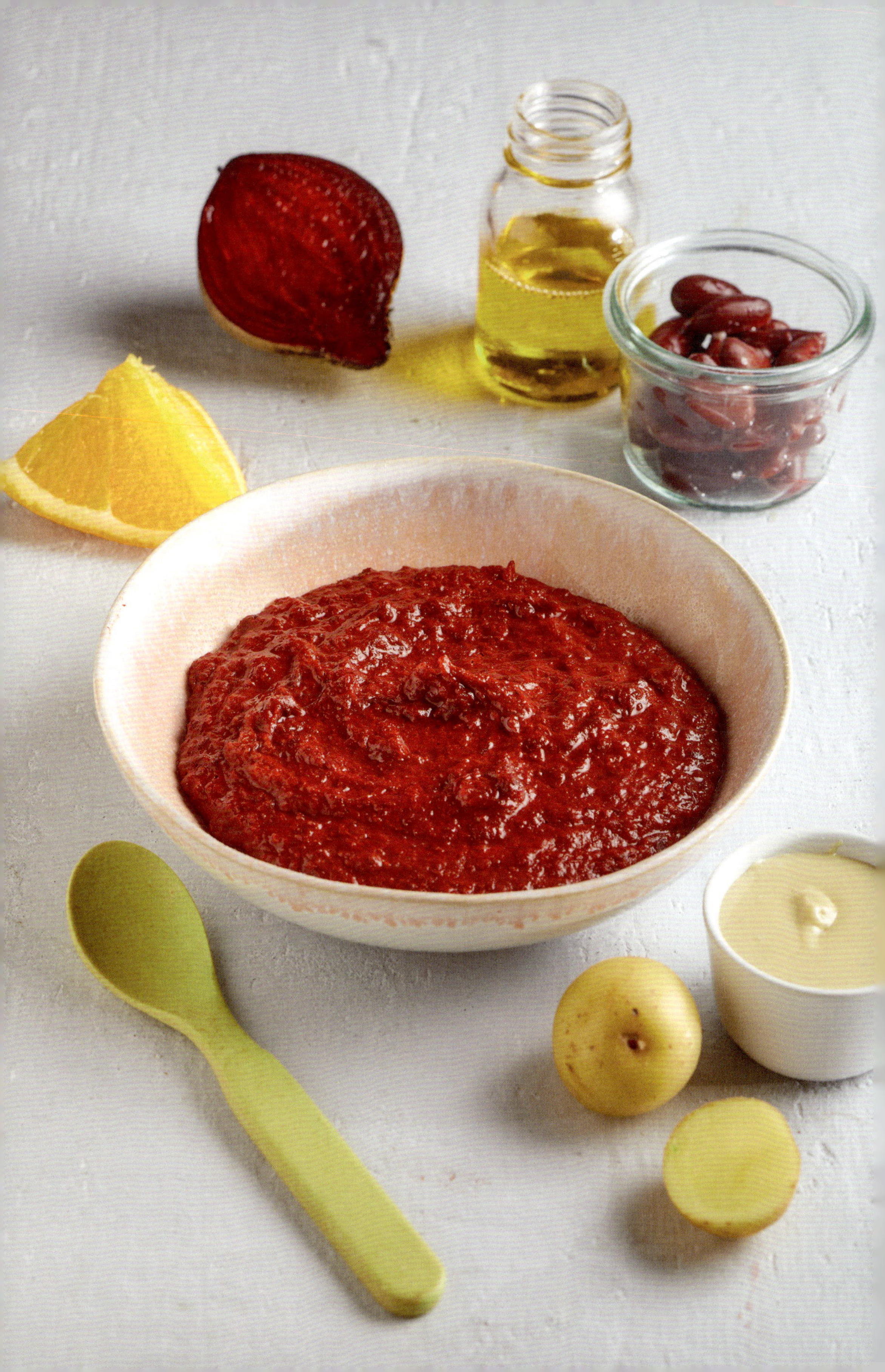

# Die ersten Getreide-Milch-Nussmus-Samenmus-Breie

Die folgenden Breie basieren auf dem Getreide-Milch-Brei, den man ca. ab dem 7. Monat abends füttert. Wir haben sie so konzipiert, dass sie nicht nur sehr reich an wichtigen Nährstoffen sind und gut sättigen, sondern auch Abwechslung bringen.

Für alle Breie ist Vollmilch bzw. Vollmilchjoghurt geeignet. Alternativen sind mit Kalzium angereicherter Erbsen- oder Sojadrink bzw. Erbsen- oder Sojajoghurt.

## Quinoa-Joghurt-Cashew-Brei (GMNB)

Für 1 Portion

15 Min.

20 g Quinoaflocken, vzw. zu Mehl verarbeitet • 200 g Joghurt • 1 Prise Fenchelpulver (½ TL) • 1 TL Cashewnussmus (50 g) • 1 TL Leinöl • 1 EL Mango

- Quinoaflocken(-mehl) und Fenchelpulver in den Joghurt mischen und mindestens 15 Min. (am besten über Nacht) im Kühlschrank quellen lassen.

- Mango waschen, schälen, entkernen, pürieren. Mangopüree zusammen mit Cashewnussmus und Leinöl zum Quinoaflockenjoghurt geben, umrühren und sofort servieren.

## Hirse-Milch-Mandel-Brei (GMNB)

Für 1 Portion (10 Portionen)
10 Min.

20 g Hirseflocken, vzw. zu Mehl verarbeitet (200 g) • 200 ml Milch (2 l) • ½ Prise Nelkenpulver (½ TL) • 1 TL Mandelmus (50 g) • 1 TL Leinöl • 1 EL Himbeeren, frisch

- Hirseflocken(-mehl) zusammen mit Milch und Nelkenpulver in einen Topf geben, aufkochen und 2–3 Min. köcheln lassen, umrühren.
- Topf vom Herd nehmen, Mandelmus zugeben und auskühlen lassen.
- Himbeeren waschen und zerdrücken.
- Zum Direktverzehr (1 Portion Brei) zerdrückte Himbeeren und Leinöl zum Brei geben, umrühren und servieren.
- Den restlichen Brei portionieren und sofort einfrieren (erst beim Servieren Himbeeren und Leinöl untermischen).

## Dinkel-Milch-Erdnuss-Brei (GMNB)

Für 1 Portion (10 Portionen)
10 Min.

20 g Dinkelflocken, vzw. zu Mehl verarbeitet (200 g) • 200 ml Milch (2 l) • ½ Prise Ceylon-Zimt (½ TL) • 1 TL Erdnussmus (50 g) • 1 TL Leinöl • 1 EL Blaubeeren, frisch

- Dinkelflocken(-mehl) und Zimt vermengen, zusammen mit Milch in einen Topf geben, aufkochen und 2–3 Min. kochen, umrühren.
- Topf vom Herd nehmen, Erdnussmus dazugeben und auskühlen lassen.
- Blaubeeren waschen und zerdrücken.
- Zum Direktverzehr (1 Portion Brei) Blaubeerpüree und Leinöl zum Brei geben, umrühren und servieren.
- Den restlichen Brei portionieren und sofort einfrieren (erst beim Servieren Blaubeerpüree und Leinöl untermischen).

## Buchweizen-Milch-Hanfsamen Brei (GMNB)

Für 1 Portion (10 Portionen)

10 Min.

1 Pflaume • 20 g Buchweizenflocken, vzw. zu Mehl verarbeitet (200 g) • 1–2 Prisen Kurkumapulver (½ TL) • 200 ml Milch (2 l) • 1 TL Hanfsamenmus (50 g) • 1 TL Leinöl

- Pflaume waschen, entkernen und zerdrücken. Die Schale entfernen, wenn sie zu hart sind.
- Buchweizenflocken(-mehl) und Kurkumapulver zusammen mit Milch in einen Topf geben, aufkochen und 2–3 Min. bei schwacher Hitze köcheln lassen, umrühren.
- Topf vom Herd nehmen, Hanfsamenmus dazugeben und auskühlen lassen.
- Zum Direktverzehr (1 Portion Brei) zerdrückte Pflaume und Leinöl zum Brei geben, umrühren und servieren.
- Den restlichen Brei portionieren und sofort einfrieren (erst beim Servieren Pflaume und Leinöl untermischen).

## Hafer-Joghurt-Tahini-Brei (GMNB)

Für 1 Portion

15 Min.

20 g Haferflocken, vzw. zu Mehl verarbeitet • 200 g Joghurt • 1 Prise Kardamompulver (½ TL) • 1 TL Tahini (50 g) • 1 EL Pfirsich, frisch • 1 TL Leinöl • 1 EL Pfirsich, frisch

- Haferflocken(-mehl) und Kardamom in den Joghurt mischen und ca. 15 Min. quellen lassen.
- Pfirsich waschen, Haut entfernen und zerdrücken.
- Tahini, Leinöl und zerdrückten Pfirsich dazugeben, umrühren und gleich servieren.

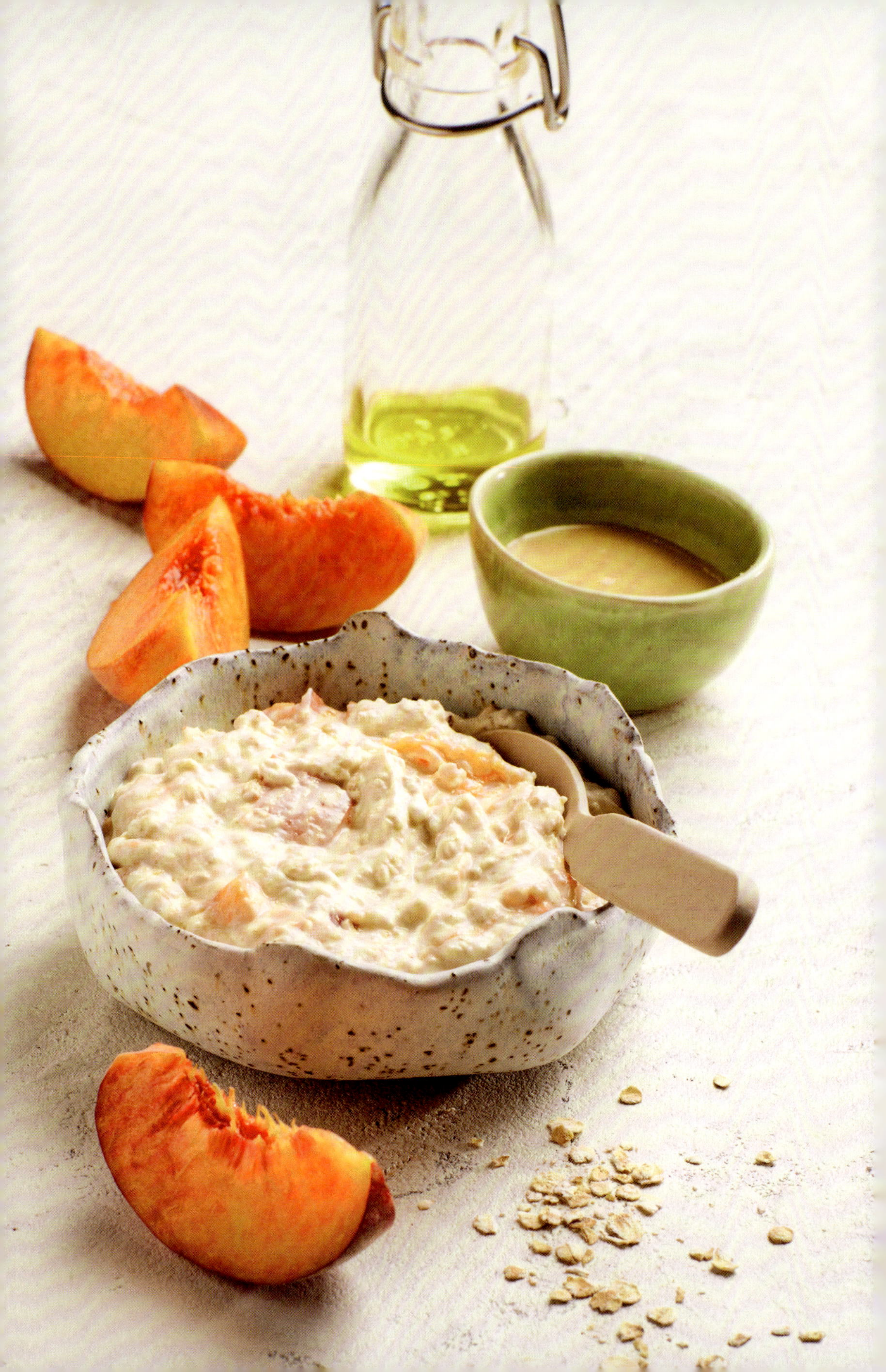

# Fingerfood und Snacks

Die folgenden Rezepte helfen nicht nur dabei, eigenständiges Essen zu fördern, sondern sind auch wahre Retter als Snacks für zwischendurch und unterwegs. Wir haben uns bei den Rezepten wieder an dem Schema der FKE orientiert. Für den Getreide-Obst-Hülsenfrüchte-Nuss/Samenmus-Brei (GOHNB) haben wir zwei Muffin-Variationen entwickelt, eine mit Obst und eine mit Gemüse.

## Apfel-Buchweizen-Mandel-Muffins

» Diese kleinen Muffins sind schnell zubereitet, haben ein wundervolles Apfel-Zimt-Aroma und lassen sich super einfrieren!

Für 6–8 (30–40) Mini-Muffins

10 Min. + 30 Min. Backzeit

100 g Apfel (500 g) • 25 g Linsen, gekocht (125 g) • 1 EL Rapsöl (70 g) • 1–2 EL Sojadrink (75–100 ml) • 1 TL Lein- oder Chiasamen, geschrotet (15 g) • 1–2 EL Mandelmehl (35–70 g) • ½ TL Zimt (7 g) • 1 Prise Nelke (¼ TL) • 50 g Dinkelvollkornmehl (250 g) • 15 g Buchweizenmehl (75 g) • ½ TL Backpulver (12 g)

- Ofen auf 175 °C (150 °C Umluft) vorheizen.
- Apfel waschen, schälen und sehr fein raspeln oder reiben. Mit Linsen, Rapsöl, Sojadrink, Leinsamen, Mandelmehl, Zimt und Nelke in eine Schüssel geben und gut mischen. 1–2 Min. ziehen lassen, damit die Leinsamen quellen können.
- In einer separaten Schüssel Mehle und Backpulver mischen, dann zu den nassen Zutaten geben. Mit einem Spatel kurz und schnell umrühren, bis alles vermengt ist.
- Die Teigmasse in beschichtete Mini-Muffinförmchen geben und auf mittlerer Schiene ca. 30 Min. backen.
- Muffins aus dem Ofen nehmen, vorsichtig aus der Form lösen. Auf einem Backgitter vollständig auskühlen lassen.
- Die Muffins halten sich bis zu 3 Tage im Kühlschrank.

# Süßkartoffel-Linsen-Tater-Tots

» Tater Tots ähneln Kroketten. Wir verwenden Süßkartoffeln und fügen Hülsenfrüchte hinzu.

Für 6–8 (30–40) kleine Tater Tots
20 Min. + 8 Min. Backzeit

50 g Süßkartoffeln (250 g) • 20 g TK-Mais (100 g) • 25 g rote Linsen, gekocht (125 g) • 1–2 EL Mandelmehl (35–70 g) • 1 TL Lein- oder Chiasamen, geschrotet (15 g) • 1 EL Hafermehl (18 g) • 1 EL Rapsöl (70 g)

- Ofen auf 175 °C (150 °C Umluft) vorheizen.
- Süßkartoffeln waschen, schälen, in kleine Stücke schneiden, mit etwas Wasser in einen Topf geben und weich dämpfen. Herausnehmen und auskühlen lassen.
- Mais etwas antauen lassen und mit einem scharfen Messer ganz fein hacken.
- Süßkartoffeln mit einer Gabel zerdrücken, Mais, Linsen, Mandelmehl, Leinsamen und Hafermehl hinzufügen und alles zu einem Teig verarbeiten. Walnussgroße Kugeln vom Teig abnehmen und zu länglichen Zylindern formen.
- Ein Backblech mit Backpapier auslegen, Öl darauf klecksen, die Tater Tots einzeln durch das Öl rollen und nebeneinander auf dem Blech verteilen.
- Tater Tots ca. 8 Min backen, bis sie leicht braun sind. Herausnehmen und vollständig auskühlen lassen. Sie halten sich bis zu 3 Tage im Kühlschrank.

# Brokkoli-Kartoffelinchen

» Die Kartoffelinchen ähneln Kartoffelpuffern, sie sind jedoch weicher und umfassen vier Nahrungsgruppen: Gemüse, Hülsenfrüchte, Getreide und Samen.

Für ca. 7 (35) kleine Taler
25 Min.

50 g Kartoffeln (250 g) • 10 g Brokkoli (50 g) • 25 g rote Linsen, gekocht (125 g) • 1 TL Hafermehl (18 g) • 1 TL Lein- oder Chiasamen, geschrotet (15 g) • 1 EL Rapsöl (70 g)

- Kartoffeln und Brokkoli waschen, Kartoffeln schälen und in kleine Stücke schneiden.
- Kartoffeln in einem Topf mit Wasser ca. 10 Min. dämpfen, bis sie fast weich sind. Brokkoli hinzufügen und beides für weitere 3 Min. dämpfen. Aus dem Topf nehmen und auskühlen lassen.
- Brokkoli und Kartoffeln mit einer Gabel zerquetschen, aber NICHT pürieren. Linsen, Hafermehl und Leinsamen hinzufügen, alles gut vermischen. Die Masse ca. 5 Min. ziehen lassen.
- Aus dem Teig kleine Kugeln formen und flach zu Talern drücken.
- Öl in einer Pfanne erhitzen und Taler darin bei mittlerer Hitze von beiden Seiten leicht anbraten, ca. 3 Min. pro Seite. Taler vollständig auskühlen lassen.
- Die Taler halten sich bis zu 3 Tage im Kühlschrank und können prima eingefroren werden.

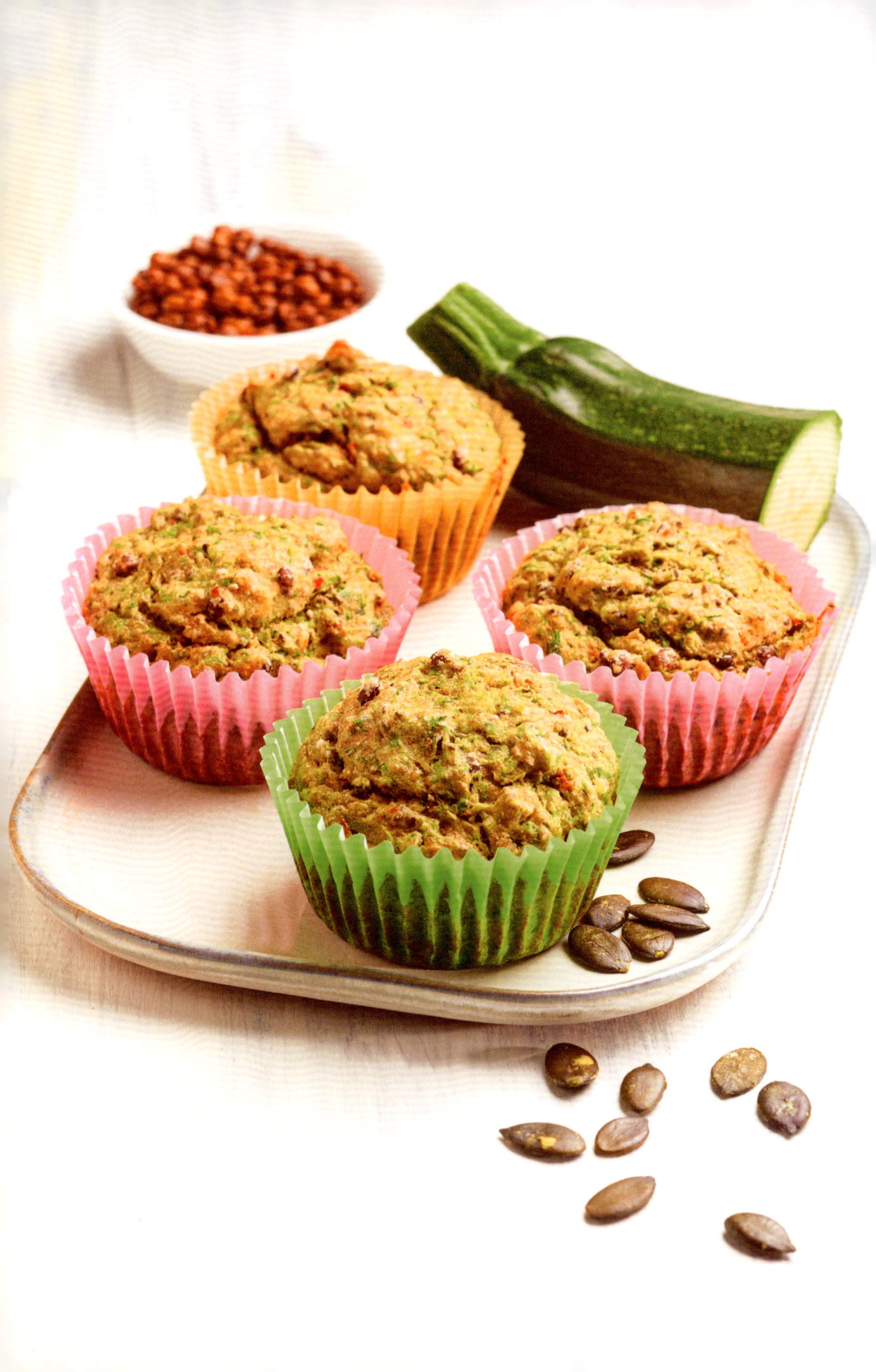

# Zucchini-Quinoa-Kürbiskern-Muffins

» Diese Muffins sind nicht nur super lecker, sondern auch reich an Protein und Eisen. Kräuter und Gewürze kann man nach Belieben verwenden. Die Muffins eignen sich hervorragend als Snack für unterwegs und lassen sich auch wunderbar einfrieren.

Für 6–8 (30–40) Mini-Muffins
10 Min. + 25 Min. Backzeit

- 100 g Zucchini (500 g)
- 25 g Linsen, gekocht (125 g)
- 4–5 EL Sojadrink (300–375 ml)
- 1 TL Lein- oder Chiasamen, geschrotet (15 g)
- 1–2 EL Kürbiskernmehl (35–70 g)
- 1 EL Rapsöl (70 g)
- Kräuter und Gewürze nach Belieben
- 50 g Dinkelvollkornmehl (250 g)
- 10 g Quinoamehl (50 g)
- ½ TL Backpulver (12 g)

- Ofen auf 175 °C (150 °C Umluft) vorheizen.
- Zucchini waschen und sehr fein raspeln (evtl. noch mal mit einem Messer zerhacken).
- Zucchini, Linsen, Sojadrink, Leinsamen, Kürbiskernmehl, Rapsöl sowie Kräuter und Gewürze in eine Schüssel geben und gut mischen. 1–2 Min. ziehen lassen, damit die Leinsamen quellen können.
- In einer separaten Schüssel Mehle und Backpulver mischen (am besten mit einem Schneebesen). Mischung zu den nassen Zutaten geben. Mit einem Spatel kurz und schnell umrühren, bis alles vermengt ist.
- Teigmasse in antihaftbeschichtete Mini-Muffinförmchen geben und auf mittlerer Schiene im Backofen ca. 25 Min. backen.
- Muffins aus dem Ofen nehmen und vorsichtig mit einem Spatel aus der Form lösen. Auf einem Backgitter vollständig auskühlen lassen.
- Die Muffins halten sich bis zu 3 Tage im Kühlschrank. Für größere Mengen, die eingefroren werden sollen, frisch gekochte Linsen verwenden.

**Variante** Dill und Fenchel passen hier wunderbar. Dill hackt man sehr fein und Fenchel nimmt man am besten als Pulver.

**Tipp** Die Muffins können in größeren Mengen gebacken und eingefroren werden.

# Indische Chilla (Kichererbsen-Pancake)

» Chillas sind indische Kichererbsenpfannkuchen, die man in Indien traditionell zum Frühstück isst –auch Kleinkinder mögen sie gern. Sie werden oftmals mit einem Chutney serviert.

Für 1 große Chilla
10 Min.

- 50 g Kichererbsenmehl
- 1 Prise Kurkuma
- 1 Prise Kreuzkümmel (optional)
- 1 kleines Stück Zucchini (daumengroß)
- 1 kleines Stück Karotte (daumengroß)
- 20 g Hafermehl
- 1 Prise Backpulver (optional)
- ½ EL Raps- oder Olivenöl
- 2 EL Sojajoghurt (vzw. kalziumangereichert)

- Kichererbsenmehl und Kreuzkümmel mit 70 ml Wasser mischen und mindestens 1 Std. oder am besten über Nacht bei Raumtemperatur einweichen lassen.

- Zucchini und Karotte waschen, Karotte schälen, beides sehr fein raspeln.

- Gemüse und Hafermehl zum Kichererbsenmehl geben und mischen, ggf. Konsistenz mit 2 EL Wasser anpassen. Die Konsistenz sollte wie Buttermilch sein. Backpulver dazugeben und noch mal mischen.

- Eine Pfanne auf mittlerer Stufe erhitzen. Öl in die Pfanne geben und den Teig mittig in die Pfanne gießen. Pfanne etwas schwenken und den Teig gleichmäßig verteilen. Bei mittlerer bis niedriger Stufe ca. 4 Min. von jeder Seite ausbacken.

- Den Chilla aus der Pfanne nehmen, in fingerbreite Streifen schneiden und mit Joghurt als Dip servieren.

Tipp Wichtig bei der Zubereitung der Chillas ist, dass das Verhältnis von Wasser zu Kichererbsenmehl stimmt. In diesem Rezept ist das Verhältnis 1 : 1. Bei Chillas für Kleinkinder sollte das Kichererbsenmehl mindestens 1 Std. einweichen. Ist der Teig zu dick, kocht er nicht richtig aus und wird trocken. Man kann nach Belieben anderes Gemüse verarbeiten (z. B fein gehackte Tomate) oder Gewürze (Kümmel eignet sich hervorragend), etwas Käse mit in den Teig reiben oder ein Ei hinzufügen (dann etwas weniger Wasser nehmen).

# Service

## Quellenangaben

Die Quellenangaben finden Sie online unter https://extras.thieme.de/trias.htm

## Rezeptverzeichnis

# Sachverzeichnis

**Bibliografische Information der Deutschen Nationalbibliothek**
Die Deutsche Nationalbibliothek verzeichnet diese Publikation in der Deutschen Nationalbibliografie; detaillierte bibliografische Daten sind im Internet über http://dnb.d-nb.de abrufbar.

Programmplanung: Uta Spieldiener
Projektmanagement: Anja Bippus
Redaktion: Annette Gillich-Beltz
Sachverzeichnis: Almut Leopold
Bildredaktion: Marie Crämer
Umschlaggestaltung: © Thieme
Layout: CYCLUS · Visuelle Kommunikation, Stuttgart

Bildnachweis:
Covermotiv und Bild S. 3: © New Africa/stock.adobe.com
Autorinnenfotos: oben © blende11 fotografen, Mitte © Xenia Gromak, contentlab.pb.design, unten © privat
Fotos im Innenteil: S. 8 © New Africa/stock.adobe.com. Composed & edited by Thieme, S. 18 © bit24/stock.adobe.com, S. 64 © luismolinero/stock.adobe.com – Stock photo. Posed by a model. Composed & edited by Thieme, S. 92 © fotoduets/stock.adobe.com, S. 110 © anaumenko/stock.adobe.com - Stock photo. Posed by a model, S. 127 © S. Bütow/Thieme, S. 166 © A. Rogge & J. Jankovic/Thieme; restliche Rezeptfotos: © M. Bergmann/Thieme
Zeichnungen: Susi Schaaf, Bellheim; S. 140 © Universitätsklinikum der Ruhr-Universität Bochum. Forschungsdepartment Kinderernährung (FKE) (Hrsg.), 2024 In: www.fke-bo.de
Die abgebildeten Personen haben in keiner Weise etwas mit dem Thema zu tun.

1. Auflage 2024

TRIAS Verlag in Georg Thieme Verlag KG
Rüdigerstraße 14, 70469 Stuttgart

Satz und Repro: Fotosatz Buck, Kumhausen
Druck: Westermann Druck Zwickau GmbH, Zwickau

Gedruckt auf chlorfrei gebleichtem Papier
Printed in Germany

ISBN 978-3-432-11832-1
eISBN (ePub) 978-3-432-11833-8

1 2 3 4 5 6